Claudie Bourry • Laurence Lebrun

Préface du docteur Jean-Michel Morel

L'AROMATHÉRAPIE et ses alliés naturels

Savoir les associer

Un guide pratique complet

terran

Avertissement

L'éditeur et ses auteures ne peuvent assurer une quelconque responsabilité du fait d'une utilisation maladroite, d'une mauvaise compréhension des dosages et conseils indiqués dans cet ouvrage. Ce livre ne remplace en aucun cas un traitement médical et/ou les conseils de votre médecin.

ISBN : 978-2-35981-139-1
Dépôt légal : novembre 2020

Éditions de Terran – 355, rue de la Montagne-Noire – 31750 Escalquens
Tél. : 05 81 91 31 31 – Courriel : terran@piktos.fr
Site Internet : www.terran.fr

À la mémoire de Jean-Marie Pelt,
pharmacien, botaniste, ancien président de la SFE
(Société française d'ethnopharmacologie), et écologue
(un professeur de pharmacognosie comme on aimerait tous en avoir !)

Sommaire

Préface

Je suis très heureux de préfacer le livre de Claudie Bourry et Laurence Lebrun, deux pharmaciennes de talent, spécialisées en phyto-aromathérapie, qui ont su associer la pratique quotidienne au contact du public, source de l'expérience, à la transmission enthousiaste de leur savoir dans les cours en Faculté.
Le « monde de la phyto » est petit pour les passionnés, et nous nous rencontrons assez régulièrement entre enseignants, au cours de divers colloques et congrès professionnels.
En revanche, en considérant l'engouement qu'il suscite dans le public, ses potentialités dans le domaine de la santé et son utilité actuelle en médecine et en pharmacie, le monde des plantes médicinales est immense. Il déborde d'ailleurs largement le domaine de la santé pour s'inviter dans le maintien de la biodiversité, l'économie rurale, la valorisation des paysages, la durabilité des ressources.

Notre pays possède une longue tradition d'usage et de maîtrise de la phyto-aromathérapie, arrivée actuellement à une maturité caractérisée. On peut véritablement parler d'une « école française », qui remonte historiquement aux écoles de médecine du Moyen Âge, et passe ensuite par des personnages de renom, pharmaciens tels que Paris, Pelt, Bruneton, médecins tels que Cazin, Leclerc, Valnet, auteurs d'ouvrages de référence.
On connaît les principes actifs, les modes d'action, les indications et les limites de nos plantes. Elles sont sécurisantes. Eu égard à l'étendue de leur emploi, elles sont exceptionnellement en cause dans les problèmes de toxicité et de pharmacovigilance.
Malheureusement, la filière « plantes médicinales » n'est pas soutenue par les pouvoirs publics à la hauteur des enjeux qu'elle soulève. Au contraire, nous assistons impuissants à une restriction importante de tout notre arsenal galénique, ce qui limite grandement nos possibilités thérapeutiques. L'enseignement de la « matière médicale », qui a fourni de grands médicaments encore actuels comme la morphine, les curares, de nombreuses molécules anticancéreuses, ne s'effectue plus en Faculté. Beaucoup de nos confrères méconnaissent l'origine naturelle de très nombreux remèdes utiles et mésestiment leur juste place dans l'arsenal thérapeutique.

C'est dire tout l'intérêt d'un ouvrage comme celui-ci, qui fournit au novice, comme à l'utilisateur confirmé, des solutions très pratiques pour un grand nombre de pathologies courantes. Il deviendra vite indispensable au professionnel grâce à ses nombreuses fiches thérapeutiques classées par symptôme, à ses tableaux récapitulatifs didactiques, avec l'efficacité et la sécurité justifiées par la pratique et par la science.

Il pourra aussi être utilisé par tout un chacun dans une automédication raisonnable, sans outrepasser ses prérogatives, et en sachant recourir au médecin en cas de besoin.
Il faut remarquer que nos patients sont pertinents et vertueux : ils font le choix de prendre leur santé en mains, privilégient les produits sains et naturels pour se nourrir, les plantes médicinales pour prévenir et soigner leurs maux. Ce sont les mêmes qui sont attentifs à leurs choix en matière de consommation, et à la protection de l'environnement. Ils doivent se sentir soutenus et encouragés.

Ce livre illustre parfaitement le territoire privilégié de notre discipline de phyto-aromathérapie et son indication préférentielle : la première intention, c'est-à-dire les pathologies courantes qui motivent au moins les trois quarts des consultations en médecine générale et, en proportion plus importante encore, les demandes de conseil à l'officine.
Si tous les pharmaciens et tous les médecins maîtrisaient aussi bien le recours à la phytothérapie et aux thérapeutiques apparentées, aromathérapie et gemmothérapie, nul doute que nous assisterions à une diminution drastique des dépenses de santé.
Aussi, j'encourage tous les professionnels de santé à utiliser quotidiennement cet ouvrage en tant que vade-mecum et aide à la prescription. Ils y trouveront beaucoup de satisfactions et leurs patients les en remercieront.
Pour un usage rassurant en automédication, j'incite également le public à puiser dans ce livre des informations de qualité professionnelle, dans le cadre qualitatif et sécurisant de la filière pharmaceutique.
Enfin, je souhaite que ce travail arrive entre les mains de personnes de bonne volonté, objectives et audacieuses, au sein des pouvoirs publics, afin que l'on mesure tout l'intérêt qu'il y a à encourager le développement de cette discipline si nécessaire à l'efficacité et à la pérennité de notre système de soins.

Les solutions de bon sens les plus simples sont souvent les meilleures, et le temps est venu de les appliquer.

Docteur Jean-Michel Morel

Chargé de cours en Faculté, Jean-Michel Morel est président du Syndicat national de la phyto-aromathérapie (SNPA), créateur du site Internet participatif wikiphyto.org, et auteur du Traité pratique de phytothérapie *(Grancher, 2008).*

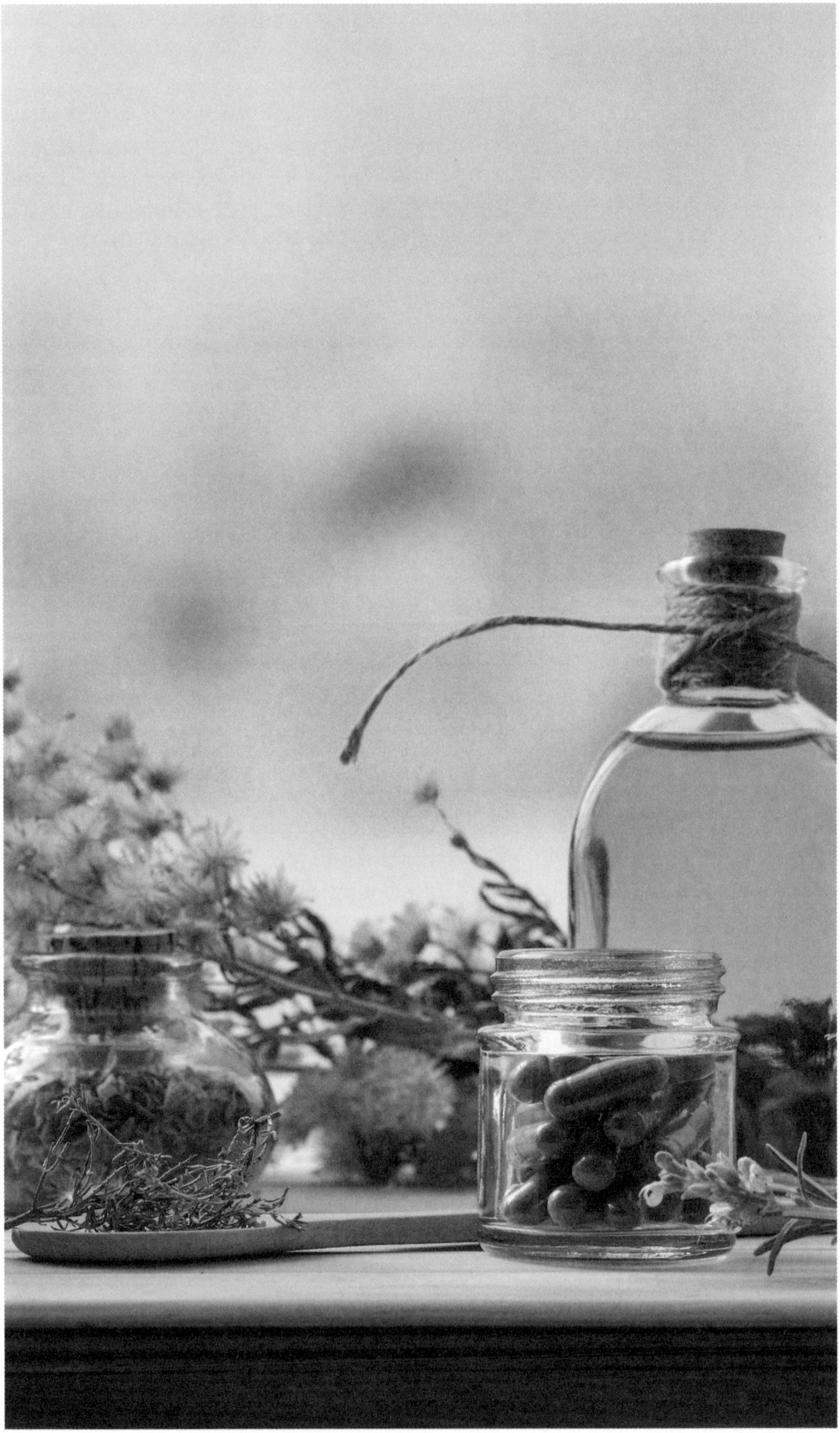

Introduction

Ce projet longuement mûri est issu de notre rencontre d'expertes en plantes aromatiques, toutes deux pharmaciennes, qui avons bourlingué dans divers univers, pharmaceutiques ou autres : comptoirs d'officine, laboratoires d'huiles essentielles, cours à l'université, formations auprès des professionnels de santé, stages tout public et cours d'herboristerie.

Fortes de ces expériences multiples où nous avons brassé les associations de thérapies différentes pour le plus grand bienfait du malade, nous avons forgé ce livre où nous nous sommes attachées à transmettre notre savoir. Pour garder à la fois une lecture tout public et intéresser le corps médical, nous sommes parties de produits d'allopathie ou d'homéopathie connus et très utilisés par tous (pharmaciens, médecins, grand public), auxquels nous associons des compléments naturels comme les huiles essentielles (notre atout), des plantes, des bourgeons, des produits de la ruche.

Notre objectif : faire en sorte que des soins efficaces et pertinents utilisant l'aromathérapie, la phytothérapie, l'apithérapie et la gemmothérapie deviennent une aide à la prescription et un réflexe pour TOUS !

Si la connaissance de la biochimie reste un mystère pour la majorité, elle est un plus à l'utilisation de ces conseils pratiques et sécurisés, elle trouve sa place dans « Notre avis d'arom'expert » des fiches conseils et dans certains tableaux.

Ce guide est construit en 4 parties :

1. **Les généralités** sur les huiles essentielles, les plantes, les bourgeons et les produits de la ruche : lisez-les pour profiter à plein de la suite.
2. **Les fiches conseils** au naturel partant des médicaments classiques ou allopathiques et comportant les 4 thérapies associées : tout simplement par ordre alphabétique.
3. **Les fiches de chaque huile essentielle** avec son intimité et toutes ses utilisations.
4. **Les tableaux et schémas** simplissimes à utiliser sans modération, et les aromabox à constituer selon votre besoin !

Nous nous plaisons à démystifier les huiles essentielles et leurs utilisations, à présenter sans poésie leurs réelles qualités thérapeutiques et à transmettre des règles de prudence et d'efficacité dans ces associations « multiplantes » !

Sur **un des rabats**, pour ne jamais les oublier, les précautions d'emploi des huiles essentielles.

Nous voulons vous apporter nos repères pour qu'ils deviennent les vôtres et vous permettent de vivre en bonne santé !

Aromathérapie, phytothérapie, gemmothérapie, apithérapie : ces mots vous font peur ? Appropriez-vous la nature qui soigne, devenez autonome pour votre santé au quotidien ! Le seul maître de votre destin, c'est vous !

Lisez ce guide !

Partie I

Généralités

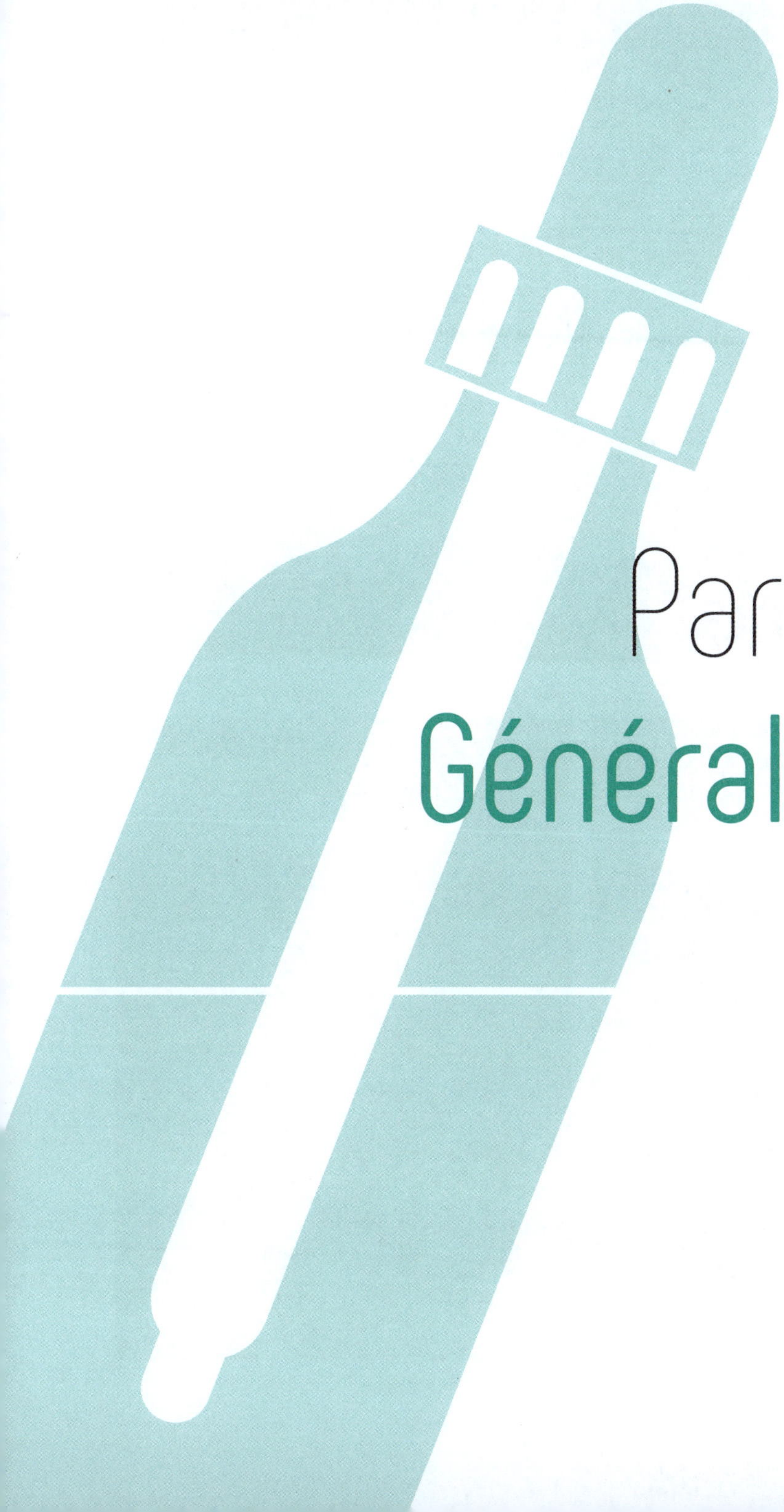

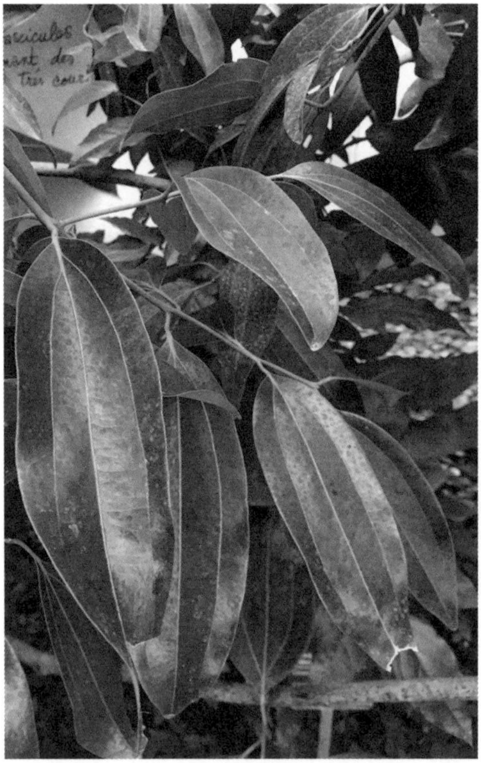

Cannelle de Ceylan.

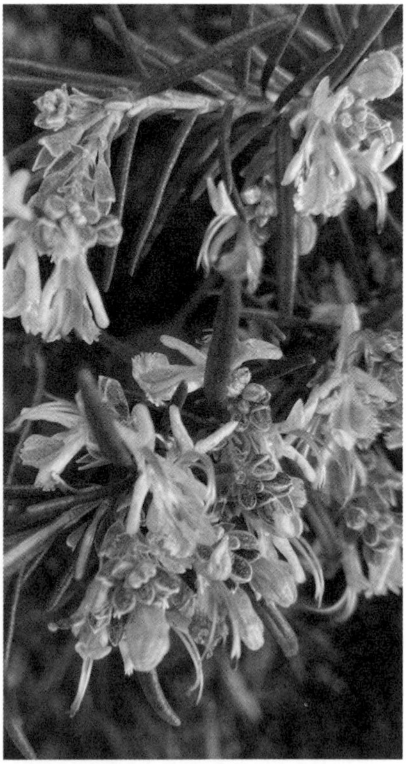

Romarin officinal.

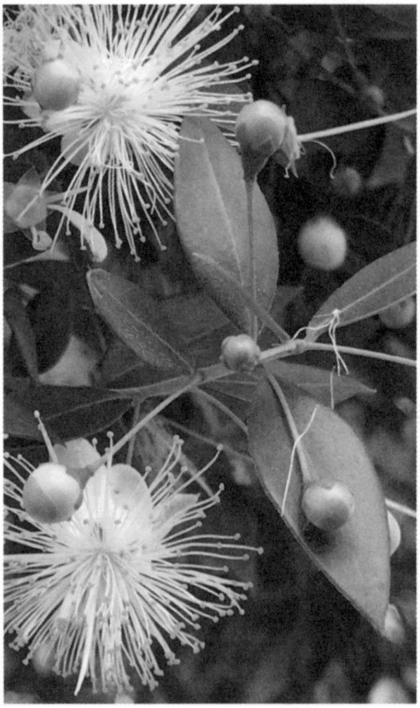

Myrte.

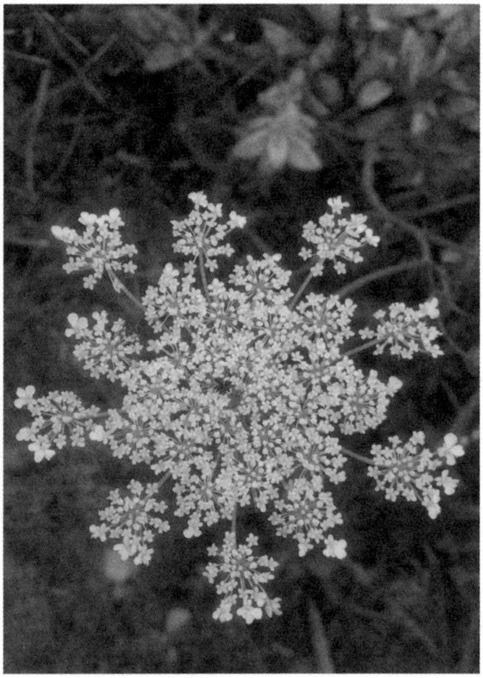

Carotte sauvage.

L'aromathérapie

Ah la France, ses parfums, ses fragrances ! La connaissance et l'utilisation des plantes aromatiques depuis des générations lui ont permis de devenir la patrie de l'aromathérapie, dont l'importance est grandissante dans le monde entier, séduisant thérapeutes et grand public. Elle ouvre une dimension plus humaine et plus holistique du soin, utilisée seule ou mieux encore associée aux autres thérapies classiques ou complémentaires.

L'intérêt des huiles essentielles, liquides généreux multi-usages, procède de **leur réelle efficacité, leurs multiples propriétés, et de la possibilité de choisir la voie d'administration** adaptée à l'individu et au problème à traiter (diffusion atmosphérique, voie orale, massage, inhalation, etc.).

Très tôt déjà, sur tous les continents, dans la préhistoire chez les aborigènes d'Australie, en Inde et en Chine, chez les Amérindiens, et dans l'Antiquité sur tout le pourtour méditerranéen, les hommes ont remarqué des plantes différentes car aromatiques. Ils les ont utilisées pour se soigner sous forme de fumigations, onguents, cataplasmes. Des techniques qui resteront longtemps rudimentaires permettront l'obtention de substances aromatiques.

Grand bond au Moyen Âge : Avicenne invente un type d'alambic, ancêtre des alambics modernes, permettant l'obtention d'huiles essentielles pures à partir de ces plantes aromatiques, concentrés qu'on destine à des fins thérapeutiques et cosmétiques.

À la fin du XIXe, avec l'avènement de la chimie organique, les plantes, et particulièrement ces huiles, livrent peu à peu leurs secrets : on y découvre de nombreux composants comme les terpènes, les alcools, les esters, les aldéhydes, les cétones, les phénols, etc. La phytothérapie est alors la médecine occidentale dominante et scientifique.

Après la Première Guerre mondiale, on commence à démontrer scientifiquement l'activité antibactérienne des huiles essentielles, tel René-Maurice Gattefossé qui, entre autres, éprouve sur lui-même celle de la lavande suite à un accident de laboratoire. La découverte concomitante des antibiotiques à l'efficacité foudroyante relègue l'aromathérapie au second plan, mais c'est compter sans quelques tenaces médecins, pharmaciens et chercheurs français. Gattefossé publie en 1937 un ouvrage avec pour la première fois le terme « aromathérapie », du grec *arôma*, « arôme », et *therapeia*, « soin, cure ». Par la suite, le pharmacien lyonnais Sévelinge consacre sa vie à son développement en médecine humaine et vétérinaire. Marguerite Maury, dans les années 1950, donne naissance à un courant orienté vers la beauté, le bien-être et le prolongement de la jeunesse, qui s'implante fortement dans le monde anglo-saxon. Le docteur Jean Valnet, ancien médecin chirurgien des armées, spécialiste reconnu de la médecine par les plantes, contribue grandement par son enseignement à la pénétration de l'usage des huiles essentielles dans le milieu médical. En 1964, il publie un ouvrage grand public,

Aromathérapie, à l'origine de l'extraordinaire intérêt pour ces huiles en France. Certains de ses élèves, les médecins J.-C. Lapraz, C. Duraffourd, P. Belaiche, mènent des travaux approfondis. Dans les années 1980, P. Franchomme, D. Pénoël et son équipe réalisent des recherches en chimie et enseignent que « les huiles essentielles ne sont pas des corps simples, mais bien des assemblages de molécules diverses ayant chacune leur propriété particulière ». Ils publient *L'Aromathérapie exactement*.

Il existe deux grandes écoles d'aromathérapie :

L'école anglo-saxonne s'inspire du travail de Marguerite Maury des années 1950, fondé sur les applications des huiles essentielles en cosmétologie et pour le bien-être à base de massages et de diffusion atmosphérique.

L'école française est issue de la thérapeutique des docteurs Jean Valnet et Jean-Michel Morel. Cette aromathérapie médicale s'appuie sur **l'utilisation d'huiles essentielles biochimiquement définies (chémotypées), sur des études scientifiques confirmant leur puissante activité dans divers domaines**, même s'il reste encore bien des mystères à éclaircir sur certains de leurs modes d'action. Leur efficacité est confirmée par la pratique des médecins et des aromathérapeutes qui les utilisent pour traiter leurs patients depuis de nombreuses années.

Avez-vous déjà essayé de chiffrer le coût journalier de vos prises d'HE ? Le coût de la triple prise au quotidien de la formule « bazooka » au début du problème dans la fiche « Infections diverses » revient aux alentours de **39 centimes d'euros**, et la double prise pour les jours suivants autour de 26 centimes… Pas mal !

Lors de la distillation des plantes aromatiques en vue d'obtenir les HE, le reliquat hydrophile, donc la phase aqueuse, peut être utilisé, c'est l'hydrolat ou l'eau distillée aromatique. Il est nécessaire de vérifier les étiquettes des hydrolats utiles pour la beauté ou la santé au long cours : impérativement doit apparaître sur l'étiquette d'un hydrolat médicinal la mention **« distillé 1 kilo d'eau pour un kilo de plantes »**. De cette manière, la concentration en actifs aromatiques sera suffisante pour soigner et pour servir de conservateur. La durée de vie est certes courte une fois ouvert, mais on utilise les hydrolats par cuillères à soupe, donc le flacon tient à peu près une semaine, et pour la beauté les 6 mois de conservation indiqués suffisent. Nous avons utilisé quelques hydrolats dans les conseils. Le tableau résumé « Les hydrolats dans les fiches conseils » se trouve dans la partie IV (p. 343).

L'apithérapie

L'apithérapie consiste à utiliser les différents produits de la ruche à des **fins préventives et curatives en santé et bien-être** : le miel, la propolis, le pollen, le venin d'abeilles et bien sûr la gelée royale.
L'utilisation des produits de la ruche à but médicinal est très ancienne. Des textes chinois de plus de 2 000 ans en font mention, des médecins grecs comme Gallien et Hippocrate ont écrit des traités à ce sujet, et le miel et les abeilles faisaient partie de la pharmacopée égyptienne (momies).
Aujourd'hui, grâce aux technologies modernes, de nombreuses recherches scientifiques sur les usages médicinaux des produits de la ruche ont été réalisées et ont démontré l'efficacité de leurs actions sur notre organisme (ex. : hôpital de Limoges, Pr Descottes et son fameux protocole sur les plaies et escarres).

Le miel a une composition variable selon la flore butinée, le sol, la météo, l'environnement et les méthodes d'apiculture. On y retrouve de nombreux glucides, des acides organiques, des acides aminés, des vitamines B, des minéraux et des enzymes (attention, ces dernières perdent toute activité si le miel est chauffé à + 35 °C, évitez de mettre votre cuillère à café de miel pour sucrer votre infusion tant que le liquide est très chaud). Il représente la survie de la ruche, son manteau thermique, et pour nous il est un antioxydant, un antianémique, un cicatrisant (peau, muqueuse) et un antiseptique tout en apportant de l'énergie et servant de véhicule complémentaire aux huiles essentielles.

La gelée royale, sécrétion des glandes pharyngiennes et mandibulaires des abeilles nourricières destinée à l'alimentation des larves et de la reine, possède de nombreuses propriétés : elle permet de réduire la fatigue intellectuelle et le stress, et stimule les défenses immunitaires. Les femmes enceintes ne l'utiliseront pas (propriétés hormonales).

Le pollen, steak de l'abeille, contient des vitamines pro-A, C, D, E, des protéines, des oligoéléments, des phospholipides, des enzymes, des levures, des ferments, des antioxydants, des sels minéraux et des acides aminés essentiels. Le pollen, spécifique de la région, stimule les défenses immunitaires, régule les troubles digestifs, se comporte comme un probiotique en équilibrant la flore, perfectionne l'acuité visuelle. Il est tonifiant, détoxifiant.

La propolis, résine antiseptique récoltée sur les bourgeons de peuplier en France, est transformée par les abeilles « pharmaciennes ». Principalement composée de résine et de baumes, d'huiles essentielles, de cire, de substances protectrices, la propolis est un véritable trésor ! Ses actions sont très diverses : antioxydant,

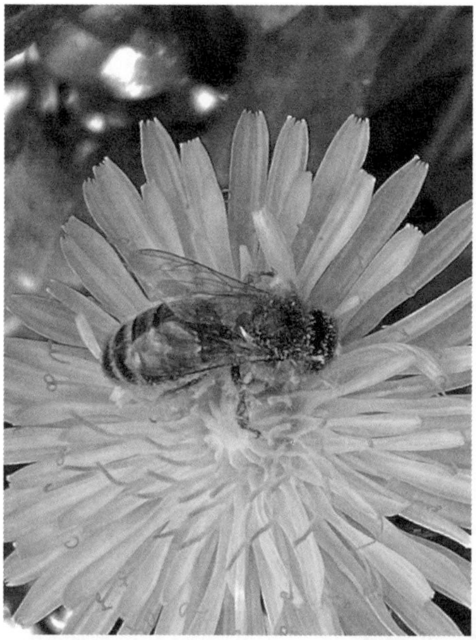

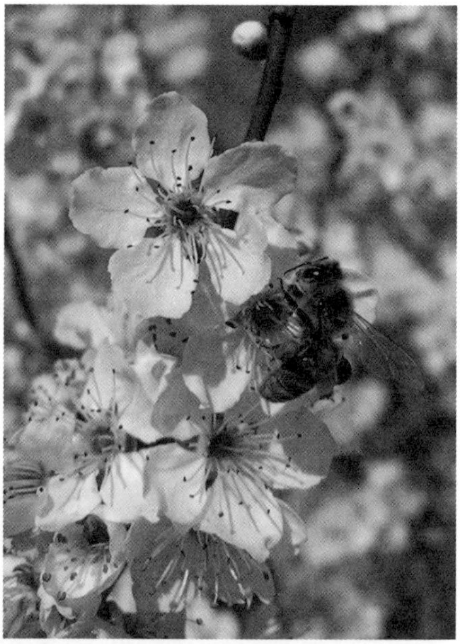

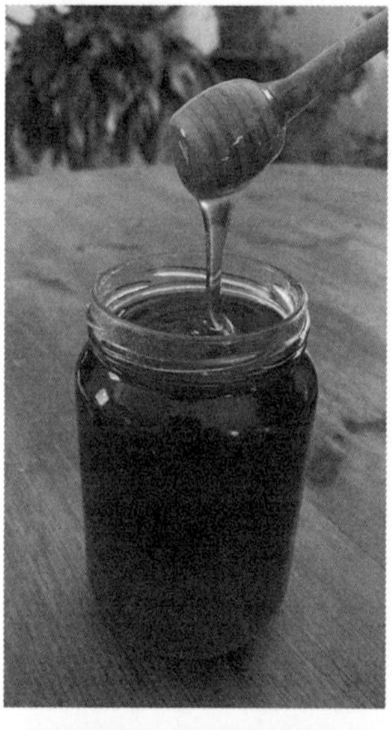

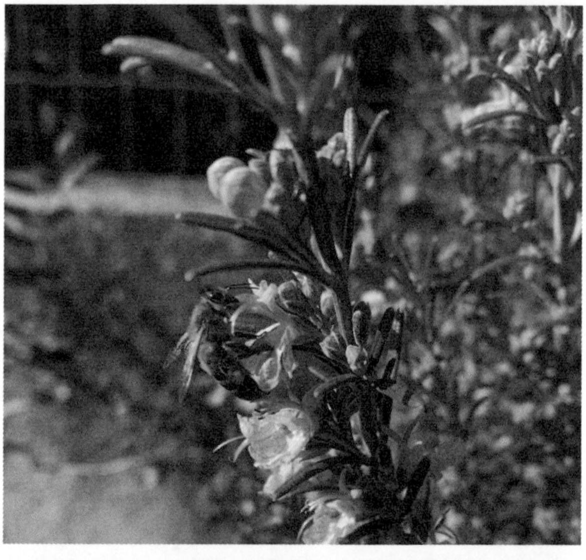

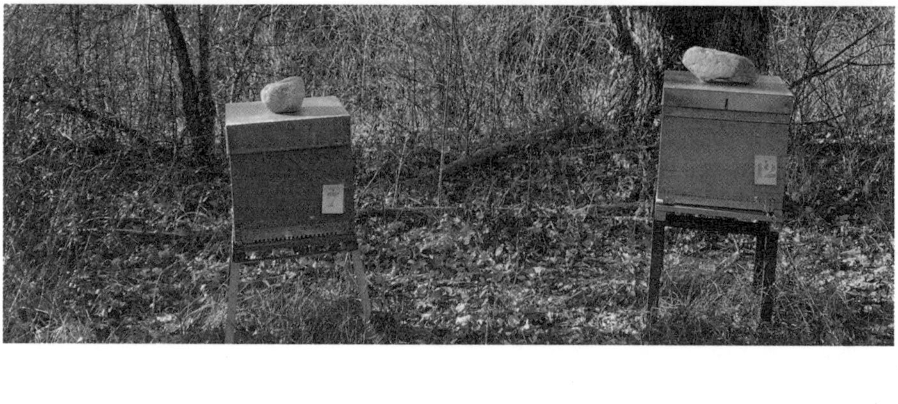

stimulant de l'immunité, anti-inflammatoire, détox et protection hépatique, antiseptique, utile dans les maladies comme grippes, angines, affections des voies respiratoires, des voies buccales, de la muqueuse intestinale. En application externe, tout comme le miel, elle apaise et aide à la cicatrisation des plaies et brûlures par divers procédés, comme à l'amélioration des processus métaboliques et la réactivation des processus enzymatiques diminuant l'anorexie tissulaire.

À titre d'information : **le venin** possède d'étonnantes vertus médicinales. Dans l'Antiquité, Hippocrate, père de la médecine occidentale, le prescrivait pour traiter l'arthrite et les problèmes d'articulations. Charlemagne l'utilisait pour soigner ses crises de goutte. Ce venin permettrait de lutter contre les douleurs musculosquelettiques. Cette pratique millénaire est aujourd'hui répandue en Asie, en Espagne et aux États-Unis tout en préservant la vie des abeilles sans être toutefois officiellement reconnue par la science.

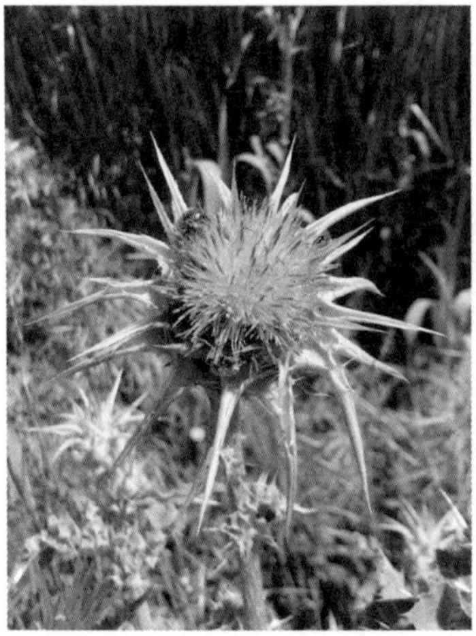
Chardon-marie.

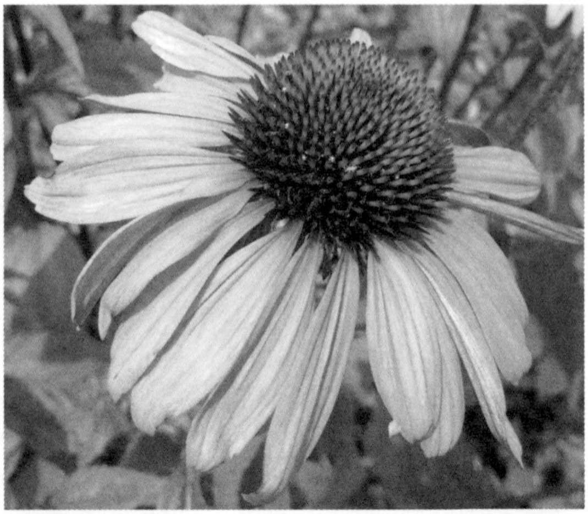
Échinacée pourpre.

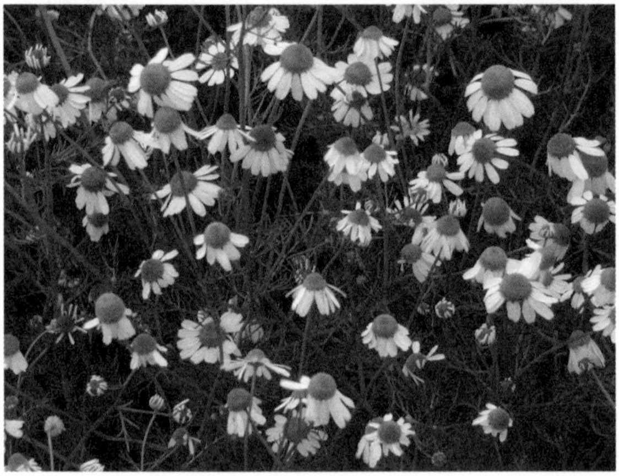
Camomille matricaire.

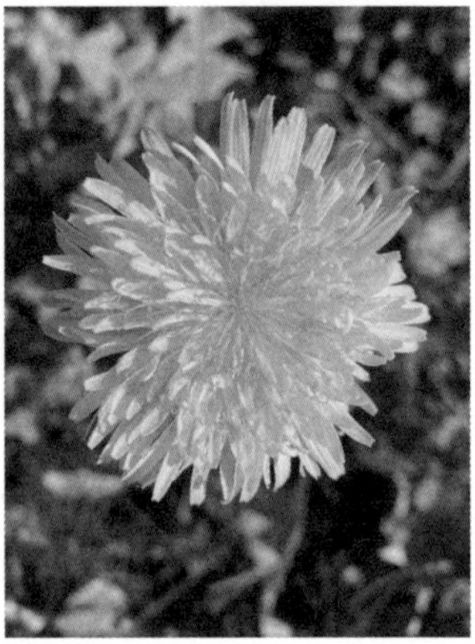
Pissenlit.

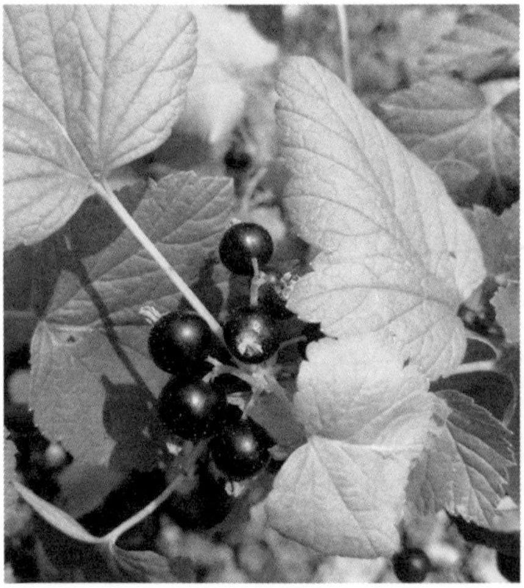
Cassis.

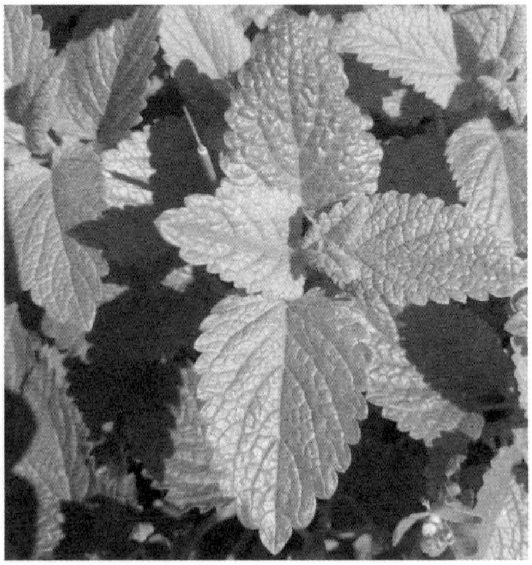
Mélisse.

La phytothérapie

Ce mot vient du grec *phytos*, qui signifie « plantes », et *therapeia*, « traitement » (eh oui, l'aromathérapie et la gemmothérapie se retrouvent être 2 « niches » de la phytothérapie au sens large du terme puisque utilisant des extractions de plantes). La phytothérapie, autrement dit l'usage des plantes à des fins thérapeutiques, est une pratique ancestrale. En inhalation, en décoction, en infusion, en poudre, il existe de multiples façons d'utiliser les plantes.

En France, la vente des plantes médicinales inscrites à la pharmacopée est le monopole des pharmaciens et des herboristes, à l'exception de 148 plantes.
La phytothérapie utilise la plante entière ou une partie de la plante (racines, feuilles, fruits). Pour extraire les substances actives et utiles, soit le totum, des plantes fraîches ou séchées, il existe de nombreuses méthodes de façon à concentrer ces actifs. Celles-ci permettent d'obtenir des préparations solides ou liquides, également appelées « formes galéniques » (du nom d'un médecin grec, Galien, qui préparait lui-même ses médicaments), ayant des propriétés distinctes. **Le but étant d'avoir des formes aux actifs adaptés aux soins.**

Les différentes formes galéniques à base de plantes utilisées dans cet ouvrage :

Les poudres : La plante ou partie de plante est préalablement séchée puis pulvérisée. La poudre ainsi obtenue est ensuite tamisée. Les poudres de plantes servent aussi à la fabrication de teintures, de gélules ou de comprimés.

Les extraits : Les extraits sont des préparations obtenues à partir du trempage de la plante dans un liquide (solvant). Après évaporation du solvant et selon son degré (eau, alcool, éther, propylène glycol), on obtient un extrait fluide, mou ou sec.
Les nébulisats sont des extraits secs obtenus par pulvérisation fine (nébulisation) de l'extrait liquide dans une enceinte traversée par un courant d'air chaud. La conservation des extraits secs est délicate, car ils captent facilement l'eau de l'atmosphère, on les conditionnera en gélules.

La teinture mère : La teinture mère est obtenue par macération de la plante fraîche ou sèche dans l'alcool pendant un temps variable (environ 21 jours). Très concentrées, les teintures mères peuvent servir à la fabrication de médicaments homéopathiques. En phytothérapie, elles sont utilisées en gouttes.

Les SIPF (suspensions intégrales de plantes médicinales fraîches) : Moins de 24 heures après leur récolte, les plantes sont refroidies à -25 °C dans l'azote liquide afin de bloquer la dégradation enzymatique puis finement broyées à -196 °C et mises en suspension dans une solution eau + alcool à 30 ° pendant plusieurs semaines. Ce macérat est centrifugé en un « jus » et un dépôt qui lui-même subit une ultrapression de façon à obtenir un autre jus concentré à ajouter au premier et ainsi avoir une représentation complète des actifs de la plante. Ce procédé préserve l'intégralité et l'intégrité des principes actifs de la plante. Ces suspensions intégrales ne sont pas prescrites aux moins de 40 kilos, aux femmes enceintes et aux anciens alcooliques. Ce procédé est breveté.

Les EPS (extraits fluides de plantes fraîches standardisées), procédé d'extraction phytostandard® : Les plantes fraîches sélectionnées sont congelées, cryobroyées à proximité du lieu de récolte. On procède à une lixiviation (opération qui consiste à faire passer lentement un solvant à travers un produit convenablement pulvérisé et déposé en couche épaisse, pour en extraire un ou plusieurs constituants solubles – parfums, alcaloïdes, etc.) et on ajoute de l'alcool de degré variable. On récupère le mélange (eau, alcool, actifs) et on lui fait subir une évaporation sous vide. On ajoute au produit obtenu de la glycérine végétale : précédé breveté qui préserve l'intégrité de la plante et de tous les principes actifs qu'elle renferme. Ces extraits sont standardisés pour garantir une concentration constante et stable en principes actifs. Ils peuvent se présenter sous forme liquide ou en gélules maintenant.

La gemmothérapie

Médecine non conventionnelle fondée par le docteur Pol Henry, la gemmothérapie est une niche de la phytothérapie utilisant les tissus embryonnaires des plantes comme les bourgeons (*gemmae* en latin, même racine linguistique que la pierre précieuse), les radicelles ou les jeunes pousses. Ils sont récoltés à un moment clé de leur cycle de développement naturel et en général tous les 3 ans de façon à préserver la plante.

Ces tissus frais sont mis à macérer dans un mélange d'eau, d'alcool et de glycérine pour obtenir un extrait qu'on nomme bourgeon macérat glycériné : BgMG.
Cet extrait contient les actifs de la plante adulte plus des actifs de la plante en croissance, mis en solution **grâce aux 3 solvants** alcool, eau, glycérine :

- L'eau extrait les principes actifs hydrophiles : sels minéraux, oligoéléments, tanins, vitamine C ;
- L'alcool extrait les principes actifs aimant l'alcool : alcaloïdes, hétérosides, glycosides (et il servira de conservateur) ;
- La glycérine extrait les principes actifs lipophiles : huiles essentielles, flavonoïdes, vitamines liposolubles (et elle stabilisera la solution).

Pour réaliser la préparation de base, deux écoles opèrent différemment : macérat glycériné concentré et macérat glycériné dilué.

Le macérat glycériné concentré, ou macérat mère : Les plantes sont mises en présence le plus souvent d'un mélange composé de 1/3 d'eau, 1/3 d'alcool à 90 ° et 1/3 de glycérine, ou alors d'un mélange de glycérine 50 %, alcool 30 % et eau 20 %, selon le choix du laboratoire. Le résultat est filtré et mis en petits flacons compte-gouttes teintés. La préparation finale est à environ 30 % vol. d'alcool.
Pour certains spécialistes, cette nouvelle gemmothérapie utilise la transmission de l'énergie des tissus embryonnaires, ce qui rendrait leur action optimale. La dose de prise est adaptée au cas par cas selon la sensibilité de chacun, soit de 1 à 15 gtt par jour.

Le macérat glycériné dilué D1 (médicament homéopathique) : Le mélange concentré est dilué au 1/10, appelé aussi « D1 », avec « D » pour « décimale » et « 1 » pour « la première ». Pour obtenir un macérat glycériné dilué 10 fois dans de l'alcool, sauf spécification contraire, on prend 1 volume de macérat mère et on dilue avec 9 volumes de solvant (alcool pur ou mélange eau-alcool-glycérine). La quantité d'alcool dans la dose au quotidien sera donc multipliée par 10, en tenir compte pour les populations à risque (enfants, grossesse, allaitement, dépendance).

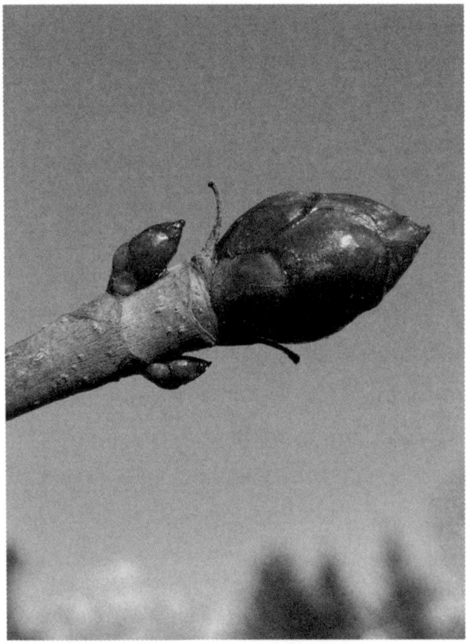
Marronnier d'Inde.

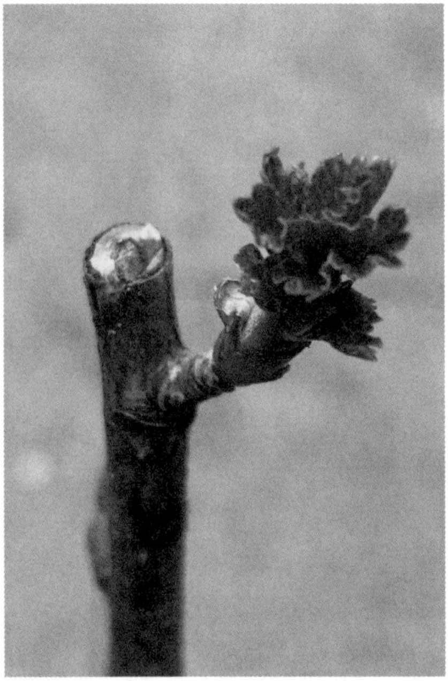
Cassis.

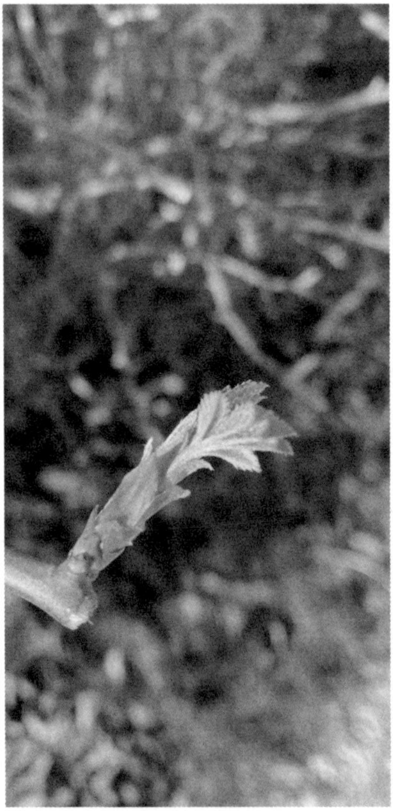
Rosier sauvage.

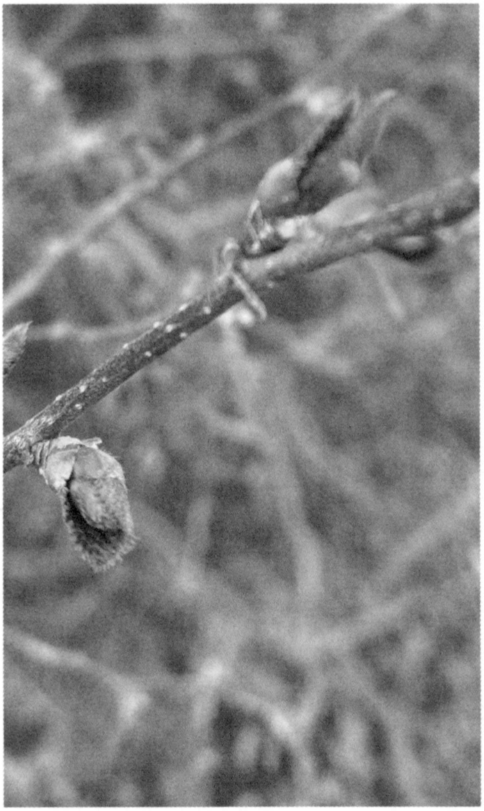
Orme.

Dans les fiches conseils, nous avons fait le choix des bourgeons concentrés, et nous spécifions les BgMG les plus adaptés, à notre connaissance, à la pathologie. La posologie pour tous ces bourgeons macérats glycérinés (BgMG) concentrés sera :

- Pour les adultes : de 5 à 15 gtt/j pour un traitement de quelques jours à 3 semaines selon la gravité du problème ou sa chronicité ;
- Pour les enfants : 1 gtt par année d'âge par jour, jusqu'à 15 max. ;
- Pour la femme enceinte : 5 gtt/j max.

Pour tous, dans une boisson froide (eau, jus de fruits).

- Pour le chien : 1 à 2 gtt/j ;
- Pour le cheval : 25 à 30 gtt/j dans de l'eau en laissant évaporer l'alcool.

Précautions d'emploi : les BgMG sont contre-indiqués dans certains cas :

- Enfants de moins de 12 ans, femmes enceintes et cancer œstrogénodépendant : pas de BgMG à action endocrinienne ou hormonale, comme framboisier, airelle, cornouiller sanguin, chêne, séquoia, pommier.
- Individu en sevrage alcoolique.
- Après 16 heures pour certains BgMG, car à action tonifiante : cassis, romarin, séquoia, chêne.
- Personnes sous traitement anticoagulant, certains BgMG ayant une action fluidifiante sanguine, comme l'aulne glutineux, le figuier, le marronnier.

La gemmothérapie a plusieurs pôles d'activités : le drainage des émonctoires, action très importante, l'apparition de nombreuses maladies étant causée par une mauvaise évacuation des déchets (aulne, bouleau), la régulation (comme l'airelle, pour le taux de calcium entre autres, le figuier dans la digestion, le framboisier et les hormones féminines), une action en profondeur dans les pathologies chroniques (équilibre en psychoémotionnel par exemple), une action adaptogène (cassis) et en cas d'infection aiguë (rosier sauvage), etc.

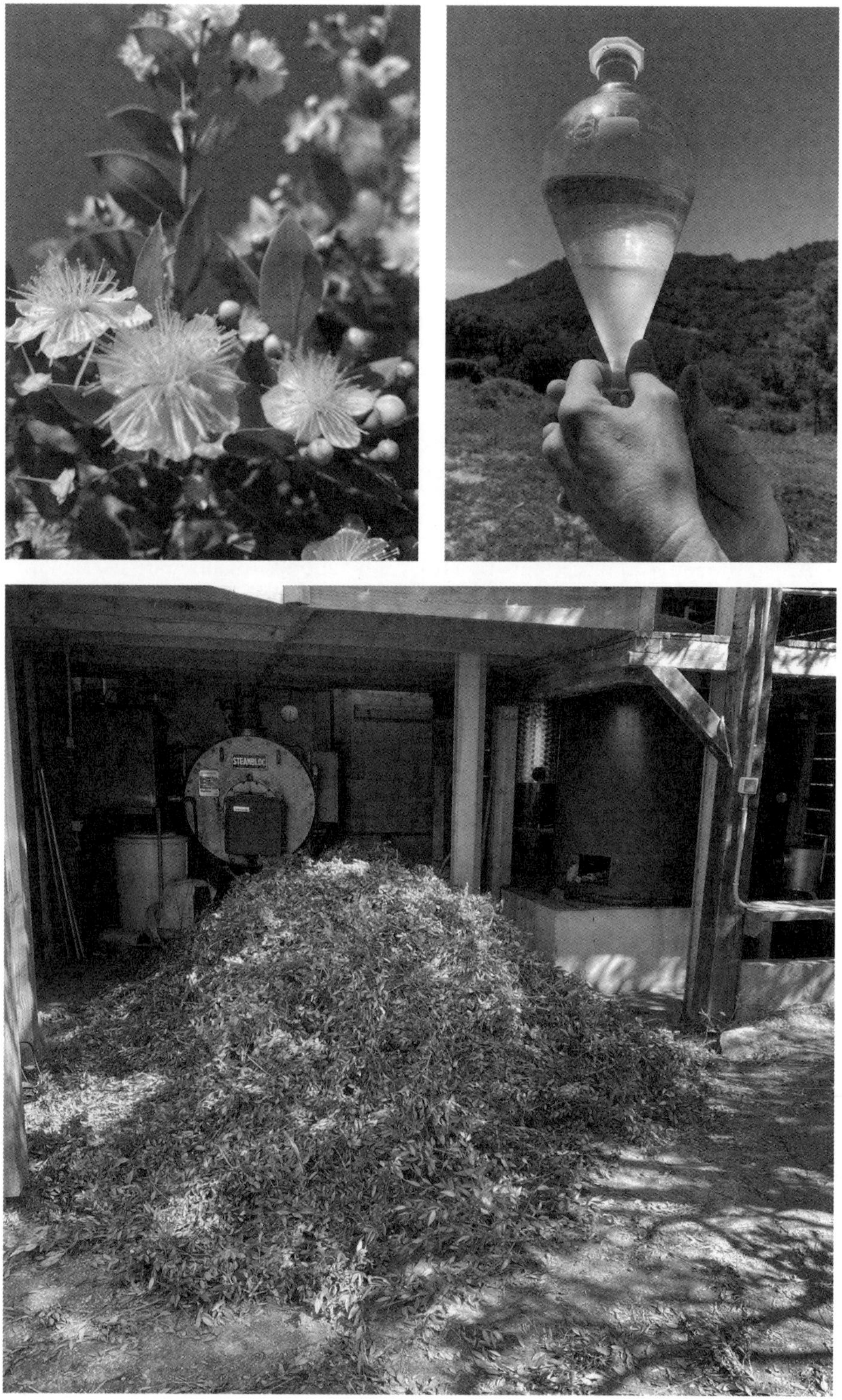

Distillation du myrte vert à la distillerie Listincu Vitalba.

Les huiles essentielles

Qualité et réglementation des huiles essentielles

À travers le parcours suivi par la plante aromatique, soit 10 % des plantes de la planète, de ses poches sécrétrices situées soit sur des parties aériennes (fleurs, feuilles, tiges, écorce et rameaux) soit sur des organes souterrains (racines, rhizomes), jusqu'au petit flacon que vous tenez entre vos mains, jugez de l'importance à contrôler tous les stades « **qualité** » d'une huile essentielle afin d'être sûrs de la reproductibilité des bienfaits sans effets délétères.
D'abord une définition : **en thérapie**, une huile essentielle est un liquide plus ou moins épais, d'aspect huileux mais non gras, volatil et odorant, élaboré par l'appareil sécréteur d'une plante dite aromatique et obtenu par distillation sèche ou à la vapeur d'eau, ou encore par expression à froid (norme NF T75-006 Matières premières aromatiques d'origine naturelle – vocabulaire, définition reprise par la norme internationale ISO 9235, définition également reprise par *La Pharmacopée européenne*, 6e éd., 2010).
Nous vous rappelons qu'une goutte d'huile essentielle comporte en moyenne **150 molécules** ou principes actifs différents. Nous comparons souvent la goutte d'huile essentielle à une coopérative : les membres de cette coopérative (par exemple 1,8-cinéole, α-terpinéol, pinène, limonène, etc.) sont bien individualisés, ont leurs propriétés intrinsèques, et chacun apporte à l'ensemble dénommé « goutte » ses vertus de façon à ce que la force de cet ensemble soit supérieure à la somme des actions individuelles. C'est le propre d'un « **totum** », *dixit* Jean-Marie Pelt, et c'est le propre d'une coopérative : s'associer pour entreprendre. Imaginez une association de 2 voire 3 huiles essentielles, choisies avec discernement pour leur complémentarité dans la pathologie dont vous souffrez : quelle puissante synergie créée pour lutter contre votre problème ! C'est ainsi que tout au long de ces fiches conseils nous vous présenterons les conseils de 2 ou 3 HE réunies en un complexe (« Synergie aromatique complémentaire et/ou alternative »).

En aromathérapie, la bonne qualité d'une huile essentielle est une obligation : apprenez à bien les choisir !

Critères de qualité indispensables pour éviter d'être victime de toute falsification :

- 100 % biologique : les plantes aromatiques sont issues d'une culture biologique ou de cueillette sauvage dans des lieux bien identifiés sans pollution chimique et protégés. En cas de non bio, la distillation ou l'expression à froid entraîneraient les résidus de pesticides lipophiles qui se retrouveraient dans l'huile essentielle.

- 100 % naturelle : elles ne peuvent pas contenir de produits de synthèse, dont les pesticides, herbicides, seule la sécrétion de la plante s'y retrouve.
- 100 % pure : sont exclues toutes les HE qui ont été « déterpénées » ou encore « rectifiées », ainsi que toutes celles qui ont été « coupées » avec d'autres produits.
- Intégralement distillée ou complète : la méthode de distillation doit être

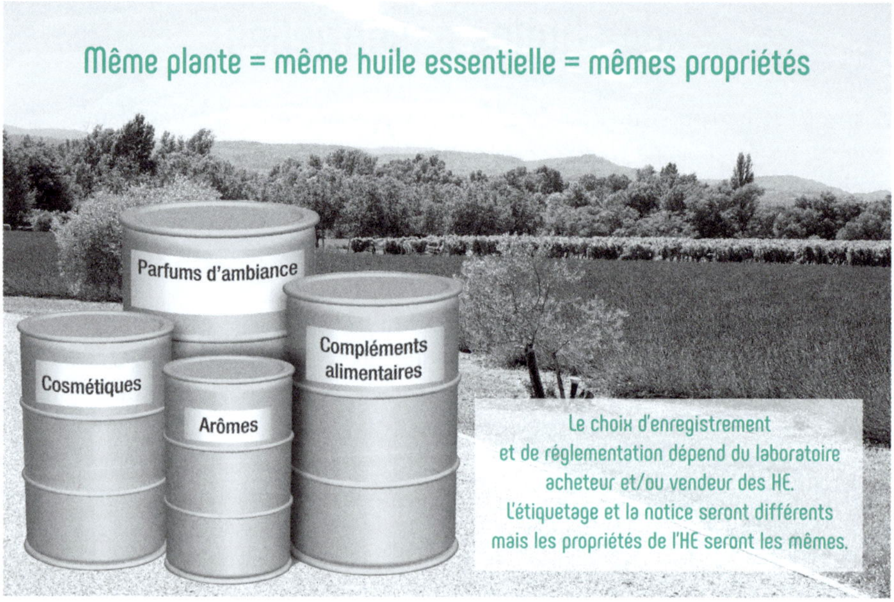

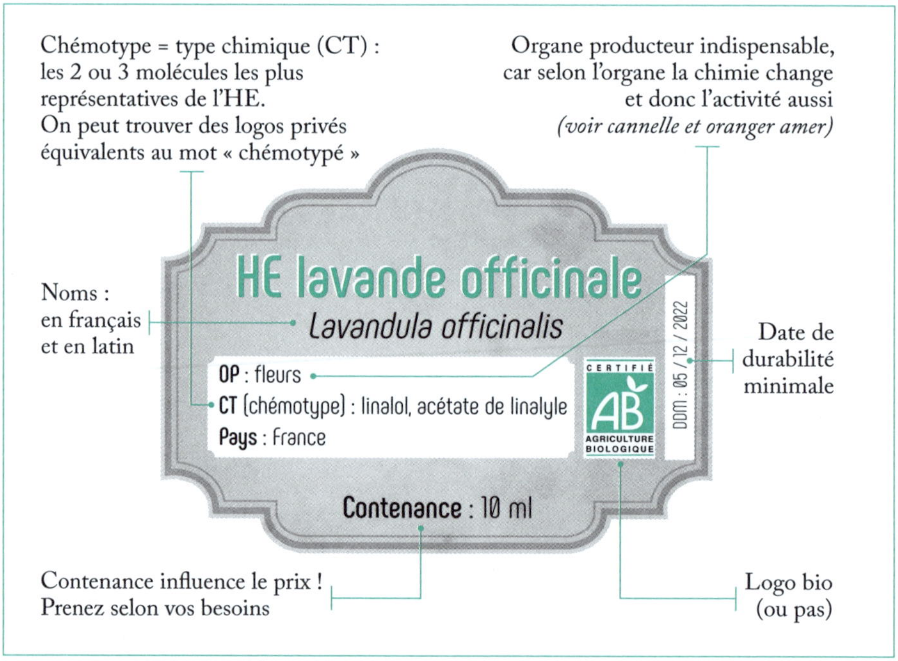

suffisamment longue pour permettre de distiller l'intégralité des principes actifs contenus dans la plante aromatique, les « fractions de tête » comme les « fractions de queue ».
- Chémotypée ou de type biochimique identifié : le chémotype, véritable carte d'identité moléculaire de l'huile essentielle, doit être précisément déterminé (qualitativement et quantitativement) grâce aux méthodes d'analyse modernes (chromatographie en phase gazeuse couplée à la spectrométrie de masse). Les molécules caractéristiques et/ou actives doivent être mises en évidence, ainsi que les principaux allergènes potentiels connus.

Apprenez à lire les étiquetages

L'étiquetage doit préciser :
- Nom vernaculaire commun (en français)
- Nom scientifique en latin (nomenclature internationale)
- Organe producteur (partie de la plante utilisée : feuilles, fleurs, fruits, écorce, etc.)
- Spécificité biochimique (chémotype)
- Mode d'extraction (distillation ou expression à froid)
- Mode de culture et labellisation (culture biologique…)
- Mention « 100 % pure, naturelle et complète »
- Origine géographique de la plante
- Nom et coordonnées du laboratoire fournisseur
- Contenance du flacon
- Numéro de lot
- Date de péremption (DDM, date de durabilité minimale, anciennement DLUO, date limite d'utilisation optimale)

Les huiles essentielles et la réglementation

Par leur complexité biochimique, les huiles essentielles sont des produits multi-usages (alimentaire, santé, cosmétique, parfum d'ambiance, biocide).
Depuis quelques années, la réglementation impose aux fabricants plus de clarté sur l'étiquetage des huiles essentielles. Pour les commercialiser, il leur est donc demandé de choisir, pour chaque huile essentielle, un usage unique associé aux modes et précautions d'emploi appropriés.
En fonction de son mode d'utilisation, une huile essentielle entre ainsi dans une catégorie de produits soumise à une réglementation spécifique (complément alimentaire, arôme alimentaire, cosmétique, parfum d'ambiance…). Selon les fabricants, on peut ainsi retrouver une même huile essentielle classée tantôt comme parfum d'ambiance, tantôt comme complément alimentaire.

Et cela même s'il s'agit de la même huile essentielle, avec les mêmes propriétés. Ne vous laissez pas perturber !

Conservation des HE

- Achetez toujours les huiles essentielles dans des **flacons en verre opaque**.
- Gardez-les toujours le bouchon vers le haut, dans un endroit **à l'abri du soleil, au sec et à température ambiante**.
- Dans les conditions mentionnées ci-dessus, les huiles essentielles se conservent **5 ans environ** depuis la date de distillation.
- Les **HE** d'agrumes ne se conservent que **3 ans** car, riches en terpènes, elles s'oxydent plus vite.

Comment savoir si mon huile essentielle est périmée une fois ouverte ?
- L'odeur a changé ;
- Le dépôt sur le bouchon change de couleur ;
- Sa consistance change.

Les grandes familles biochimiques

Les huiles essentielles sont constituées de molécules chimiquement définies clairement identifiées et quantifiées. Ces molécules actives appartiennent à de grandes familles biochimiques. La classification par famille biochimique est indispensable pour comprendre les propriétés thérapeutiques des huiles essentielles et les utiliser à bon escient. Cependant, l'activité thérapeutique d'une huile essentielle ne peut être réduite à l'activité biochimique de ses molécules constituantes. Ne considérer les huiles essentielles que comme des ensembles de molécules chimiques est insuffisant et une simplification à l'extrême.
Pour mieux comprendre comment agissent les huiles essentielles, lisez le chapitre « Comment agissent les HE ? », p. 37.
Voici une classification par ordre alphabétique des principales familles biochimiques. Les contre-indications notées sont celles des molécules et pas forcément celles de l'HE qui les comporte.

Les acides

Des anti-inflammatoires puissants présents à l'état de traces dans les HE.
Propriétés thérapeutiques : anti-inflammatoires, antispasmodiques, antalgiques, hypotenseurs.
Leurs noms se terminent en « -ique » après acide…
Principaux acides : benzoïque, campholénique, citronnellique, géranique, salicylique.
Principales huiles essentielles : ciste, bois de santal, copaïba.

Contre-indications : aucune.

Les aldéhydes

Deux sous-familles :

1. Les aldéhydes terpéniques

Apaisent les inflammations, les spasmes, la douleur, le stress et favorisent la détente et le sommeil.
Propriétés thérapeutiques : anti-inflammatoires, antispasmodiques, antalgiques.
Leurs noms se terminent en « -al ».
Principaux aldéhydes terpéniques : citral, néral, géranial, citronellal, myrténal.
Principales huiles essentielles : citronnelles, eucalyptus citronné, lemongrass, verveine citronnée, litsée citronnée.
Contre-indications : les aldéhydes terpéniques peuvent irriter la peau. Il est donc conseillé de diluer les HE pures à aldéhydes terpéniques en cas d'application cutanée.

2. Les aldéhydes aromatiques

Luttent contre les infections et stimulent l'organisme.
Propriétés thérapeutiques : antimicrobiens +++, toniques généraux.
Leurs noms se terminent en « -aldéhyde ».
Principaux aldéhydes aromatiques : benzaldéhyde, cinnamaldéhyde, cuminaldéhyde.
Principales huiles essentielles : cannelle écorce, cannelle de Chine, cumin.
Contre-indications : la rançon de leur force, ils sont très irritants (dermocaustiques) pour la peau et les muqueuses. Il est déconseillé de les utiliser chez les enfants. Pour l'adulte, ne pas dépasser une concentration de plus de 5 % d'HE dans 95 % d'HV.

Les alcools

Trois sous-familles :

1. Les monoterpénols

Molécules en 10 atomes de carbone très appréciées en aromathérapie. On les utilisera pour les traitements à long terme chez les enfants et chez les personnes âgées car ils luttent contre les infections en douceur et de manière très polyvalente.
Propriétés thérapeutiques : anti-infectieux puissants à large spectre d'action. Ils sont dotés d'une activité antivirale, antibactérienne et antifongique. Ils sont également connus pour leurs vertus tonifiantes et euphorisantes. Ils stimulent le système immunitaire et permettent de soigner et de régénérer la peau.
Leurs noms se terminent en « -ol ».
Principaux monoterpénols : bornéol, citronnellol, géraniol, lavandulol, linalol, menthol, myrténol, nérol, terpinéol, thujanol.

Principales huiles essentielles : basilic à linalol, citronnelles, géranium rosat, laurier noble, lavande vraie, lavande aspic, lemongrass, marjolaine, myrte, néroli, niaouli, palmarosa, petit grain bigaradier, thym à linalol ou à thujanol, ylang-ylang.
Contre-indications : aucune. Une exception : le menthol ne doit pas être utilisé chez les enfants de moins 7 ans.

2. Les phénols
Les molécules anti-infectieuses les plus puissantes que l'on trouve dans les huiles essentielles.
Propriétés thérapeutiques : anti-infectieux +++, hypertenseurs, immuno-stimulants (sur une courte durée), anti-inflammatoires et énergisants.
Leurs noms se terminent en « -ol ».
Principaux phénols : carvacrol, thymol, eugénol.
Principales huiles essentielles : cannelle feuille, girofle, origan, sarriette, thym à thymol, thym à carvacrol.
Contre-indications : rançon de leur force, les phénols sont hépatotoxiques et très irritants pour la peau et les muqueuses. Il est donc déconseillé de les utiliser chez les enfants, chez les sujets souffrant d'hypertension et chez les femmes enceintes ou allaitantes. Pour l'adulte, utiliser ponctuellement et ne pas dépasser une concentration de plus de 5 % d'HE dans 95 % d'HV.

3. Les sesquiterpénols
Molécules lourdes en 15 atomes de carbone, queue de distillation. Pour stimuler l'organisme et équilibrer le système hormonal (œstrogène-like par ex.). Ils régénèrent la peau et favorisent le contrôle des émotions.
Propriétés thérapeutiques : immunomodulants et immunostimulants même à très petites doses.
Leurs noms se terminent en « -ol ».
Principaux sesquiterpénols : bisabolol, carotol, carvéol, cédrol, nérolidol, patchoulol, santalol, viridiflorol.
Principales huiles essentielles : santal, camomille romaine, camomille matricaire, carotte, niaouli, patchouli, vétiver, ylang-ylang.
Contre-indications : œstrogène-like.

Les sesquiterpènes

Molécules lourdes en 15 atomes de carbone, substances qui apparaissent en concentration minime en fin de distillation, exigeant une longue durée de distillation provenant de racines, de résines et de bois. Pour apaiser allergies, inflammations et stress, et favoriser la méditation. Pour activer la circulation sanguine et lymphatique.

Propriétés thérapeutiques : antiallergiques, anti-inflammatoires et sédatifs. Ils activent le système veineux et lymphatique et diminuent la tension sanguine. Ils sont aussi antiseptiques, bactéricides, antalgiques et spasmolytiques.
Leurs noms se terminent en « -ène ».
Principaux sesquiterpènes : aromadendrène, chamazulène, copaène, curcumène, farnesène, himachalène, humulène, patchoulène, viridiflorène, β-caryophyllène, phellandrène, santalène, zingibérène.
Principales huiles essentielles : camomille matricaire, cannelle écorce, cèdre, curcuma, gingembre, myrrhe, patchouli, pin sylvestre, santal, verveine citronnée, vétiver.
Contre-indications : aucune.

Les monoterpènes

Surtout présents dans les zestes d'agrumes et les feuilles des conifères, les monoterpènes sont de puissants désinfectants atmosphériques. Ils contribuent à décongestionner les voies respiratoires et protègent des virus et des bactéries. Ils sont aussi d'excellents décongestionnants veineux, lymphatiques et respiratoires.
Propriétés thérapeutiques : stimulant généreux, « cortisone-like » pour certains, antiseptiques de l'air, décongestionnants des systèmes veineux, respiratoires et lymphatiques, antalgiques par contact cutané, neurotoniques.
Leurs noms se terminent en « -ène ».
Principaux monoterpènes : α- et β-pinènes, α- et β-phellandrène, α- et β-terpinènes, camphène, δ-3-carène, limonène, myrcène, ocimène, paracymène, terpinolène, alpha-thujène.
Principales huiles essentielles : bergamote, carotte, ciste, citron, cyprès, encens, épinette noire, genévrier, mandarine, marjolaine, muscade, myrte, orange, pamplemousse, pin sylvestre, sapin baumier, sarriette.
Contre-indications : les monoterpènes peuvent être irritants pour la peau et les muqueuses. Il est donc conseillé de diluer ces HE pour le massage.

Les oxydes

Pour libérer le système respiratoire, combattent les infections, stimulent l'organisme et activent la microcirculation.
Propriétés thérapeutiques : mucolytiques (dissolvent les mucosités), expectorants, action antivirale, immunomodulants.
Leurs noms se terminent en « -oxyde » (la plupart).
Principaux oxydes : 1,8-cinéole, bisaboloxyde, linaloloxyde, pipéritonoxyde.
Principales huiles essentielles : cajeput, cardamome, eucalyptus globuleux, eucalyptus radié, laurier noble, lavande aspic, myrte, niaouli, ravintsara, romarin à cinéole, saro.
Contre-indications : il est déconseillé aux asthmatiques d'utiliser des HE à fort pourcentage de 1,8-cinéole (eucalyptus globuleux par exemple).

Les lactones

Bien que rares, elles luttent contre les infections, ouvrent l'esprit et favorisent le lâcher-prise.
Propriétés thérapeutiques : mucolytiques et expectorantes.
Leurs noms se terminent en « -one ».
Principales lactones : atlantolactone, népétalactone, massoialactone, santalolactone.
Principales huiles essentielles : ciste, inule odorante, laurier noble.
Contre-indications : à forte dose, les lactones peuvent être neurotoxiques, il est donc déconseillé de les utiliser chez les enfants et chez les femmes enceintes ou allaitantes. Les lactones sont souvent retrouvées dans les cas d'allergies cutanées.

Les coumarines

Pour équilibrer le système nerveux, favoriser la détente, combattre le stress et améliorer le sommeil. Elles baissent la tension, jouent sur la coagulation du sang et calment les spasmes.
Propriétés thérapeutiques : antispasmodiques, anticoagulantes, hypotensives, sédatives (voire hypnotiques selon la dose).
Principales coumarines : bergaptène, bergaptone, coumarine, furocoumarine, psoralène, visnadine.
Principales huiles essentielles : bergamote, citron, mandarine, orange, pamplemousse, verveine citronnée.
Contre-indications : les coumarines sont phototoxiques. Ne pas s'exposer au soleil après une application cutanée, rémanence de 8 heures.

Les esters

Pour apaiser inflammations, spasmes et douleur tout en équilibrant le système nerveux. Ils combattent les peurs, les angoisses et la déprime.
Propriétés thérapeutiques : antispasmodiques, décongestionnants, antalgiques, anti-inflammatoires, rééquilibrants nerveux (agissent comme toniques ou comme relaxants), également fongicides.
Leurs noms : leur 1er mot est en « -ate » et le 2e se termine en « -yle ».
Principaux esters : acétate de linalyle, d'eugényle, de bornyle, de citronnellyle, de géranyle, d'isobutyle, de lavandulyle, de menthyle, de néryle, de terpényle ; benzoate de benzyle ; formiate de citronnellyle, de géranyle ; salicylate de méthyle, angélate.
Principales huiles essentielles : bergamote, camomille romaine, gaulthérie, géranium cv Bourbon, laurier, lavande, marjolaine, néroli, palmarosa, pin sylvestre, rose, sapin baumier, sauge sclarée, verveine citronnée, ylang-ylang.
Contre-indications : aucune.

Les éthers

Pour calmer spasmes, inflammations et douleur. Ils équilibrent le système nerveux, apaisent les allergies et combattent les virus, luttent contre l'hyperémotivité, le stress et la déprime.
Propriétés thérapeutiques : antispasmodiques, antalgiques, anti-inflammatoires, antiviraux, calmants, action sédative ou tonifiante selon la composition.
Principaux éthers : méthylchavicol, méthyleugénol, myrténol méthyléther, trans-anéthole.
Principales huiles essentielles : basilic exotique, cyprès, estragon, fenouil, laurier.
Contre-indications : les éthers peuvent irriter la peau. Il est donc conseillé de les diluer pour masser.

Les cétones

Deux sous-familles :

1. Les cétones monoterpéniques

Propriétés thérapeutiques : cicatrisantes, régénérantes, lipolytiques, mucolytiques, coagulantes et anti-infectieuses.
Leurs noms se terminent en « -one ».
Principales cétones monoterpéniques : α- et β-thujone*, bornéone (= camphre), fenchone*, isothujone, menthone*, pinocamphone*, pulégone*, verbénone.
* Les substances mises en évidence ci-dessus comptent parmi les plus toxiques en aromathérapie !
Principales huiles essentielles : hysope officinale, lavande stoechade, lavande aspic, lavandins, menthe verte, menthe poivrée, romarin à camphre, romarin à verbénone, sauge officinale, thuya.
Contre-indications : les cétones monoterpéniques sont les substances les plus délicates à utiliser en aromathérapie car elles sont neurotoxiques et abortives. Leur utilisation doit absolument être encadrée par un professionnel de la santé. Elle est donc strictement déconseillée aux débutants, aux enfants, aux sujets épileptiques ainsi qu'aux femmes enceintes ou allaitantes !

2. Les cétones sesquiterpéniques et diterpéniques

Propriétés thérapeutiques : excellents fongicides, régénèrent la peau, favorisent la cicatrisation, mucolytiques et aident à surmonter les blessures du passé. Les cétones diterpéniques ont une action fibrinolytique et anti-hématome.
Leurs noms se terminent en « -one ».
Principales cétones sesquiterpéniques et diterpéniques : α- et β-atlantone, α- et β-vétivone, italidione, davanone, germocrone, tumérone, valérone.
Principales huiles essentielles : cèdre, curcuma, hélichryse italienne, myrrhe, nard de l'Himalaya, manuka, vétiver.

Contre-indications : bien que les cétones sesquiterpéniques et diterpéniques soient des cétones plus douces, mieux tolérées au niveau cutané et n'étant pas considérées comme neurotoxiques ou abortives, ces dernières comportent tout de même des risques hormonaux et sont donc déconseillées chez les enfants, durant la grossesse et pendant l'allaitement.

Les voies d'utilisation des HE

Au choix selon l'âge du malade, la pathologie du moment et la praticité.

La voie cutanée : HE diluées dans des huiles végétales appropriées, des baumes ou de l'alcool et parfois dans du gel d'aloe vera, en massage, dans le bain, par friction pure (sur tempe, plexus solaire, poignet contre poignet). La peau, constituée de corps gras, est une véritable éponge à HE, dont les molécules passeront plus ou moins vite la barrière cutanée et se retrouveront dans la circulation sanguine générale. Ce temps est déterminé et se joue entre 10 minutes et 2 heures (sources M. Faucon ; P. Franchomme et D. Pénoël). L'ajout d'une HV ralentira le passage des molécules des HE dispersées dans l'HV, mais prolongera la dispensation, un peu comme un effet retard. La voie cutanée reste une voie royale pour tous, sauf en cas d'intolérance cutanée individuelle.

La voie orale :
- En sublingual.
- À avaler au choix en capsules molles, en gélules, en sirop, sur mie de pain mâchée ou avalée mise en boulette, sur morceau de sucre, dans un peu de miel ou d'HV (++), sur comprimé neutre, avant les repas quand les portes de l'estomac (cardia et pylore) sont ouvertes. La prise de nourriture fermera le pylore, ce qui évitera les « remontées » aromatiques qui peuvent être dérangeantes.

La voie respiratoire : « sniffer » une HE ou une synergie d'HE sur un mouchoir, sur un oreiller, en inhalation, dans les paumes des mains mises en cathédrale, avec un aromastick inhalateur (mode d'action « énergie » et « information », voir « Comment agissent les HE ? », p. 37).

La voie aérienne : en diffusion atmosphérique, diffuseur à choisir selon le volume de la pièce et la sécheresse de l'air.

La voie rectale : en suppositoires.

La voie vaginale : en ovules vaginaux.

Les HE sont insolubles dans l'eau, solubles dans certaines proportions dans l'alcool et dans toutes les proportions dans un corps gras.

Comment agissent les HE ?

Les huiles essentielles agissent sur le plan de la matière, de l'énergie et de l'information à travers **trois modes d'action : directe, indirecte énergétique et informationnelle**. Elles agissent sur notre être physique et psychique.

1- Action directe MATIÈRE	Relation « structure/activité ». Une goutte est polymoléculaire. Les molécules agiront : • soit par toxicité sur micro-organismes pathogènes, • soit sur des récepteurs nerveux par action sur le système nerveux autonome, • soit sur une fonction physiologique.	Apport substantiel Contenu moléculaire *(voie orale, cutanée)*
2- Action indirecte ÉNERGIE	HE corrige l'équilibre énergétique interne par charges électroniques portées – Apport d'électrons (négativation, apaise) – Captation d'électrons (positivation, tonifie) – Apport de protons (acidification du sang, action antidégénérescence).	Division moléculaire (moins de matière, mais plus d'énergie) *(diffusion)*
3- Action indirecte INFORMATION	Exogène : influence des odeurs sur la psyché et la mémoire. Endogène : réaction neurologique et endocrinienne. Molécules « sniffées » donnent une onde de dépolarisation, impulsion nerveuse qui donne l'information au système limbique en particulier. Relation odeur-mémoire-émotionnel.	Message vibratoire *(diffusion, aromastick)*

Les précautions d'emploi des HE

- Utiliser des HE biologiques, 100 % pures et naturelles, identifiées et conservées dans de bonnes conditions.

Précautions liées aux HE en général

- **Ne pas les avaler pures**, sauf exception, elles peuvent brûler la muqueuse digestive.
- **Yeux** : ne jamais en mettre, même diluées, dans les yeux. En cas de contact accidentel avec l'œil, appliquer un coton imprégné d'HV, rincer au sérum physiologique.
- **Se laver les mains** après une application aromatique.
- **Ne jamais injecter d'HE** par voie intramusculaire ou intraveineuse ou sous-cutanée.
- **Muqueuses (nez et zones anogénitales)** : ne pas appliquer d'HE pures mais toujours diluées (max. à 5 %).
- **Photosensibilisation** des HE zestes d'agrumes, de quelques Apiacées (persil, livèche, khella, angélique, céleri…) et de verveine citronnée. Respecter la rémanence de 8 heures.
- **Dermocausticité** HE thym à thymol, sarriette des montagnes, origans, cannelles, giroflier, à utiliser fortement diluées = 2 gtt max. dans 1 c. c. HV à avaler ou masser.

Précautions liées à l'état de la personne à risque particulier

- **Grossesse, allaitement, enfants de moins de 7 ans, épileptiques** : les molécules de « cétones » sont interdites car convulsivantes et abortives (présentes dans HE lavande aspic, lavandin, romarin à camphre, sauge officinale, menthes, pour les plus courantes), voir chémotype sur le boîtage. Prudence pour personnes âgées.
- **Femmes enceintes ou allaitantes** : Sauf avis médical contraire, ne pas employer d'HE le 1er trimestre, et seulement des HE autorisées par le corps médical par la suite.
- **Enfants avant 7 ans** : ne pas laisser de flacon à leur portée. Posologie adaptée pour HE autorisée par le corps médical dans des conditions optimales de compréhension parentale.
- **Personnes très allergiques, hypersensibles** : faire au préalable, grâce à des testeurs d'HE, un test de tolérance cutanée avant de les masser largement sur la peau.
- **Asthmatiques en crise** : pas d'eucalyptus globuleux et pas de voie aérienne = aérosols, diffusion atmosphérique, inhalation aux HE. Utilisation modérée des HE à 1,8-cinéole comme eucalyptus radié et ravintsara.

- **Personnes à problèmes gastriques** : pas de voie orale.
- **Personnes en insuffisance rénale** : inflammation des néphrons si traitement long avec les genres *Pinus*, *Abies* et *Juniperus*.
- **Personnes sous fluidifiants sanguins** : interaction selon durée et dose de traitement avec certaines HE : gaulthérie (++), giroflier, cannelle, hélichryse italienne, gingembre, ciste.
- **Personnes à cancer œstrogénodépendant** : cyprès, sauge sclarée, HE anisées (anis, badiane, fenouil), tanaisie, niaouli, verveine citronnée, cumin à proscrire.
- **Personnes allergiques aux salicylés** : attention à la gaulthérie.
- Rappel numéro d'urgence : 15, le SAMU, ou les centres antipoison (CAP) d'Angers, Bordeaux, Lille, Lyon, Marseille, Nancy, Paris et Toulouse depuis un fixe.

Les huiles végétales

Huiles végétales classiques de base
Macadamia (*Macadamia integrifolia*) Proche du sébum, non grasse sur la peau, pénètre jusqu'au derme. Active microcirculation, anti-inflammatoire, protectrice, anti-âge. **Noisette** (*Corylus avellana*) Non grasse, fluide, pénètre jusqu'à l'hypoderme, muscles, synovie. Pour kiné ++. **Calendula** extrait lipidique (ou macérat huileux) (*Calendula officinalis*) Émolliente, réparatrice peau (synthèse collagène +), peau sèche, peau de bébé. Attention si allergie aux Astéracées. **Sésame** (*Sesamum indicum*) Massage ++, glisse, régénère, assouplit.
Huiles végétales régénérantes par insaponifiables (actifs : vitamines, enzymes, polystérols, polyphénols)
Jojoba (*Simmondsia chinensis*) Proche du sébum, non grasse sur la peau, protectrice, anti-âge, renforce film hydrolipidique. **Germe de blé** (*Triticum vulgare*) Fragile, pour peau sensible, peau sèche, eczéma, gerçures, gencives, desquamation. **Avocat** (*Persea americana*) Vergetures, onction périnéale. **Karité** (*Vitellaria paradoxa* ou *Butyrospermum parkii*) Cicatrisante, protectrice de la peau/frottements.
Huiles végétales anti-inflammatoires
Calophylle (*Calophyllum inophyllum*) Pour sportifs et rhumatisants. **Onagre** (*Oenothera biennis*) Pas pour femme enceinte ! **Germe de blé** (*Triticum vulgare*) **Rose musquée du Chili** (*Rosa rubiginosa*) **Argan** (*Argania spinosa*) Son stérol (schotténol) régénère +++ dans psoriasis et autres inflammations cutanées. Cicatrise, hydrate, cheveux et ongles, arthrose, restaure film hydrolipidique. **Sésame** (*Sesamum indicum*) Brûlures. **Millepertuis** extrait lipidique (ou macérat huileux) (*Hypericum perforatum*) Brûlures. Mais attention, photosensibilisante ! **Nigelle** (*Nigella sativa*) Eczéma, psoriasis, allergie, inflammations, immunité, dans problème d'asthme et de bronchite pour massage HE.

Huiles végétales cicatrisantes
Rose musquée du Chili (*Rosa rubiginosa*) **Calophylle** (*Calophyllum inophyllum*) **Argan** (*Argania spinosa*)
Huiles végétales hydratantes
Toutes et plus particulièrement **Argan** (*Argania spinosa*) **Jojoba** (*Simmondsia chinensis*) **Abricot** (*Prunus armeniaca*) HV tonus éclat des personnes âgées.

(Source M. Faucon, *Traité d'aromathérapie scientifique et médicale*, Sang de la Terre, 2012)

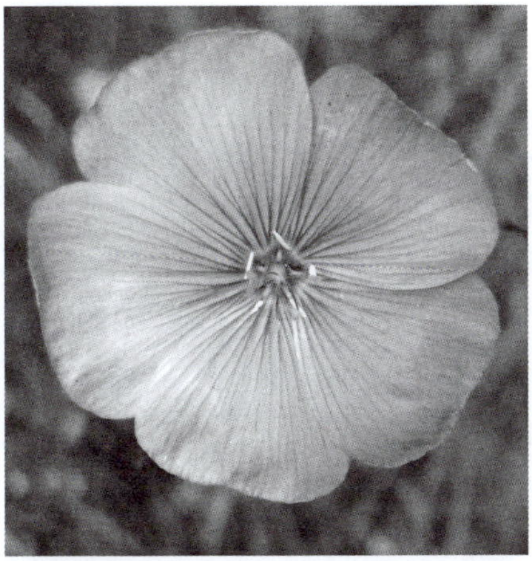

Lin.

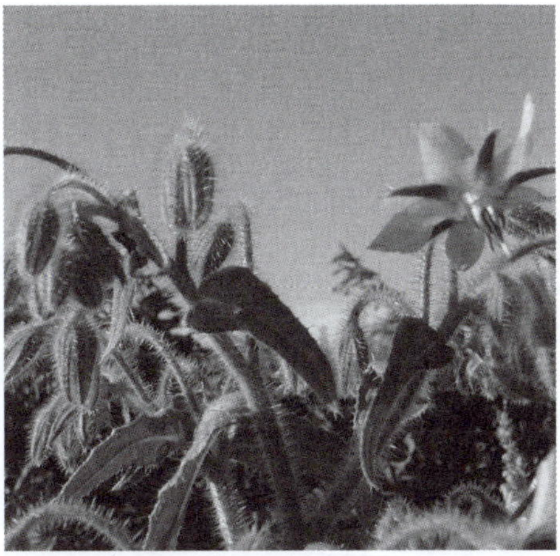

Bourrache officinale.

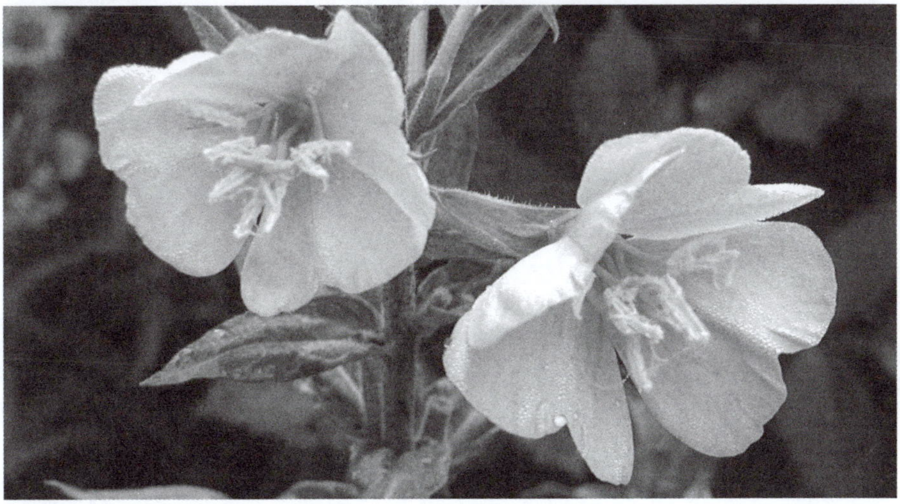

Onagre.

Partie II

Fiches conseils

par pathologie du quotidien de A à Z

Comment lire une fiche conseil ?

Définitions

Vos médicaments

Votre réflexe : 1 seule HE prioritaire

Propriétés thérapeutiques de la plante

Une 2e HE : complémentaire ou alternative selon les cas

La synergie = le mélange complet à faire si on peut en complément (bain, diffusion, inhalation, etc.) ou parfois en alternative

Apport de soins en + au choix : avec l'apithérapie, la phyto, la gemmo, pour un conseil complet au naturel

Explications complémentaires

Conseils de vie

Les limites

Nom de la pathologie courante

Conseils habituels du pharmacien au comptoir

Liste à titre indicatif et non exhaustive de quelques produits pharmaceutiques (voir glossaire pour action/composition et classe thérapeutique)

Et si vous osiez une efficacité équivalente au naturel ? Le bon choix : les huiles essentielles

Personne cible	Que faire ?	Effet

HE complémentaire et/ou alternative

Personne cible	Que faire ?	Effet

Synergie aromatique complémentaire et/ou alternative

Personne cible	Que faire ?	Effet

Les alliés naturels possibles de l'aromathérapie

En complément/Au choix	Que faire ?	Effet
Apithérapie		
Phytothérapie		
Gemmothérapic		

Les plantes médicinales et les huiles essentielles sont des produits naturels efficaces. N'oubliez jamais de respecter les posologies, les précautions d'usage et les mises en garde relatives à chacune d'elles. N'hésitez pas en cas de doutes à consulter votre médecin ou votre pharmacien habituel.

Notre avis d'arom'expert

Pensez-y !

Les limites du conseil au naturel

Acné – Acné rosacée

Affection cutanée courante touchant surtout les adolescents présentant alors une peau plutôt grasse et différents types de boutons : points noirs, points blancs, papules, pustules, voire nodules.

Conseils habituels du pharmacien au comptoir

Curaspot®, Cutacnyl®, Dermo-sulfuryl®, Eau précieuse®

Et si vous osiez une efficacité équivalente au naturel ? Le bon choix : les huiles essentielles

HE arbre à thé (*Melaleuca alternifolia*)

Personne cible	Que faire ?	Effet
Adolescents Adultes	1 gtt sur 1 Coton-Tige à appliquer sur le bouton « spot » matin et soir ou dans 1 noisette d'**aloe vera** si besoin le temps voulu	Antiseptique Anti-inflammatoire cutané

HE complémentaire : si acné surinfectée

HE laurier noble

Personne cible	Que faire ?	Effet
Adolescents Adultes	1 gtt sur 1 Coton-Tige à appliquer matin et soir sur le bouton ou dans 1 noisette d'**aloe vera** si besoin, le temps voulu	Antiseptique ++ Anti-inflammatoire +

Synergie aromatique complémentaire

À utiliser en complément 1 ×/sem

HE arbre à thé + HE pamplemousse

Personne cible	Que faire ?	Effet
Adolescents Adultes	3 gtt HE **arbre à thé** + 3 gtt HE **pamplemousse** déposées à la surface d'un bol d'eau frémissante, faire un « hammam » facial de 7 à 8 min sous une serviette de bain	Nettoyage de peau en profondeur hebdomadaire

Les alliés naturels possibles de l'aromathérapie

En complément/Au choix	Que faire ?	Effet
Apithérapie	Pour remplacer HE le soir, application locale de **propolis** en extrait hydroalcoolique ou TM. Attention propolis teintée !	Anti-inflammatoire Antiseptique
Phytothérapie	Compresses localement HA **hamamélis** ½ c. c. + QSP argile, 2 ×/sem	Anti-inflammatoire si rougeurs associées
	Bardane (racine) + **pensée sauvage** (fleur), en gélules (dose selon fabricant) ou en EPS, 1 à 2 ×/j, cure de 21 jours 2 ×/an	Détox-drainage peau/foie
Gemmothérapie	BgMG **cassis et orme,** 15 gtt max. le matin selon besoin, cure de 21 jours, une alternative à la phyto	Anti-inflammatoire Détox

Notre avis d'arom'expert

2 catégories d'HE selon l'intensité de l'acné : 1er stade, léger, HE **arbre à thé** ou aussi HE **genévrier**, puis, si acné plus marquée, 2e stade, HE **laurier noble** ou aussi HE **géranium rosat**.
Ces HE sont actives sur les *Propionibacterium* et/ou des *Staphylococci*.
HA **hamamélis** : ses tanins sont antiseptiques et astringents = bonne lotion nettoyante naturelle pour peau acnéique et/ou à rougeurs. HA **camomille romaine ou matricaire** : anti-inflammatoires, agissent sur la synthèse des leucotriènes et bloquent l'action de prostaglandines, à utiliser en cas d'inflammation cutanée plus ou moins généralisée.

En cas d'acnée rosacée :
Diluez HE arbre à thé à 3 % dans HV jojoba ou rose musquée

OU

Diluez 10 gtt HE **hélichryse italienne** + 10 gtt HE **camomille romaine** dans 50 ml HV **rose musquée**, à utiliser le soir en onction du visage + HA **rose de Damas** en voie externe (en compresse) et/ou interne.

Pensez-y !

En cas d'acné, la toilette revêt une importance particulière. Elle ne doit pas être trop agressive ni desséchante. Dans l'idéal, une toilette 1 à 2 ×/j avec un produit lavant à rincer, non comédogène, associée à une hydratation adaptée.

Les limites du conseil au naturel

Il existe des traitements sur prescription médicale en cas d'acné sévère ou avec un retentissement psychologique important, ne pas hésiter à consulter.

Acouphènes – Bourdonnements d'oreilles

Bruits divers dans l'oreille : bourdonnements, tintements, ronronnements, sifflements ou chuintements. L'usure du système auditif, par vieillissement, traumatisme auditif ou atteinte toxique suite à une prise médicamenteuse en est la cause la plus courante.

Conseils habituels du pharmacien au comptoir

Aucun médicament n'est délivré sans ordonnance

Et si vous osiez une efficacité équivalente au naturel ? Le bon choix : les huiles essentielles

HE hélichryse italienne (*Helichrysum italicum*)

Personne cible	Que faire ?	Effet
Adultes Enfants + 7 ans	Appliquez dans le creux derrière le lobe des oreilles 1 gtt pure matin et soir jusqu'à apaisement des symptômes, max. 10 jours	Active la microcirculation (tissus mieux irrigués) Anti-inflammatoire Antispasmodique Anti-œdème

HE complémentaire : si les symptômes sont très gênants

HE petit grain bigaradier (PGB)

Personne cible	Que faire ?	Effet
Adultes Enfants + 7 ans	Ajoutez 1 gtt à la gtt HE **hélichryse italienne** matin et soir	Antispasmodique Régulateur nerveux

Synergie aromatique alternative

HE hélichryse italienne + HE ylang-ylang + HE PGB

Personne cible	Que faire ?	Effet
Adultes Enfants + 7 ans	Dans 1 flacon compte-gouttes en verre ambré de 5 ml, mélangez 30 gtt de chacune des 3 HE. Massez avec 2 gtt du mélange derrière le lobe de l'oreille 4 à 5 ×/j, 1 sem	Active la microcirculation Anti-inflammatoire Antispasmodique Antistress

Les alliés naturels possibles de l'aromathérapie

En complément/Au choix	Que faire ?	Effet
Apithérapie	À notre connaissance pas de produits	
Phytothérapie	Si insuffisance vasculaire, **ginkgo biloba** (feuille) + **ginseng** (racine), en gélules (dose selon fabricant) matin et soir, cure de 3 sem en plus des HE. Arrêt 1 sem, ressentez le résultat, nouvelle cure si besoin	Vasodilatateur cérébral Adaptogène
	Cure de comprimés d'extrait de **myrtille** (feuille) 100 mg 2 ×/j, 3 sem	Veinotonique
Gemmothérapie	En +, si vous ne faites pas la cure de phyto, BgMG **sorbier**, 15 gtt max./j 5 jours/7, cure de 3 sem	Draineur veineux Action sur la viscosité sanguine

Notre avis d'arom'expert

HE hélichryse italienne : ses italidiones vont activer la microcirculation artérielle et avoir une action fibrinolytique, son acétate de néryle complétera l'action en luttant contre les spasmes.

HE PGB : améliore aussi la circulation artérielle, a une action anti-inflammatoire. Son action antispasmodique est due à sa richesse en esters (+ 50 %) : acétate de linalyle, de néryle et de géranyle.

En cas de congestion, on peut effectuer aussi des inhalations avec des HE anti-inflammatoires : **camomille, pin, menthe, lavande officinale**.

Pensez-y !

La protection des oreilles lors d'expositions à des sons très puissants (tir avec armes à feu, concerts, etc.) est une précaution indispensable pour éviter des lésions irréversibles. Des protections spécifiques existent.

Les limites du conseil au naturel

Si la plupart du temps les acouphènes ne reflètent qu'un souci médical bénin, ils peuvent être particulièrement difficiles à supporter s'ils sont continus. Dans de rares cas, les acouphènes signent la présence d'une pathologie devant être prise en charge, une consultation médicale est donc recommandée.

Allergies respiratoire et cutanée

L'allergie est une défaillance du système immunitaire qui correspond à une perte de la tolérance vis-à-vis d'une substance, l'allergène entraînant une réaction excessive.
Les allergies peuvent être respiratoires (rhinite, asthme), cutanées (urticaire, dermatite) ou généralisées (anaphylaxie).

Conseils habituels du pharmacien au comptoir

Zyrtec®, Alairgix®, Clarityne®, Humex rhume des foins®, Cromorhinol®, Allergyl®

Et si vous osiez une efficacité équivalente au naturel ? Le bon choix : les huiles essentielles

HE estragon (*Artemisia dracunculus*)

Personne cible	Que faire ?	Effet
Si allergie respiratoire Adultes Enfants + 7 ans	Appliquez ou avalez 3 ×/j 1 gtt diluée dans ½ c. c. HV pendant la crise	Antihistaminique Anti-inflammatoire

HE alternative

HE matricaire

Personne cible	Que faire ?	Effet
Si allergie cutanée Adultes Enfants + 3 ans	Appliquez sur la zone 1 gtt diluée dans ½ c. c. HV **argan** ou **nigelle** 3 ×/j pendant la crise (si HE impossible à trouver utilisez HE **camomille romaine**)	Antihistaminique Antiprurigineuse (antigratouille !)

Synergie aromatique complémentaire

HE estragon + HE romarin à verbénone + HE menthe poivrée

Personne cible	Que faire ?	Effet
Adultes Enfants + 7 ans	Mélangez 25 gtt de chacune des HE dans 1 flacon compte-gouttes en verre ambré de 5 ml. Prenez 1 gtt du mélange aux 3 repas dans ½ c. c. HV, 10 jours	Antispasmodique Pour soutenir le foie et lutter contre les allergies

Les alliés naturels possibles de l'aromathérapie

En complément/Au choix	Que faire ?	Effet
Apithérapie	1 ampoule **propolis**/j ou un mélange **propolis + gelée royale**, à renouveler 2 ou 3 ×/an, cure immunité de 21 jours	Immunostimulant
Phytothérapie	N'hésitez pas à pulvériser largement si nécessaire sur la zone HA **camomille** ou **menthe poivrée** afin de calmer les démangeaisons cutanées	Antiprurigineux
	Buvez des infusions de **plantain** ou avalez des gélules (dose selon fabricant), ou 1 c. c. (5 ml) EPS 3 ×/j tout le temps que durent les symptômes	Anti-inflammatoire Antihistaminique Antispasmodique par les iridoïdes du plantain
Gemmothérapie	**Indispensable** : BgMG **cassis** : **en crise** : 15 gtt le matin dans 1 verre d'eau le temps nécessaire **en fond** : 5 gtt le matin le temps de la durée des pollens par exemple	Anti-inflammatoire Anti-allergique par stimulation des corticosurrénales (le cortisol sanguin est augmenté et les réactions allergiques ou inflammatoires réduites)

Notre avis d'arom'expert

Allergies au pollen : les traitements de fond seront phyto et gemmo tout le long de la période de dissémination du pollen incriminé, à petite dose puisque ce sera en chronique. BgMG **cassis** 5 gtt le matin + EPS **plantain** 1 c. c. /j, le plus souvent cures de 3 semaines 4 ×/an.

Les HE jouent sur les spasmes et les dilatations des vaisseaux induits par la libération d'histamine (médiateur chimique stocké dans les mastocytes et les basophiles) ainsi que sur sa libération par ceux-ci. Elles seront à utiliser sur un temps court, la crise.

Aromastick à avoir sur soi pendant la saison des pollens : sur la mèche de coton, comptez 2 gtt HE **estragon** + 5 gtt HE **eucalyptus radié** + 3 gtt HE **camomille romaine**. Fermez, c'est prêt. Respirez calmement en prévention régulièrement ou en cas de besoin.

Pensez-y !

La base = l'alimentation : en fonction de votre cas, éliminez les aliments incriminés et vous y tenir ! Faites attention à votre flore intestinale, qui doit être en bon état. Éliminez aussi les contacts avec les allergènes connus. Souvent, les allergiques ont une carence en magnésium, en manganèse, zinc et vit. A. À regarder de près ! Pensez à enrichir votre alimentation en acides gras essentiels : oméga-6 et surtout oméga-3.

Les limites du conseil au naturel

Consultez en cas de sensation de gonflement de la gorge, du haut du corps ou de respiration sifflante. Déterminer les causes de l'allergie et sa gravité est indispensable. Les allergies peuvent se manifester de façons très variées. Elles peuvent toucher tous les organes :

- Forme nasale : rhinite allergique ou « rhume des foins » ;
- Forme respiratoire : crise d'asthme ;
- Forme oculaire : conjonctivite allergique ;
- Forme cutanée : exanthème, urticaire, dermatite atopique ;
- Œdème de Quincke, se traduisant par un gonflement de certaines régions du corps, notamment du visage (lèvres, paupières) ;
- Choc anaphylactique (malaise général), nécessitant un traitement d'urgence vitale.

Angoisse – Anxiété – Stress – Manque de confiance en soi

Anxiété : Sentiment inexplicable d'insécurité, peut être ressentie de diverses manières, telle une tension nerveuse, ou une inquiétude pénible.
Angoisse : Anxiété profonde, malaise général avec palpitations, gorge serrée, barre sur l'estomac, etc.
On traitera ici du trac d'anticipation (précédant un examen, un entretien d'embauche, etc.). On s'intéresse ici à accompagner les patients dont les symptômes restent modérés.

Conseils habituels du pharmacien au comptoir

Natudor®, Tranquital®, Léro DNV®, Euphytose®
Homéopathie : **Zenalia®, Sédatif PC®**

Et si vous osiez une efficacité équivalente au naturel ? Le bon choix : les huiles essentielles

HE camomille noble (*Chamaemelum nobile*)

Personne cible	Que faire ?	Effet
Adultes Enfants (+ de 3 ans doses à réduire par 2 et seulement en massage ou olfaction)	Déposez 1 gtt sous la langue, massez 2 gtt sur le plexus solaire et « sniffez » au flacon calmement. Selon votre odorat, remplacez par HE **lavande vraie** ou HE **marjolaine à coquilles** (celle-ci seulement à partir de 7 ans), selon besoin	Calmant du système nerveux autonome Antispasmodique Anxiolytique

HE complémentaire : en cas d'hyperexcitabilité

HE PGB

Personne cible	Que faire ?	Effet
Adultes Enfants + 3 ans (massage)	1 gtt dans 1 c. c. miel à laisser fondre en bouche jusqu'à 3 ×/j selon besoin	Relaxant Anxiolytique Régularise respiration et rythme cardiaque

Synergie aromatique alternative

HE lavande vraie + HE camomille noble + HE marjolaine + HE litsée citronnée

Personne cible	Que faire ?	Effet
Adultes Enfants + 7 ans	Dans 1 flacon compte-gouttes en verre ambré de 5 ml mélangez 2 gtt de chacune des HE, complétez avec HV **argan** ou **jojoba**. Massez avec 3 gtt du mélange à chaque fois : plexus cardiaque, solaire, l'intérieur des poignets, 3 sem en traitement de fond 3 ×/j	Régule le système nerveux central et autonome Calme l'hyperexcitabilité

Les alliés naturels possibles de l'aromathérapie

En complément/ Au choix	Que faire ?	Effet
Apithérapie	Cure de **pollen de fleurs d'oranger** ou **miel de tilleul**, 3 sem, à renouveler si besoin	Anxiolytique léger
Phytothérapie	Quand le symptôme s'installe : si cas de troubles bénins de tachycardie et du sommeil, **aubépine** (sommité fleurie), au choix en infusion, 1 c. c./tasse 3 ×/j, en EPS, 1 c. c. 1 à 2 ×/j, en gélules, aux 3 repas (dose selon fabricant), 3 sem	Tranquillisant Antispasmodique Hypotenseur
	Si ces troubles se traduisent par des troubles digestifs et une grande nervosité, **passiflore** (partie aérienne), au choix en infusion, 1 c. c./tasse 3 ×/j, en EPS, 1 c. c. 1 à 2 ×/j, en gélules, aux 3 repas (dose selon fabricant), 3 sem	Sédatif Anxiolytique Antispasmodique
Gemmothérapie	Une belle association existante : **figuier + tilleul + aubépine**, 5 à 15 gtt/j à répartir dans la journée selon besoin. Possibilité d'une cure de 3 sem puis posologie décroissante, arrêt sur quelques jours	Figuier = apaisant équilibrant du psychisme Tilleul = sédatif doux, détoxiquant Aubépine = anti-angoisse

Notre avis d'arom'expert

Angoisse

Examen, entretien d'embauche, permis, trac, manque de confiance en soi : massage voûte plantaire 2 gtt HE **laurier noble** matin et soir 3 jours avant, le matin de l'épreuve et 1 h avant, sans oublier la « sniffothérapie » au flacon ++++.

Juste avant l'examen : 1 gtt HE **basilic exotique** à garder en bouche pour libérer la parole, donner la force de communiquer (en Afrique, on mâche la feuille pour avoir la bonne parole !).

Pour le courage d'entreprendre, l'inspiration, contre la page blanche, 2 gtt HE **pruche** (= huile de la procrastination) diluée dans ½ c. c. HV en massage plexus solaire, nuque, voûte plantaire au choix.

Aromastick inhalateur +++ : comptez sur la mèche 2 gtt HE **camomille noble** + 3 gtt HE **marjolaine** + 3 gtt HE **litsée citronnée** + 5 gtt HE **PGB**, fermez et « sniffez » si besoin en 5 respirations lentes. C'est la solution toujours sur soi, possible à adapter selon ses préférences olfactives.

Anxiété

Diffusion aromatique chez soi 20 min 2 ×/j si besoin :

6 gtt HE **PGB** + 6 gtt HE **lavande vraie** + 4 gtt HE **encens**

OU

8 gtt HE **orange douce** + 3 gtt HE **marjolaine** + 1 gtt HE **vanille**

Pour un snif au cas où !

Avoir sur soi en période d'anxiété 1 HE au choix en fonction de son ressenti personnel, son doudou olfactif : **camomille noble** ou **lavande vraie** ou **marjolaine** ou **ylang-ylang** ou **litsée citronnée** ou **PGB** ! Y avoir recours en cas de crise.

- Ou un **aromastick inhalateur « relax »** adapté avec 1 gtt HE **vanille** + 3 gtt HE **cèdre** + 5 gtt **HE mandarine** sur la mèche, fermez, « sniffez » si besoin.
- Voie interne possible : HA **fleur oranger** + HA **lavande** à parties égales, 3 c. s. du mélange/1 l d'eau à boire toute la journée, votre boisson relaxante en douceur, 7 jours. Cure à reprendre si besoin.
- Bain pour adulte : dans 1 c. s. de tensioactif, glissez un mélange de 20 gtt HE calmantes selon votre odorat, 1 à 2 ×/sem.

Des infusions pour votre bien-être : un mélange **fleur d'oranger**, **mélisse** (feuille), **anis** (graine), 1 c. c. du mélange par tasse 2 ×/j.

Pensez-y !

Angoisse

Pour la préparation aux examens des étudiants, il existe de nombreux remèdes homéopathiques, vitaminiques, etc. Pour une bonne efficacité, ils doivent être commencés au minimum 1 à 2 mois avant l'échéance. C'est le propre d'un adaptogène : adapter l'organisme au FUTUR stress de façon à passer l'étape le mieux possible.

Anxiété

L'anxiété étant une cause fréquente de troubles du sommeil, il est important de veiller à instaurer de bonnes conditions pour le coucher. L'utilisation d'écrans (TV, smartphone, tablette, ordinateur...) doit être évitée au maximum dans l'heure précédant le coucher. Il est nécessaire d'enrichir sa nourriture en oméga-3, indispensable au bon fonctionnement de nos cellules nerveuses.

Les limites du conseil au naturel

Une consultation médicale est recommandée en cas de symptômes fréquents, intenses, voire chroniques.

Aphte – Mycose buccale

Ulcération superficielle buccale à bords nets à l'intérieur des joues, sur les gencives, la langue. La douleur (aggravée par l'alimentation acide), les picotements, les brûlures, sont les symptômes les plus courants.

Conseils habituels du pharmacien au comptoir

Pansoral® gel, Bloxaphte®, Filmogel® Aphtes (protecteur)
Homéopathie : **Homéoaftyl®**

Et si vous osiez une efficacité équivalente au naturel ? Le bon choix : les huiles essentielles

HE arbre à thé (*Melaleuca alternifolia*)

Personne cible	Que faire ?	Effet
Adultes Enfants + 3 ans	Appliquez 1 gtt pure sur 1 Coton-Tige sur la lésion 6 ×/j + 1 gtt sur le dentifrice lors d'un brossage des dents, ou bain de bouche avec 5 gtt dans ½ verre d'eau tiède 3 à 4 jours	Antiseptique + Anti-inflammatoire +

HE complémentaire : si récidive ou grosse invasion d'emblée

HE laurier noble

Personne cible	Que faire ?	Effet
Adultes Enfants + 7 ans	Même protocole	Antiseptique +++ Anti-inflammatoire ++ Antalgique ++

Synergie aromatique complémentaire

HE laurier noble + HE géranium

Personne cible	Que faire ?	Effet
Adultes Enfants + 7 ans	Bain de bouche après brossage des dents en traitement préventif ou curatif, 3 gtt de chaque dans ½ verre d'eau tiède, agitez. Si besoin	Antiseptique ++ Cicatrisant Hémostatique Anti-inflammatoire Protecteur de la flore buccale

Les alliés naturels possibles de l'aromathérapie

En complément/ Au choix	Que faire ?	Effet
Apithérapie	**Propolis**, un morceau de tablette pure à sucer 2 ×/j ou 1 gtt d'extrait non alcoolique ou TM sur les aphtes 2 ×/j et 5 gtt en bain de bouche dilué dans ½ verre d'eau après le brossage des dents, 7 jours	Anti-inflammatoire Antiseptique Cicatrisant
Phytothérapie	**Ronce** (jeune feuille) ou **sauge officinale** (feuille), en infusion de 1 poignée par bol, bain de bouche tiède	Antiseptique Astringent (par leurs tanins)
	OU	
	HA **laurier noble** ou **menthe poivrée** ou **sarriette**, 1 c. c. dans 1 verre d'eau si besoin	Antiseptique Antalgique
Gemmothérapie	BgMG **aulne, figuier**, 5 gtt de chaque jour dans 1 verre d'eau le temps nécessaire à la cicatrisation	Antibiotique Antinécrosique

Notre avis d'arom'expert

Mycose buccale : préparez un mélange HE **laurier noble** (50 % du mélange) + HE **camomille romaine** (20 %) + HE **litsée citronnée** (20 %) + HE **sarriette des montagnes** (10 %) Dispersez ce mélange aromatique à 10 % dans du macérat de millepertuis à 90 %. Badigeonnez la cavité buccale jusqu'à 6 ×/j le temps nécessaire. En cas de surinfection bactérienne, ajoutez 1 % HE **arbre à thé** dans le badigeon et avalez capsules HE **origan** à 50 mg, 4 ×/j pendant 21 jours, avant les repas (source A.-F. Malotaux, J.-M. Blanchard, D. Baudoux).

Pensez-y !

Le temps de la cicatrisation, il convient d'éviter les aliments favorisant les aphtes, fruits secs, noix, ananas, fromages à pâte cuite, ou encore tous les aliments et boissons acides.

L'hygiène buccale est primordiale, avec un brossage des dents suivi d'un bain de bouche NATUREL, qui ne détériore pas la flore buccale, après chaque repas.

Les limites du conseil au naturel

Si les aphtes sont souvent bénins et disparaissent rapidement, il convient de consulter un médecin en cas d'ulcération de grande taille (plus de 1 centimètre), d'aphtes multiples, récidivant fréquemment, ou encore accompagnés d'autres symptômes, comme la fièvre.

Arthrose – Arthrite

Arthrose : Affection articulaire dégénérative entraînant une destruction progressive des cartilages d'une ou de plusieurs articulations. Symptômes : douleur d'apparition progressive, raideur et œdème occasionnel de l'articulation. Elle s'aggrave avec l'âge, bien que parfois non symptomatique.
Arthrite : Atteinte inflammatoire d'une articulation. Symptômes : douleur, rougeur, chaleur et tuméfaction de l'articulation. L'arthrite peut être aiguë ou chronique, et de nombreuses origines sont possibles. Le cas de l'arthrite microcristalline avec dépôt de cristaux d'urate est traité séparément (voir fiche « Goutte (crise de) »).

Conseils habituels du pharmacien au comptoir

Arthrose : **Léro RHU®, Phytalgic®**
Homéopathie : **Ledum complexe n° 81®, Urarthone®, *Rhus toxicodendron* complexe n° 80®**
Arthrite : **Synthol®, VoltarenPlast®**
Homéopathie : **Ledum complexe n° 81®, Urarthone®, *Rhus toxicodendron* complexe n° 80®**

Et si vous osiez une efficacité équivalente au naturel ? Le bon choix : les huiles essentielles

HE gaulthérie couchée ou odorante (*Gaultheria procumbens* ou *fragrantissima*)

Personne cible	Que faire ?	Effet
Adultes (voir précautions fiche HE)	Mélangez 3 gtt dans ½ c. c. EL **arnica** ou HV **calophylle** et massez sur la zone douloureuse matin et soir, 10 jours	Anti-inflammatoire ++ Antalgique ++

HE complémentaire : si forte inflammation

HE eucalyptus citronné, à la chimie complémentaire de celle d'**HE gaulthérie**

Personne cible	Que faire ?	Effet
Adultes	Ajoutez 1 gtt à chaque massage avec HE **gaulthérie**	Antalgique Anti-inflammatoire ++ Antirhumatismal ++ Rééquilibrant nerveux

Synergie aromatique complémentaire

En bain

HE lavandin + HE genévrier + HE laurier noble + HE eucalyptus citronné

Personne cible	Que faire ?	Effet
Adultes	5 gtt de chaque HE dans 1 c. s. de base de bain* à déposer dans 1 baignoire remplie d'eau à 37 °C 1 à 2 ×/sem	Antalgique Relaxant Anti-inflammatoire

* Base de bain (tensioactif) = on entend par là un liquide capable de disperser dans l'eau des produits réputés non solubles dans l'eau, comme les huiles essentielles qui surnagent à la surface de l'eau. Vous pouvez utiliser une « base » de bain, un gel douche, un shampooing, un savon liquide, du Disper® ou Solubol®.

Les alliés naturels possibles de l'aromathérapie

En complément/ Au choix	Que faire ?	Effet
Apithérapie	Cure de **pollen multifloral**, 3 sem, à renouveler si besoin	Reminéralisant
Phytothérapie	**Orthosiphon**, TM 25 gtt 3 ×/j ou EPS 1 c. c./j **ou sève de bouleau**, environ 150 ml/j, cure de 3 sem 2 ×/an	Détox-drainage
	En crise douloureuse, ajoutez 1 de ces 4 plantes au choix : **harpagophytum** (racine), la « reine africaine », ou **scrofulaire noueuse** (feuille), son homologue européen, en gélules (dose selon fabricant) ou EPS 1 à 2 c. c./j (attention sur le long terme si estomac fragile et si prise de fluidifiant sanguin), **reine-des-prés** (inflorescence), en gélules (dose selon fabricant) ou EPS 1 à 2 c. c. /j (attention si allergie aux salicylés), **curcuma** (rhizome), en gélules (dose selon fabricant) (attention si obstruction biliaire). Cure de 10 ou 20 jours selon besoin	Anti-inflammatoire ++ Analgésique

En complément/ Au choix	Que faire ?	Effet
Gemmothérapie	En traitement de fond, un mélange complet efficace BgMG **pin des montagnes** + **vigne** + **bouleau** + **cassis,** 15 gtt max./j selon besoin, cure de 3 sem, 5 j/7, arrêt 1 sem puis reprendre si nécessaire	Reminéralisant Favorise le ralentissement de la déformation articulaire Anti-inflammatoire, stimule cellules productrices des os Élimination des déchets et dépuratif Antirhumatismal

Notre avis d'arom'expert

Ne pas oublier de respecter une alimentation non acide, de boire des infusions à base de reine-des-prés, d'ortie, de prêle, reminéralisantes et antiacides.
En cas de crises fréquentes, 2 détox-drainages des reins par an seront utiles.

Pensez-y !

Arthrose
La silice est un reminéralisant puissant en cas de processus de dégradation articulaire. On peut la trouver par voie orale et en gel de massage. Veillez à votre alimentation !!
Pensez à vous faire des bouillons d'os, ce remède oublié de nos grands-mères, vrai élixir de santé. Ses bienfaits s'expliquent par sa quantité importante en collagène, glycine (un acide aminé), glucosamine et sulfate de chondroïtine.
Arthrite
L'arthrite étant une affection inflammatoire, l'application de froid est intéressante. Les packs de gel réutilisables seront ici d'un bon secours, à garder au frais entre deux applications.

Les limites du conseil au naturel

Consultez un médecin pour effectuer un bilan précis des lésions et éliminer une étiologie infectieuse qui nécessite un traitement médical urgent.

Asthénie – Fatigue/*Burn out* – Convalescence – Examens

<u>Asthénie</u> : État de faiblesse généralisée, en dehors de tout effort intense et ne disparaissant pas avec le repos.
<u>Fatigue/*Burn out*</u> : Forme extrême d'asthénie liée à l'environnement professionnel (loi Rebsamen du 17 août 2015).
<u>Convalescence</u> : Période de transition entre la fin d'une maladie et le retour à une bonne santé.

Conseils habituels du pharmacien au comptoir

<u>Asthénie</u> : **Guronsan®, Berocca®**
Homéopathie : **Sporténine®**
<u>Fatigue/*Burn out*</u> : **Magnésium + vitamines du groupe B**
Homéopathie : **Kalium phosphoricum 15 CH**
<u>Convalescence</u> : **Revitalose®, Sargenor®, Guronsan®, Léro Prémunil®, Bion 3®**
Homéopathie : **Sulfur iodatum 9 CH**

Et si vous osiez une efficacité équivalente au naturel ? Le bon choix : les huiles essentielles

HE épinette noire (*Picea mariana*) ou **HE pin sylvestre** (*Pinus sylvestris*) selon votre odorat

Personne cible	Que faire ?	Effet
Adultes Enfants + 7 ans	Massez 2 à 3 gtt diluées dans ½ c. c. HV au milieu du dos le matin = votre « treuil au saut du lit » (1 gtt pour enfant + 7 ans), 1 sem « Sniffez » au flacon lors de coups de barre dans la journée	Stimulant des glandes surrénales Stimulant physique et mental Adaptation au stress à venir

HE complémentaire : si vous vous sentez physiquement fatigué
HE cannelle de Ceylan (écorce)

Personne cible	Que faire ?	Effet
Adultes	1 gtt sur 1 c. c. **miel** ou HV le matin et le midi, 1 sem	Stimulant général Fortifiant musculaire

Synergie aromatique alternative

Si vous ressentez une baisse d'énergie mentale (psychique), utilisez plutôt

HE ravintsara + HE épinette noire + HE romarin à cinéole

Personne cible	Que faire ?	Effet
Adultes	Mélangez 1 gtt HE **ravintsara** + 1 gtt HE **épinette noire** + 1 gtt HE **romarin à cinéole** dans ½ c. c. HV, massez au milieu du dos ou sous les pieds le matin et le soir, 1 sem	Tonique cérébral Stimulant de l'immunité

Les alliés naturels possibles de l'aromathérapie

En complément/ Au choix	Que faire ?	Effet
Api-thérapie	**Gelée royale, pollen** ou **propolis**, cure de 3 sem	Renforce le système immunitaire Tonus, vitalité
Phyto-thérapie	**Romarin** (feuille ou sommité fleurie) en infusion, 2 g pour 150 ml d'eau à ébullition, infusion de 10 min, consommez 2 tasses/j ou instaurez le matin une alternance d'infusion de **thym** ou de **romarin** à la place de votre thé ou café, 3 sem	Stimulant Antioxydant
	Ginseng (racine), en EPS 1 c. c./j ou en gélules de poudre totale jusqu'à 1,5 g/j, cure de 3 sem. Déconseillé femmes enceintes, personnes hypertendues, obèses et enfants	Stimulant Adaptogène Alternative à l'apithérapie
	Bacopa (plante entière), en gélules (dose selon fabricant), 3 sem	Pour le symptôme perte de mémoire, de concentration
	Ashwagandha (racine), en gélules (dose selon fabricant), 3 sem	Adaptogène Équilibrant Pour endurance et récupération à l'effort
	Acérola (fruit), 20 jours (vit. C naturelle), le matin	Antioxydant Tonique général

En complément/ Au choix	Que faire ?	Effet
Gemmo- thérapie	BgMG **cassis,** 15 gtt max. le matin, selon besoin	Le roi des bourgeons, un vrai adaptogène
	BgMG **cassis** + **chêne** + **séquoia** + **romarin**, 15 gtt max. le matin, selon besoin	Une association stimulante lors de grandes fatigues

Notre avis d'arom'expert

Asthénie : 10 jours

Fatigue intellectuelle, examens : selon les besoins, « sniffez » lentement votre propre aromastick inhalateur sur la mèche duquel vous aurez déposé 4 gtt HE **eucalyptus radié** + 3 gtt HE **pin sylvestre** + 2 gtt HE **menthe poivrée** + 2 gtt HE **basilic tropical**.

Fatigue physique : massage matin et soir de la zone voulue avec 3 gtt HE **lavandin** + 1 gtt HE **menthe poivrée** + 1 gtt HE **gaulthérie** dans 1 c. c. MH **arnica**.

Fatigue sexuelle : en diffusion HE **ylang-ylang** + HE **gingembre** + HE **litsée citronnée**.

Fatigue « moral en berne » : en diffusion ou sur aromastick inhalateur 7 gtt HE **bergamote** + 3 gtt HE **marjolaine** + 2 gtt HE **basilic tropical**.

Fatigue/*Burn out* (voir « Synergie aromatique alternative »)

- HE **ravintsara** joue sur les fatigues physiques, nerveuses et postinfectieuses. Elle peut aussi être utilisée en prévention. Revitalise l'organisme.
- HE **pin sylvestre ou** HE **épinette noire** = HE anticoup de pompe, aident à l'adaptation au stress en régulant l'axe hypophyse/corticosurrénales en stimulant ces dernières.
- Cette aromasynergie peut être diffusée 20 min 2 à 3 ×/j seule ou en plus du massage.

Convalescence

- HE **pin sylvestre** remplace HE **épinette noire,** c'est un grand tonique physique, rechargeant les batteries, HE plutôt « masculine » (riche en monoterpènes) par rapport à l'épinette noire plutôt « féminine » (riche en esters).
- Il est pertinent d'utiliser une diffusion de 20 min 3 à 4 ×/j d'un mélange de 2 HE à choisir parmi cette liste (**citron, pamplemousse, épinette noire, pin sylvestre, thym saturéoïde, menthe poivrée)**. Attention 2 gtt max. de menthe poivrée si vous ne voulez pas avoir les yeux irrités et pleurer !

Pensez-y !

Asthénie : La base, une alimentation pauvre en graisses, en sucres rapides, et riche en fruits et légumes pour soulager le travail de votre corps. Remplacez pendant quelques jours votre café du matin par une infusion de thym ou de romarin agrémentée de 1 c. c. miel avec 1 gtt HE citron. Des exercices de relaxation, de yoga, la marche, seront des compléments à mettre en œuvre régulièrement. Et des vacances, vous y pensez ?!

Fatigue/*Burn out* : Soyez attentif à votre environnement nocturne, la qualité du sommeil est primordiale pour la récupération de l'organisme. Ne négligez pas la gestion sonore (bouchons d'oreilles par exemple) et privilégiez les activités calmes dans les dernières heures de la journée. Attention à la lumière bleue des ordis !

Convalescence : La flore intestinale est un élément majeur de l'immunité générale de l'organisme. En période de convalescence, il est bon de l'optimiser grâce à la prise de probiotiques et prébiotiques par exemple. Pollen et miel régulent la flore intestinale.

Les limites du conseil au naturel

En cas de fatigue inexpliquée ou de fatigue ne cédant pas en 4 ou 5 jours aux préconisations, la consultation médicale s'impose. Ce symptôme banal peut cacher des problèmes plus profonds comme une dépression, un problème de thyroïde, une maladie du sang et autres pathologies que seul le médecin peut diagnostiquer.

Beauté – Rides – Lèvres abîmées

Conseils habituels du pharmacien au comptoir

Caudalie®, Nuxe®, Cattier®, Weleda® (crème à l'onagre, la grenade et la rose)

Et si vous osiez une efficacité équivalente au naturel ? Le bon choix : les huiles essentielles

HE rose de Damas (*Rosa × damascena*)

Personne cible	Que faire ?	Effet
Adultes	Dans la paume de la main 1 gtt dans 4 gtt HV **argan** ou **rose musquée**, massez le visage en évitant le contour des yeux	Tonique (peau atone) Circulatoire (couperose) Régénérateur tissulaire et cellulaire

HE complémentaires et/ou alternatives : selon l'âge et l'aspect de la peau

HE bois de rose, HE carotte, HE ciste, HE encens et myrrhe, HE géranium rosat cv Bourbon, HE hélichryse italienne, HE myrte vert, HE néroli

Personne cible	Que faire ?	Effet
Adultes	Dans la paume de la main 1 gtt HE sélectionnée dans 4 gtt HV **argan** ou **rose musquée**, massez en évitant le contour des yeux	**Bois de rose** : dès les premiers signes, si taches **Carotte** : si taches, si cigarettes **Ciste** : raffermissant, cicatrisant, tenseur **Encens** et **myrrhe** : peaux fragilisées **Géranium rosat cv Bourbon** : illumine action microcirculation **Hélichryse italienne** : si couperose **Myrte vert** : tonifiant astringent **Néroli** : pour élasticité

Synergie aromatique alternative

HE néroli + HE géranium rosat + HE ciste

Personne cible	Que faire ?	Effet
Adultes	Mélangez dans 1 flacon compte-gouttes en verre de 5 ml ambré 20 gtt HE **néroli** + 25 gtt HE **géranium rosat** + 10 gtt HE **ciste**, et prenez 1 gtt du mélange dans 4 gtt HV, massez en évitant le contour des yeux	Élasticité Microcirculation améliorée Tenseur

Les alliés naturels possibles de l'aromathérapie

En complément/Au choix	Que faire ?	Effet
Apithérapie (voir « Notre avis d'arom'expert »)	Masque au **miel de cure** à la **gelée royale** ou **gelée royale** pure, 1 ×/sem Masque au pollen, miel et yaourt Cire dans le Cérat de Galien® base de soins	Nourrissant Régénérant Liftant Tonique
	Miel en gommage visage et corps (délicatement sur le visage)	Cicatrisant Assouplissant Liftant Antitaches Stimulant Régénérant
Phytothérapie	HV **onagre** (pas femme enceinte), **bourrache**, **rose musquée du Chili**, 1,5 g/j, cure de 21 jours	Apport d'oméga Cicatrisant Souplesse
	Au choix en lotion HA **rose**, **ciste**, **fleur d'oranger**, **hélichryse italienne**, **carotte**, **sauge sclarée**, **vétiver**	Lotion tonique
Gemmothérapie	BgMG **bouleau**, **cèdre**, 5 gtt/j, cure de 21 jours	Draineur peau

Notre avis d'arom'expert

La gelée royale apporte des précurseurs du collagène et de l'élastine.

Les HV anti-âge possibles en soin visage : huile d'**argan**, de **rose musquée du Chili**, d'**avocat**, de **germe de blé** et de **jojoba**.

Une fois par semaine, il est possible d'effectuer un micro-hammam facial (type inhalation) en déposant à la surface de l'eau 6 gtt HE en tout, au choix selon l'odeur **carotte, géranium rosat, encens, lavande vraie** : la chaleur douce de l'inhalation ouvrira les pores de la peau, emmènera les molécules actives des HE faire le ménage de la peau. 6 à 7 min.

Un masque coup d'éclat au miel et aux HE : des tandems au choix, soit 1 gtt HE **géranium rosat** + 1 gtt HE **ciste**, soit 1 gtt HE **ciste** + 1 gtt HE **bois de rose**, dans 2 c. c. miel (sapin ++) à appliquer sur une peau propre avec des doigts réchauffés, laissez poser 10 min, rincez.

Un roll-on pour lèvres abîmées : roll-on de 5 ml, glissez-y 2 gtt HE **bois de rose** ou **géranium rosat** et complétez par HV **rose musquée du Chili** ou huile de coco fluide. Appliquez.

Masque de cure à la gelée royale (Ballot-Flurin) : 500 g miel moelleux épais (pas liquide car la gelée remonterait à la surface) dans 1 saladier en verre, versez 10 g de gelée royale, brassez doucement à l'aide d'une baguette jusqu'à absorption de toute la gelée. Remettez dans le pot de miel, étiquetez, conservez entre 4 et 10 °C.

Masque tonique miel et pollen (Ballot-Flurin) nourrissant et réhydratant : 2 c. c. pollen multifloral + 1 c. c. yaourt + ¼ c. c. miel à mélanger à température ambiante ; appliquez sur le visage propre avec les doigts. Gardez 20 min, rincez à l'eau tiède.

On peut aussi simplement enrichir son alimentation quotidienne avec 2 c. c. HV **cameline**, riche en oméga-3.

Pensez-y !

Maintenir une bonne hydratation, boire de l'eau et des infusions légères, une alimentation riche en fruits et légumes pour une bonne ration d'antioxydants, s'abstenir de fumer, lutter contre le stress, pratiquer une activité sportive, sont les bases au quotidien mais certes pas toujours faciles à tenir.

Il faudra être en accord olfactif avec l'HE choisie !

Faites attention aux contours des yeux avec une préparation à base d'HE !

Les limites du conseil au naturel

Le vieillissement cutané est un phénomène inéluctable… Les rides, ridules, taches ou autres signes se lisant sur notre visage sont les preuves du temps qui passe. Les produits naturels associés à une bonne hygiène de vie nous aideront à mieux le vivre.

Brûlure – Coup de soleil – Radiothérapie

Lésion de la peau ou d'une muqueuse provoquée par la chaleur, par un agent physique ou chimique, et dont on distingue 3 degrés selon le niveau de destruction cutanée. Les symptômes les plus retrouvés sont la rougeur, la douleur, et à partir du 2e degré les phlyctènes (cloques). Les 2e et 3e degrés sont dirigés vers les urgences.

Conseils habituels du pharmacien au comptoir

Cicatryl®, Osmo Soft®
Homéopathie : **Cicaderma®**

Et si vous osiez une efficacité équivalente au naturel ? Le bon choix : les huiles essentielles

HE lavande vraie (*Lavandula angustifolia*)

Personne cible	Que faire ?	Effet
Toute la famille (sauf si intolérance cutanée)	1 à 2 gtt sur une compresse humide ou 1 à 2 gtt dans ½ c. c. gel **aloe vera** à appliquer sur la zone 4 ×/j, 4 jours	Cicatrisant Régénérant cutané Antalgique Anti-inflammatoire Antiseptique

HE alternative

HE lavande aspic

Personne cible	Que faire ?	Effet
Adultes Enfants + 7 ans Déconseillé aux femmes enceintes, allaitantes et personnes épileptiques	Même protocole que précédemment	*Idem* anti-inflammatoire ++

Synergie aromatique alternative : coup de soleil

HE lavande vraie + HE géranium rosat + HE menthe poivrée

Personne cible	Que faire ?	Effet
Adultes Enfants + 7 ans Déconseillé aux femmes enceintes, allaitantes et personnes épileptiques	Mélangez 2 gtt HE **lavande vraie** + 2 gtt HE **géranium rosat** + 1 gtt HE **menthe poivrée** dans 1 c. c. gel **aloe vera** (ou HV **argan** limitant notre perte insensible en eau), appliquez matin et soir, 1 sem	Anti-inflammatoire Antiprurit Régénérateur de la peau Cicatrisant + Hydratant Rafraîchissant

Les alliés naturels possibles de l'aromathérapie

En complément/ Au choix	Que faire ?	Effet
Apithérapie	**Miel de thym** ou **de lavande** 4 à 5 jours en couche fine sous compresse, 1 ×/j	Cicatrisant connu depuis le temps des pharaons
Phytothérapie	Capsules HV **onagre** (pas femmes enceintes), 500 mg 3 ×/j aux repas comportant du gras pour aider à l'assimilation, cure de 3 sem	Restructurant cellules cutanées
	Racine de **consoude** râpée (source J. Valnet)	
Gemmothérapie	Rien à notre connaissance	

Notre avis d'arom'expert

Brûlure de radiothérapie

En aroma : HE **niaouli**, quelques gtt pures sur la marque tracée sur la peau indiquant la zone traitée par rayonnement à 15 minutes puis à 3 heures APRÈS la séance. Pour le cancer du sein (sauf cancer hormonal), le docteur Bérengère Arnal préconise de dépasser largement dans toutes les directions de la zone irradiée (sous le bras, côté thorax, de l'autre côté du sternum, et monter sur le cou au niveau de la thyroïde). On peut ajouter ou remplacer par HE **lavande vraie,** calmante antalgique.

En phyto : prendre de l'**acérola** (vit. C naturelle), du **thé vert** comme antioxydant tout le long de la radiothérapie (pas de la chimiothérapie !). Les capsules d'huile de **bourrache** ou d'**onagre** sont à réserver une fois la radiothérapie terminée pour améliorer la cicatrisation. HV onagre est interdite pendant la grossesse.

L'HV **millepertuis** (en réalité un EL réalisé par macération solaire des fleurs 21 jours dans une HV **olive**), réparatrice en cas de brûlures, est un véhicule de choix pour les HE en cas de coup de soleil, mais attention EL photosensibilisant par son hypéricine, donc ne pas appliquer le matin au soleil sur la peau en zone découverte !

Brûlure de cuisine

1 gtt pure HE **lavande vraie**, à renouveler 4 à 5 ×/j.

Pensez-y !

Lors d'une brûlure localisée par la chaleur intense, la lésion des tissus continue à s'étendre en profondeur même après l'arrêt du contact avec l'agent thermique : il est donc important de rafraîchir la peau immédiatement pour limiter la gravité de la brûlure, par la règle des trois 15 : 15 min sous un jet d'eau à 15 °C, à 15 cm un peu en amont de la brûlure.

Les limites du conseil au naturel

Attention, une brûlure peut être plus ou moins grave, jusqu'à engager le pronostic vital. Il est impératif de consulter un médecin dans les plus brefs délais en cas de brûlure dont la surface dépasse la taille de la paume du patient, à partir du 2e degré profond, en cas de signes d'infection, ou encore chez des personnes fragiles (nourrisson, personne âgée, diabétique…).

Brûlures d'estomac – Reflux

Reflux gastro-œsophagien (RGO) : retour du contenu acide de l'estomac par défaut de la fermeture du cardia (clapet d'entrée de l'estomac), provoquant ainsi des brûlures sur la muqueuse œsophagienne.

Conseils habituels du pharmacien au comptoir

Rennie®, Marga®, Mopralpro®, Oméprazole®, Gaviscon®
Homéopathie : **Gastrocynésine®, Nervopax®**

Et si vous osiez une efficacité équivalente au naturel ? Le bon choix : les huiles essentielles

HE menthe poivrée (*Mentha × piperita*)

Personne cible	Que faire ?	Effet
Adultes (voir précautions fiche HE)	Appliquez 1 gtt sur le plexus solaire ou gardez en bouche 1 gtt dans ½ c. c. miel avant d'avaler après les 3 repas le temps des symptômes, 2 à 3 jours	Diminue l'amplitude et la durée des contractions de l'œsophage Ordonne grâce au menthol la sécrétion de bicarbonate et d'enzymes digestives par le pancréas et le foie

HE complémentaire : si spasmes associés

HE basilic tropical ou exotique

Personne cible	Que faire ?	Effet
Adultes	Ajoutez 1 gtt HE **basilic tropical** à chaque prise d'HE **menthe poivrée**	Antispasmodique Digestif

Synergie aromatique alternative

C'est votre point faible, préparez ce mélange complet en cas de besoin

HE citron + HE lentisque pistachier + HE menthe poivrée + HE camomille romaine

Personne cible	Que faire ?	Effet
Adultes (voir précautions fiche HE menthe poivrée)	Comptez dans 1 flacon compte-gouttes en verre ambré de 10 ml 12 gtt HE **lentisque pistachier**, 12 gtt HE **menthe poivrée**, 12 gtt HE **camomille romaine** et 25 gtt HE **citron**, complétez avec HV noisette. Massez si besoin 3 ×/j avec 8 gtt du mélange sur le plexus solaire	Antiacide Cicatrisant de la muqueuse Stimulant digestif Antispasmodique Calmant du système nerveux central

Les alliés naturels possibles de l'aromathérapie

En complément/ Au choix	Que faire ?	Effet
Apithérapie	**Miel d'acacia ++** ou **de lavande** 1 c. c. 3 ×/j **Propolis** extrait non alcoolique, 1 gtt dans 1 c. c. miel à laisser fondre en bouche avant d'avaler 3 ×/j, 2 sem	Cicatrisant Anti-inflammatoire de la muqueuse digestive
Phytothérapie	Dans votre quotidien buvez des infusions **camomille** (fleur) ou **mélisse** (feuille), 1 c. s. plantes séchées/bol + **gingembre** frais râpé (cuisine, infusion), jusqu'à 4 g/j	Relaxant Antispasmodique Anti-inflammatoire
	Réglisse, en gélules extrait sec après les repas (dose selon fabricant et précautions d'emploi)	Protecteur de la muqueuse Sédatif estomac Anti-inflammatoire Antispasmodique
	Charbon végétal, en gélules 3 ×/j après les repas (voir précautions de prise avec HE), 3 jours	Absorbant excès liquide et gaz
Gemmothérapie	BgMG **figuier**, 15 gtt max./j à répartir selon besoin	Équilibrant digestif Neurosédatif

Notre avis d'arom'expert

On peut essayer ½ verre de jus de pomme de terre bio crue avec la peau.
Attention avec les prises de **réglisse** en cas d'hypertension artérielle, de grossesse, d'insuffisance cardiaque et de régime sans sel, dans ces cas s'abstenir.
Attention : la prise de charbon végétal se fait à distance des HE et autres médicaments (2 heures). Un conseil, massez avec les HE, avalez le charbon, ainsi pas de mauvaise rencontre !
Le reflux peut être une conséquence d'un stress, n'oubliez pas en cas de situations anxiogènes de « sniffer » vos HE « doudou » équilibrantes, ou de les masser, comme HE **camomille**, HE **marjolaine**, HE **lavande vraie**, HE **orange douce**, HE **mandarine**.

Pensez-y !

La base = l'alimentation : évitez repas copieux, frites et fritures, moutarde, gibiers et autres protéines animales (acidifiants), fromages fermentés, sucres rapides, alcools forts, boissons glacées, gazeuses, café, mie de pain frais, chocolat.
Aliments conseillés : légumes cuits ou secs, céréales, œufs durs, poissons et viandes maigres, fruits frais, oméga-3 ++, noix et figues sèches (3 figues sèches = 1 comprimé de Cimétidine®). Mangez calmement en mâchant bien et ne faites pas la sieste juste derrière le repas !

Les limites du conseil au naturel

Un reflux peut engendrer une toux sèche, pensez-y. Si les symptômes persistent malgré le régime alimentaire et les soins au naturel, il faudra consulter un médecin qui, par un examen clinique, posera un diagnostic.

Canal carpien (syndrome du)

Ce syndrome apparaît suite à la compression du nerf médian dans le canal carpien au niveau du poignet. Regroupe des troubles sensitifs des trois premiers doigts de la main, douleurs, fourmillements, engourdissement progressif jusqu'à une diminution de la force de préhension.

Conseils habituels du pharmacien au comptoir

NurofenFlash®, Advil®, Voltaren®, Arnican® gel

Et si vous osiez une efficacité équivalente au naturel ? Le bon choix : les huiles essentielles

HE gaulthérie couchée (*Gaultheria procumbens*)

Personne cible	Que faire ?	Effet
Adultes (voir précautions fiche HE)	Appliquez 2 gtt diluées dans ½ c. c. HV **calophylle**/EL **arnica** en massage local de l'avant-bras 3 ×/j, jusqu'à amélioration	Anti-inflammatoire Antalgique

HE complémentaire : si douleurs intenses pour potentialiser HE gaulthérie

HE hélichryse italienne ++

Personne cible	Que faire ?	Effet
Adultes	Ajoutez au mélange HE **gaulthérie calophylle/arnica** 1 gtt HE **hélichryse italienne** en massage local 3 ×/j, jusqu'à amélioration	Anti-inflammatoire Antiadhérences Désclérosant Anti-œdème

Synergie aromatique alternative

HE hélichryse italienne + HE gaulthérie couchée + HE giroflier

Personne cible	Que faire ?	Effet
Adultes (voir précautions fiche HE gaulthérie)	Mélangez 1 gtt de chaque HE dans 10 gtt HV **calophylle**/EL **arnica** en massage local, jusqu'à amélioration	Renforce l'action antalgique et anesthésiante (HE **giroflier**)

Les alliés naturels possibles de l'aromathérapie

En complément/ Au choix	Que faire ?	Effet
Apithérapie	Rien à notre connaissance	

En complément/ Au choix	Que faire ?	Effet
Phytothérapie	**Harpagophytum** (racine), en gélules (extrait à 3,6 % d'harpagoside), TM ou EPS (dose selon fabricant), avant les 3 repas, 3 sem, pause 1 sem, à renouveler si besoin	Anti-inflammatoire
Gemmothérapie	BgMG **cassis, frêne**, 15 gtt max./j selon besoin (cassis avant 16 h), 21 jours, cure à renouveler si besoin	Anti-inflammatoire Détox-draineur Antiacide

Notre avis d'arom'expert

Il est possible d'utiliser un cataplasme d'argile verte en couche épaisse dans laquelle on peut ajouter 2 à 3 gtt HE **gaulthérie couchée**. Renouveler 2 ×/j.

Pensez-y !

Ces troubles surviennent volontiers la nuit et peuvent être spontanément soulagés en secouant la main ou en la laissant pendre hors du lit. Pour éviter leur réapparition, il convient de diminuer les activités répétitives de la main (bricolage, jardinage…) autant que possible.

Les limites du conseil au naturel

Bien que pouvant être soulagé par ces remèdes naturels, le syndrome du canal carpien doit faire l'objet d'un suivi médical approprié.

Cellulite

La cellulite, également appelée « peau d'orange » ou « lipodystrophie superficielle », est une inflammation cutanée entraînant une modification particulière des cellules graisseuses et du collagène. C'est le résultat d'une accumulation excessive de graisses dans les couches profondes de la peau. La cellulite touche essentiellement les femmes, elle se manifeste par un aspect inesthétique semblable à la peau d'une orange.

Conseils habituels du pharmacien au comptoir

Percutaféine gel®, Lipoféine gel®, autres gels et crèmes anticellulite et minceur
Compléments alimentaires à base de plantes (draineur, dépuratif), **Cétosvelt®** (ampoules ventre plat)
Homéopathie : **Thuya 5 CH, Natrum sulfuricum 7 CH**

Et si vous osiez une efficacité équivalente au naturel ? Le bon choix : les huiles essentielles

HE cèdre de l'Atlas (*Cedrus atlantica*)

Personne cible	Que faire ?	Effet
Adultes	Appliquez 5 gtt dans 1 c. c. HV **calophylle** matin et soir activement	Draineur lymphatique Lipolytique (dissolution des globules de graisse) Antirétention d'eau Cicatrisant

HE complémentaire

HE citron

Personne cible	Que faire ?	Effet
Adultes	2 gtt HE **citron** dans le détox draineur hépatique phyto ou gemmo, 3 sem	Détoxifiant Dépuratif Régulateur hépatique

Synergie aromatique alternative

HE cèdre Atlas + HE cyprès toujours vert + HE lentisque pistachier + HE citron

Personne cible	Que faire ?	Effet
Adultes	Massez le soir et le matin en partie cachée du soleil (photosensibilisant) avec le mélange de 2 gtt de chacune des HE dans 1 c. c. HV **calophylle**, 21 jours	Draineur lymphatique Lipolytique Antirétention d'eau Décongestionnant veineux Tonique cutané

Les alliés naturels possibles de l'aromathérapie

En complément/ Au choix	Que faire ?	Effet
Apithérapie	Appliquez et massez 1 couche **miel de lavande** ou **montagne** ou **oranger** avec 1 % **gelée royale**, 1 ×/j, 1 mois	Détoxifiant
Phytothérapie	**Piloselle** (plante entière) ou **pissenlit** (racine) ou **artichaut** (feuille) ou dans une préparation les 3 ensemble, TM 30 gtt 2 ×/j, ou EPS 1 c. c. 2 ×/j	Anti-œdème Antirétention d'eau Dépuratif
	Guarana (graine), en gélules, et/ou **thé vert** (feuille), en gélules (dose selon fabricant et précautions d'emploi / taux en caféine)	Augmente lipolyse et glucolyse Psychostimulant Désinfiltrant
Gemmothérapie	BgMG **châtaignier, frêne, noisetier**, 15 gtt max./j, 21 jours. En choisir 2 selon ses critères perso	Circulation veineuse améliorée Détox hépatique Élimination et anti-œdème

Notre avis d'arom'expert

Il existe trois types de cellulite :

- La cellulite adipeuse : c'est une cellulite molle, indolore au toucher. Elle apparaît quand vous pincez votre peau. Souvent due à un excès de poids et à un manque d'exercice.
- La cellulite aqueuse : c'est une cellulite s'accompagnant d'une rétention d'eau importante. Elle est liée à des troubles de la circulation (sanguine et/ou lymphatique), entraînant une sensation de jambes lourdes et gonflées. Elle est aggravée par le manque d'exercice.
- La cellulite fibreuse : c'est une cellulite dure et douloureuse au toucher. On dit qu'elle est infiltrée. Elle est installée depuis longtemps et va donc être plus difficile à déloger. Souvent due à un excès de poids et à un manque d'exercice.

Par ailleurs, de nombreuses femmes ont tendance à cumuler plusieurs types de cellulite : on parle alors de « **cellulite mixte** ».

Pensez-y !

Les causes de la cellulite étant héréditaires et biologiques, difficile de prévenir son apparition. Il est possible d'atténuer l'apparence des capitons en suivant ces quelques conseils simples.

- Faites de l'exercice physique régulièrement.
- Optez pour une alimentation saine, riche en fibres et pauvre en sel, en sucre et en gras. Par contre, la cellulite n'est pas liée systématiquement au poids.
- Hydratez-vous bien en buvant beaucoup d'eau (2 l/j) pour réduire la rétention d'eau.
- Évitez de porter des vêtements trop serrés au niveau des jambes et des cuisses pour favoriser la circulation sanguine.
- Prenez régulièrement des bains froids.

Les limites du conseil au naturel

Pour plus de sécurité et d'efficacité, n'hésitez pas à demander conseil à votre médecin ou à un spécialiste.

Céphalée – Migraine

Douleur de la région crânienne, communément appelée « mal de tête ». La migraine en est une variante, la douleur « vrillant » la moitié droite ou gauche du crâne. Les céphalées peuvent être primaires, ou secondaires à d'autres pathologies.

Conseils habituels du pharmacien au comptoir

Doliprane®, Efferalgan®, Nurofen®, Advil®
Homéopathie : **Phapax®**

Et si vous osiez une efficacité équivalente au naturel ? Le bon choix : les huiles essentielles

HE menthe poivrée (*Mentha × piperita*)

Personne cible	Que faire ?	Effet
Adultes Enfants + 7 ans (voir précautions fiche HE)	Appliquez 1 gtt pure sur la zone douloureuse loin des yeux, et si nausées + 1 gtt à avaler 3 ×/j le temps de la crise (pour adultes seulement)	Antalgique +++ Anti-inflammatoire Antinausées Stimulant

HE complémentaire : si céphalée générée par un stress, un RdV tendu, etc.

HE lavande vraie

Personne cible	Que faire ?	Effet
Toute la famille	Ajoutez 1 gtt à masser sur la zone douloureuse en + de HE **menthe poivrée** et sentez à volonté un stick relaxant à la **lavande**	Antispasmodique ++ Antalgique Relaxant musculaire Anti-inflammatoire Circulatoire

Synergie aromatique alternative

Votre point faible ? Agissez sur tous les fronts !

HE menthe poivrée + HE lavande vraie + HE gaulthérie couchée + HE eucalyptus citronné

Personne cible	Que faire ?	Effet
Adultes Enfants + 7 ans (voir précautions fiches HE menthe poivrée et gaulthérie)	Dans 1 flacon compte-gouttes en verre ambré de 5 ml mélangez 10 gtt de chaque HE, complétez avec HV **jojoba** ou **noisette**. Massez avec 6 gtt du mélange la zone douloureuse ainsi que la nuque 3 à 4 ×/j	Antalgique Anti-inflammatoire Antispasmodique Relaxant musculaire et mental

Les alliés naturels possibles de l'aromathérapie

En complément/ Au choix	Que faire ?	Effet
Apithérapie	Rien à notre connaissance	
Phytothérapie	**Préventif :** en traitement de fond, **partenelle** ou **grande camomille** (partie aérienne), au choix en EPS 2 c. c./j, en TM 30 gtt matin et soir, en gélules (dose selon fabricant), cure de 2 mois, à renouveler si besoin	Antispasmodique Action sur les plaquettes sanguines Diminue intensité et fréquence des crises
Gemmothérapie	BgMG **figuier** si migraine digestive, 15 gtt max./j	Équilibrant et calmant Digestif

Notre avis d'arom'expert

En cas de migraine, appliquez la goutte d'HE **menthe poivrée** sur la tempe loin des yeux, de façon à éviter l'irritation oculaire.
Le menthol de l'HE **menthe poivrée** abaisse le seuil de perception de récepteurs thermiques de la peau, cet effet « froid » réduit jusqu'à 80 % les messages douloureux (par inhibition de la conduction et de la propagation le long des circuits nerveux).
Pensez à boire, boire, boire de l'eau ou des infusions légères.
Migraine cataméniales ou migraine des règles : consultation spécialisée pour avoir des plantes hormonales justement et judicieusement dosées.

Pensez-y !

La céphalée « classique » est souvent soulagée par l'application de chaleur, alors que les migraines nécessitent du froid. Les packs de gel chaud-froid réutilisables sont ici très intéressants.

Les limites du conseil au naturel

En cas de céphalée d'intensité inhabituelle ou particulièrement brusque, une consultation médicale est recommandée, ainsi que lors de céphalées chroniques, récidivantes ou inhabituelles.

Cicatrice

Marque subsistant sur la peau suite à une lésion (plaie, brûlure). Ce tissu fibreux évolue lentement, sur quelques mois, voire quelques années, pour finalement persister ou s'estomper. Ne pas confondre avec plaie à cicatriser.

Conseils habituels du pharmacien au comptoir

BepanthenCica®
Homéopathie : **Homéoplasmine®**

Et si vous osiez une efficacité équivalente au naturel ? Le bon choix : les huiles essentielles

HE hélichryse italienne (*Helichrysum italicum*)

Personne cible	Que faire ?	Effet
Adultes Enfants + 3 ans	Plaie refermée, points ou agrafes enlevés, selon la taille de la cicatrice, appliquez et massez 1 à 2 gtt pures si cicatrice moins de 4 cm et 1 à 2 gtt dans ½ c. c. HV **rose musquée** ou EL **calendula** au-delà matin et soir, 21 jours	Cicatrisant Antiadhérence Anti-inflammatoire

HE alternative : si plaie ouverte

HE ciste ladanifère

Personne cible	Que faire ?	Effet
Adultes Enfants + 7 ans	Plaie, coupure, 3 gtt sur une compresse humide à appliquer et maintenir quelques instants les 1res fois puis à appliquer 2 ×/j 1 sem, puis prendre le relais avec HE **hélichryse italienne**	Hémostatique ++ Cicatrisant

Synergie aromatique complémentaire

Votre cicatrisation peine ? Prend du temps ?

HE myrrhe + HE hélichryse italienne + HE lavande officinale

Personne cible	Que faire ?	Effet
Adultes Enfants + 3 ans	Mélangez 1 gtt de chacune des 3 HE dans ½ c. c. HV **rose musquée** matin et soir, 21 jours	Cicatrisant cutané ++ Anti-inflammatoire Régénérateur cutané

Les alliés naturels possibles de l'aromathérapie

En complément/ Au choix	Que faire ?	Effet
Apithérapie	Plaie superficielle : extrait non alcoolique de **propolis** 2 à 3 gtt sur la plaie. Plaie profonde : **miel** de **thym** ou **de lavande** en couche fine sous une compresse 1 ×/j (sauf si plaie sanguinolente), 21 jours. Puis suivre protocole pour plaie superficielle	Cicatrisant Antiseptique
Phytothérapie	**Acérola** (vit. C), 1 g/j, cure de 21 jours	Action sur la structure du collagène
	Capsules HV **bourrache** ou **onagre**, 1,5 g/j à un repas contenant du gras pour une meilleure assimilation, cure de 21 jours	Restructurant cellules cutanées
Gemmothérapie	Rien à notre connaissance	

Notre avis d'arom'expert

HE **ciste ladanifère** : ciste = coagulant = cicatrisant sur une plaie saignante (plaie de rasage, 1 gtt pure sur la plaie), véritable « fermeture éclair ». HE **ciste ladanifère** ferme la plaie et arrête le saignement.

HE **hélichryse italienne** : transforme la plaie déjà fermée en une cicatrice la plus fine possible, évitant adhérence, œdème et ecchymose. Le massage de la cicatrice améliore la circulation dans le bourgeon cicatriciel, favorisant une cicatrisation homogène.

Les HE peuvent avoir une action sur une cicatrice « vivante » ; dès qu'elle est figée (entre 6 à 12 mois), c'est trop tard !

L'HE **gaulthérie** serait une HE active sur une cicatrice type « chéloïde », à utiliser pure sur une cicatrice « vivante » plusieurs semaines. Voir précautions d'emploi.

L'EL **calendula** a une action anti-inflammatoire, stimule la formation des granulocytes et augmente la synthèse du collagène.

Pensez-y !

Le soleil est votre ennemi en période de cicatrisation, favorisant la pigmentation. Toujours protéger par des écrans solaires d'indices élevés, SPF 50+, durant au minimum une année.

Les limites du conseil au naturel

Il existe des cas où la consultation médicale est recommandée, notamment en cas de suspicion d'infection d'une plaie récente, ou encore lorsque la cicatrisation n'évolue pas normalement, comme en cas de cicatrice chéloïde.

Colite – Colique – Syndrome de l'intestin irritable (SII)

Inflammation du côlon. Le syndrome de l'intestin irritable (SII) ou syndrome du côlon irritable résulte de douleurs siégeant au niveau des viscères abdominaux et de troubles digestifs fonctionnels. D'origine infectieuse ou pas, il se traduit par des douleurs diverses, diffuses, des ballonnements, des bruits intestinaux, une alternance parfois de diarrhée et constipation.

Conseils habituels du pharmacien au comptoir

Charbon de Belloc®, Carbodig®, MeteoSpasmyl®, Phloroglucinol®, Spasfon®, Ultra Levure®
Homéopathie : **Nervopax®, L114®, Gastrocynésine®, China complexe 107®**

Et si vous osiez une efficacité équivalente au naturel ? Le bon choix : les huiles essentielles

HE basilic tropical ou exotique (*Ocimum basilicum*)

Personne cible	Que faire ?	Effet
Adultes Enfants + 7 ans	Avalez ou massez sur le ventre 1 gtt diluée dans ½ c. c. HV jusqu'à 6 ×/j selon l'intensité des symptômes et l'âge, 3 à 4 jours	Antispasmodique puissant +++, le roi du spasme Antalgique

HE complémentaire

HE menthe poivrée

Personne cible	Que faire ?	Effet
Adultes Enfants + 7 ans (voir précautions fiche HE)	Ajoutez si besoin selon la douleur ressentie 1 gtt HE **menthe poivrée** à celle de **basilic tropical** à masser (voie à privilégier) ou avaler	Antalgique +++ Antispasmodique Digestif

Synergie aromatique complémentaire

Traitement de fond

HE camomille noble + HE marjolaine + HE PGB

Personne cible	Que faire ?	Effet
Adultes Enfants + 7 ans	Dans 1 flacon compte-gouttes en verre ambré de 10 ml comptez 8 gtt de chaque HE et remplissez d'HV **noisette** ou **macadamia**. Massez le ventre et le bas du dos matin et soir avec 10 gtt de ce mélange	Anti-spasmodique Calmant Équilibrant nerveux Relaxant

Les alliés naturels possibles de l'aromathérapie

En complément/ Au choix	Que faire ?	Effet
Apithérapie	Cure de **propolis** extrait non alcoolique 2 gtt/j, 21 jours	Anti-inflammatoire Antispasmodique Antalgique
	Cure de **pollen multifloral** ou **acacia, lavande, romarin,** 1 c. c. 2 ×/j, 21 jours	Probiotique équilibre la flore intestinale, favorise l'assimilation des minéraux
Phytothérapie	**Boswellie** (résine), traitement de fond sur plusieurs mois en gélules (extrait), 400 mg 3 ×/j	Anti-inflammatoire +++ Cicatrisant
	Au choix **mélisse, marjolaine** (feuille), **mauve, camomille** (fleur), **angélique** (racine), **carvi, fenouil, anis** (graine), en infusion ou EPS, 1 c. c./j	Carminatif Draineur antioxydant
Gemmothérapie	BgMG **figuier, aulne, romarin,** 15 gtt max./j à répartir dans la journée	Calmant Anti-inflammatoire Antibiotique régénérant paroi intestinale

Notre avis d'arom'expert

Les probiotiques seront indispensables, sans oublier une activité sportive qui vous servira de « soupape » ! Car le stress peut se traduire au niveau de notre intestin, ce « grand épurateur » pour la médecine traditionnelle chinoise, chargé d'évacuer ce que nous n'avons pas assimilé (aliments ou émotions).

Gel d'**aloe vera** à boire : 1 c. c./j.

<u>Autre synergie alternative</u> : dans 1 flacon compte-gouttes ambré de 10 ml, comptez 10 gtt de chacune des HE suivantes : **ciste, coriandre, cumin, estragon** et **menthe poivrée**, compléter avec HV **calophylle**. Massez avec 10 gtt du mélange 3 fois par jour votre zone douloureuse. Cure de 3 semaines.

Pensez-y !

La base = l'alimentation. Les aliments à éviter, les choux ; limitez les matières grasses, les sucres à chaînes courtes : FODMAP, pour Fermentescibles, Oligosaccharides (fructanes), Disaccharides (lactose), Monosaccharides (fructose) and Polyols (sorbitol, xylitol, mannitol).

Les limites du conseil au naturel

Il est vivement conseillé de consulter un nutritionniste qui vous guidera dans votre alimentation personnelle en préservant votre équilibre et votre santé.

Constipation

Émission rare ou difficile de selles, émission de selles dures, ou sensation d'évacuation incomplète. La constipation peut être aiguë ou chronique et s'accompagner ou non d'autres symptômes digestifs, tels que ballonnements, fissures anales ou crise hémorroïdaire.

Conseils habituels du pharmacien au comptoir

Dulcolax®, Microlax®, Lansoÿl®
Homéopathie : **Digestodoron®**

Et si vous osiez une efficacité équivalente au naturel ?
Le bon choix : les huiles essentielles

HE gingembre (*Zingiber officinale*)

Personne cible	Que faire ?	Effet
Adultes Enfants + 7 ans	Diluez 2 gtt dans ½ c. c. HV selon âge, massez le ventre dans le sens des aiguilles d'une montre matin et soir. Si besoin avalez 1 gtt diluée aux repas, 3 jours	Stimule péristaltisme intestinal Tonique digestif Régule la flore intestinale

HE complémentaire : si douleur associée

HE basilic tropical ou exotique

Personne cible	Que faire ?	Effet
Adultes Enfants + 7 ans	Ajoutez 1 gtt à chaque massage avec HE **gingembre**	Antispasmodique

Synergie aromatique alternative

HE basilic tropical + HE gingembre + HE citron

Personne cible	Que faire ?	Effet
Adultes Enfants + 7 ans	Mélangez 1 gtt de chaque HE dans ½ c. c. HV, massez le ventre matin et soir dans le sens des aiguilles d'une montre, 3 à 5 jours	Antispasmodique Stimulant péristaltisme Régulateur flore Anti-inflammatoire Protecteur hépatique

Les alliés naturels possibles de l'aromathérapie

En complément/ Au choix	Que faire ?	Effet
Apithérapie	**Pollen**, 1 c. c. 2 ×/j, cure de 21 jours. **Miel d'acacia**, 1 c. c. si besoin	Protecteur flore intestinale Probiotique
Phytothérapie	**Psyllium** (graine) broyé, 1 c. s. dans 1 verre d'eau le soir, 1 à 2 sem, sauf si occlusion intestinale, douleur abdominale sans cause, maladie du colon et de l'intestin	Protecteur muqueuse intestinale (mucilages) Favorise la rétention d'eau hydratant les selles
	Lin (graine), 15 g macéré dans 1 l d'eau froide 1 nuit, filtrez et buvez à jeun 1 verre + 3 à 4 verres dans la journée en dehors des repas	
	Mauve (fleur) en infusion, 2 g/tasse, 2 à 3 ×/j	
	Phyto jusqu'à amélioration des symptômes	
Gemmothérapie	BgMG **airelle**, 15 gtt max./j selon besoin	Régule motricité du colon Draineur Désinfectant intestinal
	BgMG **marronnier** si constipation chronique, 15 gtt max./j selon besoin	

Notre avis d'arom'expert

HE **gingembre** est aussi carminative, améliore la sécrétion gastrique (antiulcéreuse par son sesquiterpène = α-zingibérène) ainsi que l'activité de diverses enzymes digestives. Elle agit aussi comme anti-inflammatoire dans des soins musculaires ou articulaires, elle est dite « chauffante », il est préférable de la diluer dans HV. C'est une HE tonique en cas d'inappétence sexuelle.
Phyto : **Séné** (fruits ou feuilles), **bourdaine** et **cascara** (écorce) : attention, pas plus de 3 jours et respectez les précautions d'emploi et mises en garde. En infusion : 2 g de plante max. pour 1 tasse d'eau/j.

Pensez-y !

La constipation peut être due à une flore intestinale déséquilibrée. Faites des cures de probiotiques (« bonnes » bactéries de la flore intestinale) et de prébiotiques (fibres pour leur bon développement) pour la rééquilibrer.

Les limites du conseil au naturel

Toute constipation prolongée (plus de 15 jours), ou avec des symptômes associés, nécessite une consultation médicale. La constipation chez la femme enceinte nécessite des précautions : pas de séné, de cascara, de bourdaine.

Contracture – Crampe

La contracture : contraction spontanée, durable et douloureuse d'un muscle. La crampe en est une variante, intense et transitoire, touchant fréquemment le mollet ou le pied.

Elles surviennent souvent chez le sportif au cours d'un effort d'endurance, chez la femme enceinte, ou la personne âgée.

Conseils habituels du pharmacien au comptoir

DéCramp®, Décontractyl®, Baume Saint-Bernard®

Homéopathie : **Sporténine®**

Et si vous osiez une efficacité équivalente au naturel ? Le bon choix : les huiles essentielles

HE gaulthérie couchée ou odorante (*Gaultheria procumbens* ou *fragrantissima*)

Personne cible	Que faire ?	Effet
Adultes Enfants + 7 ans (voir précautions fiche HE)	Massez avec 4 gtt dans 1 c. c. EL **arnica** ou HV **calophylle** ou **macadamia** la zone douloureuse 2 ×/j, 3 jours	Antalgique +++ Anti-inflammatoire +++ Vasodilatation locale

HE complémentaire

HE lavandin

Personne cible	Que faire ?	Effet
Adultes Enfants + 7 ans Ni grossesse, ni allaitement, ni épilepsie	Massage préventif du sportif des muscles incriminés, 5 gtt dans 1 c. c. HV	Myorelaxant Anti-inflammatoire

Synergie aromatique alternative

HE gaulthérie + HE lavandin + HE laurier noble + HE ylang-ylang

Personne cible	Que faire ?	Effet
Adultes Enfants + 7 ans (voir précautions fiches HE)	Massez 1 gtt de chacune des HE diluées dans 1 c. c. HV la zone douloureuse matin et soir	Antalgique Anti-inflammatoire Relaxant

Les alliés naturels possibles de l'aromathérapie

En complément/ Au choix	Que faire ?	Effet
Apithérapie	Rien à notre connaissance	
Phytothérapie	En cure de 21 jours, **frêne** + **bouleau** (feuille) en gélules + 3 gtt HE **citron** OU **Fragon** (rhizome) et **vigne rouge** (feuille), en gélules (dose selon fabricant)	Détox-draineur Antiacide Vasoprotecteur Anti-inflammatoire
Gemmothérapie	BgMG **cassis**, 15 gtt max. le matin selon besoin	Anti-inflammatoire Antalgique

Notre avis d'arom'expert

Crampe : 2 gtt de chaque (HE **gaulthérie**, HE **basilic tropical**, HE **lavandin**) diluées dans 1 c. c. HV au choix **arnica**, **macadamia**, **calophylle**.
L'HE **romarin à camphre** peut remplacer l'HE **lavandin** dans les formules.

Pensez-y !

Une cure de minéraux peut être bénéfique. Chez le sportif, on veillera également à maintenir une bonne oxygénation durant l'effort et une bonne hydratation.

Les limites du conseil au naturel

Habituellement bénignes, les crampes et contractures nécessitent une consultation médicale lorsqu'elles deviennent fréquentes, apparaissent lors d'un effort minime, ou lorsqu'elles sont accompagnées d'autres symptômes.

Couperose

Dilatation permanente et visible des vaisseaux de la peau du visage ; les zones les plus touchées sont les joues et le nez.

Conseils habituels du pharmacien au comptoir

Mirvaso®

Et si vous osiez une efficacité équivalente au naturel ? Le bon choix : les huiles essentielles

HE hélichryse italienne (*Helichrysum italicum*)

Personne cible	Que faire ?	Effet
Adultes	Massez les zones avec 1 gtt dans ½ c. c. HV **rose musquée** ou **calophylle** matin et soir 6 sem	Anti-inflammatoire Fibrinolytique Antihématome

HA complémentaire

HA hélichryse italienne ou HA cyprès ou HA rose

Personne cible	Que faire ?	Effet
Tous	En lotion tonique du visage matin et soir après nettoyage de peau	Tonifiant Vasoconstricteur Apaise rougeurs

Synergie aromatique alternative

HE hélichryse italienne + HE cyprès + HE géranium rosat

Personne cible	Que faire ?	Effet
Adultes Enfants + 7 ans	Dans 1 flacon compte-gouttes en verre ambré de 30 ml comptez 10 gtt de chaque HE, complétez avec HV **calophylle** ou **rose musquée** ou **jojoba**, appliquez quelques gtt sur la zone matin et soir	Anti-inflammatoire Tonifiant Vasoconstricteur Protecteur vasculaire

Les alliés naturels possibles de l'aromathérapie

En complément/ Au choix	Que faire ?	Effet
Apithérapie	Lotion tonique à la **propolis** sans alcool	Anti-inflammatoire Émollient
	1 ×/sem faites 1 masque avec **miel de cure** à la **propolis** ou à la **gelée royale**	Régénère tissu conjonctif Renforce les capillaires Détoxifie
Phytothérapie	**Acérola** 1 g/j, cure de 21 jours, à renouveler si besoin	Veinotonique Vasculoprotecteur
Gemmothérapie	BgMG **marronnier,** 15 gtt max./j, cure de 21 jours, à renouveler si besoin	Anticongestif Veinotonique

Notre avis d'arom'expert

Ici l'HA rose apaise les rougeurs, calme les irritations.

Masque avec miel de cure à la propolis (C. Ballot-Flurin) : versez goutte à goutte 15 ml d'extrait de **propolis** liquide dans 500 g de **miel de sapin** ou **de forêt,** n'ajoutez la goutte que quand la précédente est entièrement absorbée. Conservez ce pot de miel à la propolis à température stable à l'abri de la lumière.

Masque à la gelée royale (10 g de gelée royale dans 500 g miel crémeux non liquide à conserver à 8 °C), voir protocole dans fiche « Beauté » (C. Ballot-Flurin).

Pensez-y !

La couperose est aggravée par les phénomènes climatiques (froid, chaud). Il est important de protéger la peau du soleil et des agressions hivernales, l'hydratation cutanée est primordiale.

Les limites du conseil au naturel

En fonction de l'intensité des symptômes, une consultation médicale peut être recommandée, notamment pour la prescription de certains médicaments à application locale.

Courbatures

Sensation douloureuse de fatigue musculaire apparaissant après un effort inhabituel. Elles peuvent être ressenties en prémices à certaines infections virales comme la grippe.

Conseils habituels du pharmacien au comptoir

Doliprane®, Efferalgan®, Dafalgan®, Nurofen®, Advil®, Kamol® crème Arnican® gel, Huile de massage à l'arnica
Homéopathie : **Arnica montana TM, Arnicalme®, Arnigel®, Arnica complexe n° 01®, Sporténine®**

Et si vous osiez une efficacité équivalente au naturel ? Le bon choix : les huiles essentielles

HE gaulthérie couchée ou odorante (*Gaultheria procumbens* ou *fragrantissima*)

Personne cible	Que faire ?	Effet
Adultes Enfants + 7 ans (voir précautions fiche HE)	Diluez 5 gtt dans 1 c. c. HV **macadamia, calophylle** ou EL **arnica**, massez matin et soir la zone douloureuse jusqu'à disparition des symptômes	Antalgique Anti-inflammatoire Vasodilatation locale

HE complémentaire

HE citron

Personne cible	Que faire ?	Effet
Adultes Enfants + 3 ans	1 gtt sur de la mie de pain à chaque repas, jusqu'à disparition des symptômes	Antiacide

Synergie aromatique alternative

HE lavandin + HE eucalyptus citronné + HE gaulthérie

Personne cible	Que faire ?	Effet
Adultes Enfants + 7 ans (voir précautions fiche HE gaulthérie)	Dans 1 flacon compte-gouttes en verre ambré de 30 ml comptez 20 gtt de chaque HE, complétez avec EL **arnica**, massez les zones avec 10 gtt du mélange 2 à 3 ×/j	Anti-inflammatoire Antalgique Décontractant Relaxant

Les alliés naturels possibles de l'aromathérapie

En complément/ Au choix	Que faire ?	Effet
Apithérapie	Pommade au **venin d'abeille**	Antalgique
Phytothérapie	Cure de 21 jours de **frêne** (feuille) + **aubier de tilleul** en décoction, 10 g de chaque pour 1 tasse d'eau, 2 à 3 ×/j	Dépuratif Détoxifiant
Gemmothérapie	BgMG **cassis**, 15 gtt max. avant 16 h selon besoin	Anti-inflammatoire Antalgique

Notre avis d'arom'expert

Plusieurs noms pour le même produit : EL arnica = MH fleurs d'arnica = huile d'arnica. Pas d'utilisation par voie orale ou en cas de lésion cutanée et pas d'utilisation prolongée.

Pensez-y !

Pour éviter les courbatures, la gestion de l'effort est primordiale : bien s'échauffer, bien respirer pendant l'effort pour une oxygénation optimale des muscles et boire de l'eau en quantité suffisante pour éviter la déshydratation.

Les limites du conseil au naturel

Ne pas négliger une consultation médicale si les symptômes persistent.

Crevasse – Crevasses seins et lèvres

Fissure cutanée peu profonde située fréquemment aux talons, mains ou lèvres, accompagnée ou non de saignement ou de douleur. Due souvent à un manque d'hydratation, d'hygiène ou à des agressions cutanées répétées.
La crevasse du mamelon lors de l'allaitement doit être traitée de manière spécifique.

Conseils habituels du pharmacien au comptoir

Cicabiafine®, Cicaleïne®, Bariéderm®, Urgo Crevasses®
Homéopathie : **Homéoplasmine®, Crème au calendula®, Nitricum acidum 9 CH**

Et si vous osiez une efficacité équivalente au naturel ? Le bon choix : les huiles essentielles

HE ciste ladanifère (*Cistus ladaniferus*)

Personne cible	Que faire ?	Effet
Adultes Enfants + 7 ans	Déposez 1 gtt pure dans la crevasse ou 1 gtt diluée dans 1 noisette beurre de **karité** 3 ×/j, 1 sem. Isolez par un pansement	Cicatrisant +++ Hémostatique +++ Antiseptique Régénération peau

HE alternative

HE lavande vraie

Personne cible	Que faire ?	Effet
Tous	Même protocole	*Idem*

Synergie aromatique préventive

HE ciste + HE lavande vraie + HE cyprès

Personne cible	Que faire ?	Effet
Adultes Enfants + 7 ans	1 gtt des 3 HE dans ½ c. c. HV **rose musquée** ou EL **calendula** ou beurre de **karité**, massez matin et soir les extrémités atteintes le temps que dure l'agent perturbateur (froid, etc.)	Cicatrisant Veinotonique Antiseptique Réparation cutanée Protecteur peau Activation collagène

Les alliés naturels possibles de l'aromathérapie

En complément/ Au choix	Que faire ?	Effet
Apithérapie	Déposez 1 noisette de **miel de lavande** ou **thym** sur la crevasse, recouvrez d'une compresse, à renouveler 1 ×/j Ajoutez 2 gtt **propolis** en extrait non alcoolique quand la crevasse se referme	Cicatrisant Antiseptique Activation synthèse du collagène Renforce les capillaires
Phytothérapie	Cure 3 sem, aux repas, HV **onagre** et/ou **bourrache** 1,5 g/j **Vigne rouge** (feuille) en EPS 1 c. c./j **Hamamélis** (feuille) en infusion 10 g/l, 1 à 2 ×/j	Apport oméga Régénération cutanée Veinotonique
Gemmothérapie	BgMG **cèdre du Liban** 15 gtt max./j, cure de 3 sem	Pour peau mal vascularisée

Notre avis d'arom'expert

Crevasse du sein : évitez les HE, massez le mamelon avec EL **calendula** et HV **rose musquée** en parties égales. En cas de tension mammaire, application de compresses imprégnées de HA **lavande vraie** à changer toutes les heures.
Lèvres abîmées : 1 gtt HE **géranium rosat** ou HE **lavande vraie** dans HV **rose musquée** ou beurre de **karité** chauffé au creux de la main 3 ×/j.
HV **onagre** : pas le temps de la grossesse.

Pensez-y !

Les crèmes dites « **barrières** » offrent une protection intéressante pour les personnes sujettes aux crevasses en lien avec des agressions cutanées répétées, comme les lavages de mains très fréquents, associant pouvoir hydratant et effet isolant.
Un produit de marque comme Baume de soins des Pyrénées® regroupant cire d'abeille, propolis, HE lavande aspic, etc., a une efficacité remarquable !

Les limites du conseil au naturel

Une crevasse importante peut être une porte d'entrée pour un agent infectieux, restez vigilant. En cas de crevasses fréquentes, vérifier le taux de vit. D.
La crevasse du mamelon doit être particulièrement surveillée, une consultation avec un médecin ou un spécialiste de la lactation est recommandée pour le suivi de l'allaitement.

Cystite

Infection urinaire localisée au niveau de la vessie, le plus souvent due à la bactérie *Escherichia coli*, accompagnée de brûlures à la miction, de fréquentes envies d'uriner, parfois de sang dans les urines.

Conseils habituels du pharmacien au comptoir

Femannose®, Granions® Réducis
Homéopathie : **HoméoCyst®, Rubia complexe n° 03®, L8®, Poconeol® n° 79**

Et si vous osiez une efficacité équivalente au naturel ? Le bon choix : les huiles essentielles

HE sarriette des montagnes (*Satureja montana*) + **HE citron** (*Citrus limon*)

Personne cible	Que faire ?	Effet
Adultes	Mélangez 2 gtt avec 2 gtt HE **citron** dans 1 c. c. HV et avalez au début des 3 repas, 48 h puis 2 ×/j, 4 à 5 jours	Antiseptique +++ Bifidogène

HE complémentaire

HE cannelle de Ceylan (écorce)

Personne cible	Que faire ?	Effet
Adultes	Supprimez 1 gtt HE **sarriette** dans la formule précédente et remplacez-la par 1 gtt HE **cannelle de Ceylan** + 2 gtt HE **citron** dans 1 c. c. HV aux 3 repas, 48 h puis 2 ×/j, 5 jours	Antiseptique +++ Spectre activité plus large Bifidogène

Synergie aromatique complémentaire si douleurs associées

HE cyprès toujours vert + HE basilic tropical + HE lavande vraie

Personne cible	Que faire ?	Effet
Adultes	Mélangez 1 gtt de chaque HE + ½ c. c. HV **amande douce** ou **macadamia** et massez bas-ventre matin et soir, 7 jours	Antalgique Décongestionnant petit bassin Antispasmodique

Les alliés naturels possibles de l'aromathérapie

En complément/ Au choix	Que faire ?	Effet
Api- thérapie	Cure de **propolis** ampoules 1/j ou cure de **pollen** 2 c. c./j, 21 jours 2 ×/an. Et si vous avez besoin de miel, prenez le **miel de bruyère**	Prévention ou complément de la crise : Bifidogène Antiseptique Anti-inflammatoire Complète antibio
Phyto- thérapie	**Busserole** (feuille), en TM 30 gtt 3 ×/j ou gélules (dose selon fabricant) + verre d'eau bicarbonatée pour alcaliniser les urines et permettre aux molécules (esters) de devenir actives. 7 jours	Antiseptique Cicatrisant muqueuse Anti-inflammatoire
Gemmo- thérapie	BgMG **airelle** 15 gtt max./j, 21 jours	Draineur de la vessie
	BgMG **aulne** 15 gtt max./j, 21 jours	Anti-inflammatoire
	BgMG **genévrier** 5 gtt max./j, 21 jours	Draineur hépatorénal

Notre avis d'arom'expert

Le stress et le manque de sommeil affaiblissent notre système immunitaire, le rendant plus sensible aux infections, aux inflammations, donc aux cystites. Le froid réduit l'irrigation sanguine, notamment des muqueuses, les rendant plus sensibles aux attaques microbiennes. Les tanins des TM de **noyer** et **alchémille** évitent la perméabilité de la muqueuse : à faire lors de cystites récidivantes en 2e partie de cycle. Autre facteur de risque, les rapports sexuels, irritant les muqueuses, favorisant la pénétration des bactéries dans l'urètre par frottements mécaniques. Pour l'hygiène de la région génitale, préservez son pH, choisissez des savons au pH physiologiquement neutre (entre 5 et 6). Il existe des cystites sans infections = cystite à urines claires, la synergie complémentaire sera suffisante. Une étude française parle de l'efficacité de l'association **propolis-canneberge** dans la prévention des cystites chez la femme souffrant de récidives (source *Urologia Internationalis*, mai 2019).

Pensez-y !

- Prendre régulièrement des probiotiques par voie orale pour consolider la flore intestinale ou par voie vaginale sous forme de tampons ou d'ovules.
- Certains aliments (acides) modifient le pH et rendent la vessie plus fragile :

café, épices, vin blanc, champagne, sodas (type Coca), évitez au maximum le sucre, car l'*E. coli* en est gourmand pour se multiplier. Évitez les pantalons serrés et les sous-vêtements en fibres synthétiques.

- À la ménopause, quand les cystites s'enchaînent, pensez à la rééducation périnéale.
- Le **pollen** peut agrémenter une salade verte ou votre crème Budwig du matin.
- Buvez beaucoup d'eau, enrichissez votre alimentation par des huiles riches en oméga-3 ou prenez des capsules en cure de 30 jours.

Les limites du conseil au naturel

Les traitements naturels vous aident à limiter les récidives, à agir dès les premiers symptômes, mais **ils ne remplacent pas** un traitement antibiotique si l'infection urinaire est sévère. Une analyse commentée par un médecin sera indispensable. Les HE ne sont pas antinomiques des antibiotiques, elles aident et complètent l'action de ceux-ci, par exemple en luttant contre le biofilm.

Déchirure musculaire

Rupture du tissu musculaire due à un effort trop intense, se manifestant par une douleur violente, l'impossibilité de mobiliser le muscle atteint et généralement un œdème.

Conseils habituels du pharmacien au comptoir

Voltaren®, Kamol® crème, Arnican® gel, Huile de massage à l'Arnica
Homéopathie : **Arnica montana TM, Arnicalme®, Arnigel®, Arnica complexe n° 1®, Sporténine®**

Et si vous osiez une efficacité équivalente au naturel ? Le bon choix : les huiles essentielles

HE hélichryse italienne (*Helichrysum italicum*)

Personne cible	Que faire ?	Effet
Adultes Enfants + 7 ans	Massez en application légère 2 gtt dans 1 c. c. EL **arnica** 3 ×/j, 10 jours	Anti-inflammatoire Anti-œdème Antalgique Cicatrisant

HE complémentaire : si douleur en plus

HE gaulthérie couchée

Personne cible	Que faire ?	Effet
Adultes (voir précautions fiche HE)	Ajoutez 1 gtt HE **gaulthérie** au mélange précédent et même protocole	Antalgique ++

Synergie aromatique alternative

HE hélichryse italienne + HE gaulthérie couchée + HE laurier noble

Personne cible	Que faire ?	Effet
Adultes (voir précautions fiche HE gaulthérie)	Mélangez 2 gtt de chaque HE dans 1 c. c. EL **arnica**, matin et soir, 10 jours	Anti-inflammatoire Antalgique Anti-œdème Antinévralgique

Les alliés naturels possibles de l'aromathérapie

En complément/ Au choix	Que faire ?	Effet
Apithérapie	Rien à notre connaissance	

En complément/ Au choix	Que faire ?	Effet
Phytothérapie	**Calendula** (fleur), en TM, appliquez localement 1 à 3 ×/j	Anti-inflammatoire local
	Reine-des-prés (inflorescence), en gélules de poudre, jusqu'à 1,5 g/j, ou EPS 1 à 2 c. c./j (attention si allergie aux salicylés)	Antalgique
Gemmothérapie	BgMG **cassis**, 15 gtt max./j avant 16 h	Anti-inflammatoire Antalgique

Notre avis d'arom'expert

Voir ses petits « pompons » d'or sur le littoral méditerranéen. On pourrait la résumer à l'« arnica » de l'aromathérapie grâce à ses qualités antihématomes et anti-inflammatoires.
Il sera prudent de ne pas traiter avec cette HE des patients sous anticoagulants.

Pensez-y !

Le premier traitement d'une déchirure musculaire consiste à appliquer le **protocole GREC** : glace, repos, élévation, compression. La prise d'antalgique est souvent nécessaire, et doit être faite selon les conseils d'un professionnel de santé.

Les limites du conseil au naturel

Toute suspicion de déchirure musculaire doit amener à consulter un médecin pour confirmer le diagnostic et faire un bilan précis des lésions.

Dents (rage de) – Abcès dentaire

Symptôme bien connu (et craint !) de douleur intense au niveau dentaire. Cause fréquente, la carie dentaire, en atteignant la dentine puis la pulpe, est responsable de cette douleur en particulier au chaud et au froid. Le stade ultime est l'abcès dentaire, infection généralisée de la zone.

Conseils habituels du pharmacien au comptoir

Eludril®, Hextril®

Et si vous osiez une efficacité équivalente au naturel ? Le bon choix : les huiles essentielles

HE giroflier (*Syzygium aromaticum*)

Personne cible	Que faire ?	Effet
Adultes Enfants + 7 ans	Appliquez 1 gtt mélangée à 5 gtt HV, en massage 4 ×/j de la partie de gencive concernée, 3 jours	Antiseptique majeur Anti-inflammatoire Antalgique Anesthésiant

HE complémentaires : en cas d'abcès

HE citron + HE giroflier

Personne cible	Que faire ?	Effet
Adultes Enfants + 7 ans	Complétez le soin local par 2 gtt HE **giroflier** + 2 gtt HE **citron** sur 1 c. c. HV par voie orale = protocole « bazooka », p. 154. Avalez 2 ×/j le mélange avant le repas, 5 à 7 jours	Antiseptique majeur Anti-inflammatoire Antalgique Anesthésiant

Synergie aromatique complémentaire

HE laurier noble + HE menthe poivrée

Personne cible	Que faire ?	Effet
Adultes Enfants + 7 ans (voir précautions fiche HE menthe poivrée)	Mélangez 3 gtt de chaque HE dans ½ verre d'eau tiède en bain de bouche après chaque brossage	Antiseptique Antalgique

Les alliés naturels possibles de l'aromathérapie

En remplacement ou en alternance avec HE **giroflier**

En complément/ Au choix	Que faire ?	Effet
Apithérapie	**Propolis** en extrait non alcoolique ou TM, pulvérisation buccale et application locale directement sur la zone douloureuse	Antiseptique Anti-inflammatoire
Phytothérapie	Rien à notre connaissance	
Gemmothérapie	Rien à notre connaissance	

Notre avis d'arom'expert

L'HE **giroflier** contient jusqu'à 80 % d'eugénol, phénol « **bazooka** » donc potentiellement dermocaustique. La prudence exige de la diluer à **20 %** avant de l'appliquer sur la muqueuse afin d'éviter une ulcération. L'odeur caractéristique du cabinet dentaire vient de l'odeur de l'eugénol, comme on se retrouve !
En cas de doute, utilisez HE **laurier noble** pure, non diluée, sur la muqueuse enflammée 4 à 5 ×/j. L'HE **laurier noble** contient un maximum de 8 à 10 % d'eugénol, évitant ainsi la dermocausticité de l'HE **giroflier**.

Pensez-y !

La rage de dents étant très douloureuse, il est recommandé d'associer la prise d'antalgiques par voie orale à celle des traitements locaux. Plusieurs paliers de traitement de la douleur existent.

Les limites du conseil au naturel

Les conseils au naturel en cas d'abcès sont à utiliser dans l'attente de la visite ou en complément des soins proposés par le dentiste : parlez-lui en.

Dents (soins des) – Mauvaise haleine

Soins pouvant améliorer la santé buccale en général ou combattre certains désagréments du quotidien : dents tachées, mauvaise haleine.

Conseils habituels du pharmacien au comptoir

Dentifrice antitartre, pastilles aux extraits végétaux rafraîchissantes de l'haleine, produits d'hygiène dentaire pour réduire la plaque dentaire (dentifrice, bain de bouche…)
Homéopathie : Dentifrice au ratanhia ou au calendula pour le soin des gencives, pâte saline pour prévenir la formation du tartre

Et si vous osiez une efficacité équivalente au naturel ? Le bon choix : les huiles essentielles

HE arbre à thé ou tea tree (*Melaleuca alternifolia*)

Personne cible	Que faire ?	Effet
Adultes Enfants + 7 ans	Déposez 1 gtt 1 ×/j sur la dose de dentifrice	Antitartre Antiseptique

HE complémentaire ou alternative

Pour blanchir les dents, à utiliser en combinaison ou en alternance avec HE **arbre à thé**

HE citron

Personne cible	Que faire ?	Effet
Adultes Enfants + 7 ans	Déposez 1 gtt, 1 ×/j sur la dose de dentifrice	Blanchiment des dents tachées

Pour retrouver une haleine fraîche

HE menthe poivrée

Personne cible	Que faire ?	Effet
Adultes Enfants + 7 ans (voir précautions fiche HE)	Déposez 1 gtt pure sous la langue si besoin OU Mélangez 3 gtt dans ½ verre d'eau tiède en bain de bouche	Rafraîchissant

Les alliés naturels possibles de l'aromathérapie

En complément/ Au choix	Que faire ?	Effet
Apithérapie	Brossez-vous les dents avec un dentifrice à la **propolis** 1 à 2 ×/j	Antiseptique Anti-mauvaise haleine Anti-inflammatoire
Phytothérapie	Mélangez 200 ml HA **menthe poivrée** ou **lavande** à 2 ml HE **menthe poivrée** et mettez 1 c. c. du mélange dans ½ verre d'eau tiède	Antiseptique Rafraîchissant
Gemmothérapie	Rien à notre connaissance	

Notre avis d'arom'expert

La mauvaise haleine peut être due à des soucis digestifs (voir fiche « Estomac ») et est surtout due à la prolifération de bactéries comme *Porphyromonas gingivalis*, *Fusobacterium nucleatum*, *Treponema denticola* ou *Streptococcus mutans*. Les bains aux HE ont toute leur utilité ici en combattant ces bactéries et en respectant notre flore buccale.

L'HE **menthe poivrée** stimule les glandes salivaires.

Pensez-y !

Pour une bouche en parfaite santé, le choix de la brosse à dents est primordial : de préférence souple, voire médium. Brossez de la gencive vers la dent, sur les 3 faces accessibles de chacune d'entre elles, sans oublier les molaires.

Pour un effet blancheur très doux et progressif, pensez au bicarbonate de sodium pharmaceutique à granulométrie FINE ! Attention : ajoutez une pincée de **bicarbonate de sodium** sur la dose de dentifrice deux fois par semaine seulement.

Les limites du conseil au naturel

Une visite annuelle de prévention chez le chirurgien-dentiste reste une recommandation raisonnable pour chacun.

Diarrhée – Gastro-entérite

Émission de selles plus fréquentes et plus molles qu'habituellement. De nombreuses causes sont possibles, les infections restant les plus fréquentes. La gastro-entérite, inflammation de la muqueuse de l'estomac et de l'intestin, peut être d'origine virale ou bactérienne, provoquant diarrhées et vomissements.

Conseils habituels du pharmacien au comptoir

Ercéfuryl®, Imodium®, Diosmectite®, Smecta®
Homéopathie : **Diaralia®, L107®**

Et si vous osiez une efficacité équivalente au naturel ? Le bon choix : les huiles essentielles

HE cannelle de Ceylan (écorce ou feuille) (*Cinnamomum zeylanicum*)

Personne cible	Que faire ?	Effet
Adultes	Mélangez 2 gtt HE + 2 gtt HE **citron** dans 1 c. c. HV de table, et avalez 3 ×/j avant repas, 2 à 3 jours Si gastro-entérite avec nausées : même posologie mais en massage ventre	Antiseptique intestinal +++ Protecteur hépatique

HE complémentaire : si douleur ou vomissements

HE basilic tropical ou menthe poivrée

Personne cible	Que faire ?	Effet
Adultes (voir précautions fiche HE menthe poivrée)	Massez votre ventre avec 1 gtt HE **basilic tropical** ou **menthe poivrée** + ½ c. c. HV matin et soir	Antispasmodique Antinausées Antalgique

Synergie aromatique alternative

HE cannelle de Ceylan + HE sarriette + HE citron

Personne cible	Que faire ?	Effet
Adultes	Dans 1 c. c. HV comptez 1 gtt HE **cannelle**, 1 gtt HE **sarriette**, 2 gtt HE **citron**, à avaler ou massez le ventre 3 ×/j, 3 jours	Antiseptique +++ Spectre + large

Les alliés naturels possibles de l'aromathérapie

En complément/ Au choix	Que faire ?	Effet
Apithérapie	Cure de **pollen** 1 c. c. 2 ×/j, 21 jours	Régulateur flore intestinale
Phytothérapie	**Myrtilles** (baies séchées), en décoction 1 c. s./tasse d'eau froide, portez à ébullition 5 min, laissez infuser 5 min. 3 ×/j, jusqu'à disparition des symptômes	Antidiarrhéique Antispasmodique et protecteur muqueuse intestinale
Gemmothérapie	BgMG **noyer**, 15 gtt max./j, jusqu'à disparition des symptômes	Antidiarrhée Restaure flore intestinale Antiballonnements

Notre avis d'arom'expert

Lisez les étiquettes : plusieurs cannelles en HE possibles :

- 2 HE **cannelle de Ceylan** (*Cinnamomum zeylanicum*) :
  - Issue de la distillation des rameaux feuillés (aldéhyde cinnamique 2 %, eugénol 80 %)
  - Issue de la distillation de l'écorce (aldéhyde cinnamique 60 à 70 %, eugénol 10 %)
- 1 HE **cannelle de Chine** (*Cinnamomum cassia*) :
  - Issue de la distillation des rameaux feuillés (aldéhyde cinnamique 70-90 %, eugénol 0,5 %)

Toutes sont des antiseptiques puissantes et dermocaustiques, à diluer donc impérativement au 1/10 si massage.
C'est l'HE de la trousse du voyageur des pays lointains.
Avantage des HE = le massage, en diluant 2 gtt HE dans 1 c. c. HV si les vomissements empêchent la prise par voie orale.

Pensez-y !

En cas de diarrhée, la priorité est la lutte contre la déshydratation. L'alimentation doit être maintenue, sans oublier des bouillons salés ou des solutions de réhydratation orale, habituellement prescrits aux jeunes enfants, utilisables à l'âge adulte.

Les limites du conseil au naturel

Une diarrhée est souvent bénigne mais des formes graves sont possibles. Un avis médical est nécessaire en cas de fièvre associée, de vomissements empêchant la réhydratation orale, ou de symptômes persistants.

Dysménorrhée – Règles douloureuses

Douleurs pouvant être ressenties avant et au début des menstruations. Elles sont dues à des contractures utérines douloureuses, fréquentes chez les jeunes filles, notamment dans un contexte de stress.

Conseils habituels du pharmacien au comptoir

NurofenFem®, Voltaren®, Doliprane®, Efferalgan®, Spasmocalm®, Spasfon-Lyoc®

Homéopathie : **Colocynthis 9 CH, Cuprum metallicum 9 CH** (antalgique)

Et si vous osiez une efficacité équivalente au naturel ? Le bon choix : les huiles essentielles

HE basilic tropical ou exotique (*Ocimum basilicum* CT méthylchavicol)

Personne cible	Que faire ?	Effet
Adultes Enfants + 7 ans	Appliquez 3 gtt diluées dans ½ c. c. HV **macadamia** ou **calophylle** ou gel **d'aloe vera** en massage du bas-ventre 2 ×/j, jusqu'à disparition des symptômes (3 à 4 jours)	Anti-spasmodique du muscle utérin Antalgique

HE complémentaire

HE sauge sclarée

Personne cible	Que faire ?	Effet
Adultes Enfants + 7 ans	Ajoutez 2 gtt associées à HE **basilic tropical** diluées dans ½ c. c. HV en massage du bas-ventre 2 ×/j max., jusqu'à disparition des symptômes (3 à 4 jours)	Régulateur hormonal : œstrogène-like

Synergie aromatique alternative

HE basilic tropical + HE menthe poivrée + HE sauge sclarée

Personne cible	Que faire ?	Effet
Adultes Enfants + 7 ans (voir précautions fiche HE menthe poivrée)	Mélangez 2 gtt HE **basilic tropical** + 2 gtt HE **menthe poivrée** diluées dans 1 c. c. HV en massage du bas-ventre matin et soir. Complétez par voie orale avec 1 gtt HE **sauge sclarée** dans 1 c. c. miel aux repas 2 ×/j, jusqu'à disparition des symptômes (3 à 4 jours)	Antalgique Antispasmodique Régulateur hormonal : œstrogène-like

Les alliés naturels possibles de l'aromathérapie

En complément/ Au choix	Que faire ?	Effet
Apithérapie	**Propolis** en TM, 20 gtt par jour les jours des douleurs	Anti-inflammatoire Antispasmodique
Phytothérapie	• Si inflammation : huile d'**onagre** capsules par voie orale 1,5 g • Si règles abondantes : **alchémille** (feuille) TM • Si rétention d'eau, tension mammaire, humeur dépressive : **gattilier** (baie) • Si douleurs : **achillée** (sommité fleurie) Toutes ces plantes peuvent être prises en gélules, TM ou EPS (dose selon fabricant), du 14e au 1er jour des règles suivantes	Anti-inflammatoire Régulateur Anti-œdème Antispasmodique Antalgique
Gemmothérapie	BgMG **framboisier**, jusqu'à 15 gtt/j selon besoin	Antispasmodique Hormonal

Notre avis d'arom'expert

Drainage-détox du foie en phyto fortement conseillé : 2 ×/an, surtout si femme sous contraception orale (**radis noir**, **artichaut**).
Attention HE **sauge sclarée** œstrogène-like, non autorisée aux femmes présentant mastose ou cancer œstrogénodépendant. BgMG **framboisier** = bourgeon œstrogène-like de la femme, mêmes précautions que pour la sauge sclarée.
Le **panicaut caucasien** (*Eryngium caucasicum*) en sirop est étudié de très près contre ce phénomène douloureux, son activité est comparée à celle de l'ibuprofène (source *Taiwanese Journal of Obstetrics and Gynecology*, mars 2019) ; sans oublier une autre plante, le **romarin** (*Rosmarinus officinalis*), en gélules de 250 mg plantes sèches, qui montrerait aussi sa capacité à dissiper les douleurs (source *Iranian Journal of Nursing and Midwifery Research*, juillet 2019).

Pensez-y !

L'application de chaleur locale sur le bas-ventre soulage : pensez aux packs chaud-froid réutilisables. Une action sur le stress peut être bénéfique en cures de plantes adaptées (**passiflore**, **valériane**…).

Les limites du conseil au naturel

Les dysménorrhées survenant secondairement chez les femmes plus âgées (au-delà de 30 ans) ou dans un contexte de polypes, fibromes, etc., doivent être suivies médicalement. C'est également le cas lorsqu'elles s'accompagnent d'autres symptômes comme la fièvre, ou lorsque ces douleurs apparaissent en dehors d'une période de règles.

Dyspepsie

Difficulté de digestion avec sensation inconfortable voire douloureuse dans la partie haute de l'abdomen. Elle peut être ressentie de manière très variable : douleurs, pesanteur, éructation, nausées, satiété précoce, somnolence postprandiale.
L'indigestion en est une variante suite à un repas trop riche en graisses ou en alcool entraînant un dépassement des capacités du foie…

Conseils habituels du pharmacien au comptoir

Citrate de bétaïne®, Oxyboldine®
Homéopathie : **Bilinum complexe n° 113®, Billerol®, Choleodoron®, Gastrocynésine®, Carominthe®, L114®, Yucca complexe n° 110®**

Et si vous osiez une efficacité équivalente au naturel ? Le bon choix : les huiles essentielles

HE menthe poivrée (*Mentha × piperita*)

Personne cible	Que faire ?	Effet
Adultes Enfants + 7 ans (voir précautions fiche HE)	Déposez 1 gtt dans 1 noisette de miel à garder en bouche ou 1 gtt à masser sur le plexus solaire 3 ×/j le temps nécessaire (2 à 3 jours)	Digestif Antispasmodique Antinausées Antiacide Antalgique Cholagogue Cholérétique

HE complémentaire

HE romarin à verbénone

Personne cible	Que faire ?	Effet
Adultes Enfants + 7 ans	1 gtt HE **romarin à verbénone** en massage zone hépatique matin et soir, 2 à 3 jours	Régulateur Détoxifiant hépatique

Synergie aromatique alternative

HE carotte + HE romarin à verbénone + HE menthe poivrée

Personne cible	Que faire ?	Effet
Adultes (voir précautions fiche HE menthe poivrée)	1 gtt de chaque HE sur 1 c. c. miel ou HV au 3 repas, 2 à 3 jours	Détoxifiant Cholagogue cholérétique Antiacide

Les alliés naturels possibles de l'aromathérapie

En complément/ Au choix	Que faire ?	Effet
Apithérapie	**Propolis** en extrait non alcoolique, 2 gtt 2 ×/j, cure de 10 jours	Détox et protection foie
Phytothérapie	**Camomille** (fleur), **mélisse** (feuille), **gingembre** (rhizome), **romarin** (feuille), 1 c. s. plantes au choix pour 1 tasse d'eau 2 à 3 ×/j, cure de 21 jours	Antispasmodique digestif Protecteur muqueuse digestive Détox foie
Gemmothérapie	BgMG **romarin**, 15 gtt max./j réparties dans la journée, cure de 21 jours	Draineur Protecteur hépatique Détox

Notre avis d'arom'expert

Lisez les étiquettes bien attentivement : 3 types chimiques d'HE **romarin** = 3 chémotypes :

- Romarin à **camphre** (France), antalgique, anti-inflammatoire contre contractures musculaires, crampes, arthrose, tension ;
- Romarin à **cinéole** (Maroc), plutôt contre les troubles infectieux de l'hiver et les troubles veineux des muscles des sportifs ;
- Romarin à **verbénone** (Corse), rééquilibrant et draineur hépatique, défatiguant tension nerveuse.

Camphre et dans une moindre mesure verbénone sont 2 cétones, molécules, neurotoxiques et abortives selon la dose, nécessitant des précautions d'emploi : surtout pas chez l'enfant de moins de 7 ans, la femme enceinte et allaitante, et l'épileptique.

Pensez-y !

En cas de foie paresseux, une détoxification et un drainage réguliers sont intéressants, pour redonner tout son potentiel à cet organe : pensez-y aux intersaisons, et après toute période « fatigante » pour le foie (prise médicamenteuse importante, période des fêtes avec repas copieux…).

Les limites du conseil au naturel

Une indigestion durant plus de 48 heures, ou associée à des nausées et des vomissements, doit inciter à consulter un médecin.

Eczémas sec et suintant

Lésion cutanée avec érythème important et vésicules transparentes. Souvent d'origine allergique, il est très prurigineux. La pathologie eczémateuse est polymorphe, prétendre traiter ici en quelques pages un eczéma serait mensonger, mais on peut apporter une aide précieuse contre les symptômes.

Conseils habituels du pharmacien au comptoir

Dexatopia® glycérol/vaseline/paraffine, gammes Aderma, Avène, Eucerin, La Roche-Posay, SVR, Uriage
Homéopathie : **Sulfur complexe n° 12**

Et si vous osiez une efficacité équivalente au naturel ? Le bon choix : les huiles essentielles

HE camomille allemande ou matricaire (*Matricaria recutita* ou *Chamomilla matricaria*)

Personne cible	Que faire ?	Effet
Adultes Enfants	Dans 1 flacon compte-gouttes en verre ambré 10 ml, comptez 15 gtt et complétez avec : • <u>Si eczéma sec</u>, EL **carotte** ou **calendula**, ou HV **calophylle** ou **argan** • <u>Si eczéma suintant</u>, HV **jojoba** ou gel d'**aloe vera.** Appliquez 10 à 15 gtt du mélange à masser 3 ×/j	Anti-inflammatoire ++ Anti-œdème Antalgique Antiallergique Antiprurigineux (calme les démangeaisons) Cicatrisant

HE complémentaire

HE lavande vraie ou autre HE déstressante = « votre doudou olfactif »

Personne cible	Que faire ?	Effet
Adultes Enfants	« Sniffer » profondément, calmement au flacon de cette HE ou 10 gtt sur un aromastick en cas de situation de stress	Anxiolytique Relaxante Calmante Sédative

Synergie aromatique alternative

HE matricaire + HE lavande vraie + HE myrrhe

Personne cible	Que faire ?	Effet
Adultes Enfants + 7 ans	Dans 1 flacon compte-gouttes en verre ambré de 50 ml, mélangez 25 gtt HE **matricaire** + 25 gtt HE **lavande vraie** + 25 gtt HE **myrrhe,** complétez avec mêmes HV que page précédente sur zone 10 à 15 gtt du mélange à masser 3 ×/j, 3 sem	Antiallergique Cicatrisant Antalgique Anti-inflammatoire Régénérant cutané puissant

Les alliés naturels possibles de l'aromathérapie

En complément/ Au choix	Que faire ?	Effet
Apithérapie	**Miel de lavande**, application locale 1 à 2 ×/j Si eczéma chronique : application de crème à base de **cire, propolis** et **gelée royale**, ou **propomiel** (= miel + 2 à 5 % d'extrait de propolis) en application locale 1 ×/j	Apaisant Cicatrisant Hydratant Anti-inflammatoire
Phytothérapie	En plus vaporisation HA au choix : **achillée, camomille matricaire, camomille romaine** si démangeaisons sur les zones, entre les autres onctions	Anti-inflammatoire Calmant Antiallergique Démangeaisons Anti-inflammatoire Apaisant, rafraîchissant Antalgique
	HA **santal, lavande, carotte sauvage, camomille matricaire** à parties égales dans 1 flacon : appliquez en compresses sur zones et/ou 1 c. s. du mélange dans 1 l d'eau à boire dans la journée, 3 sem	Anti-inflammatoire Antiallergique Apaisant Dépuratif
	OU EPS **ortie** + **bardane,** 1 c. s. matin et soir, 3 sem	Dépuratif voie orale
	HV **onagre** 1,5 g/j sauf si femme enceinte, cure de 1 mois	Apport oméga Ciment cellulaire

En complément/ Au choix	Que faire ?	Effet
Gemmothérapie	BgMG **cassis**, 5 à 15 gtt/j selon besoin	Pour tous eczémas : Anti-inflammatoire Antiallergique
	BgMG **cèdre**, 5 à 15 gtt/j selon besoin	Eczéma sec
	BgMG **noyer**, 5 à 15 gtt/j selon besoin	Troubles de la flore intestinale
	BgMG **orme**, 5 à 15 gtt/j selon besoin	Eczéma suintant Draineur cutané

Notre avis d'arom'expert

Être prudent de façon à éviter de faire « rentrer » l'eczéma tant que les facteurs de causalité ne sont pas traités, sinon on risque un transfert avec déplacement de la pathologie vers un autre organe. Le travail sur les émonctoires est très important. Un drainage à base de plantes doit être entrepris 2 ×/an pour un adulte : voir **ortie/bardane**, **pensée sauvage/bardane**, ou voir HA ou bourgeons.
Préparez votre aromastick avec des HE dont les odeurs vous plaisent, vous rassurent. L'olfactothérapie vous sera d'un grand secours. Ne négligez pas le travail des HE sur le système limbique, siège de nos émotions (**vanille**, **PGB**, **lavande vraie**, **cèdre de l'Atlas**, **marjolaine**, **ylang-ylang**, **encens**, **néroli**, **listée citronnée**, etc.).
Les préparations cutanées aromatiques vous aideront à espacer voire éviter l'utilisation de cortisone.

Pensez-y !

Avoir une flore intestinale en bon état est primordial, à vous les cicatrisants de la muqueuse, les probiotiques et une alimentation juste.

Les limites du conseil au naturel

Il est indispensable d'avoir l'avis d'un dermatologue. Les eczémas sont multiples, leurs causes aussi. Faites le point avec un professionnel.

Engelures

Lésion cutanée due au froid ou à la prise chronique de certains médicaments, avec gonflement douloureux et parfois vésicules séreuses. Le plus souvent sont atteints mains, pieds, nez, oreilles, endroits sans protection thermique du tissu graisseux. À un stade plus avancé, on parle de « gelure », lésion qui, sans soin, peut entraîner thrombose, voire gangrène. On connaît le risque chez les alpinistes de perte des extrémités.

Conseils habituels du pharmacien au comptoir

Crème au Calendula, Baume de soin des Pyrénées®

Et si vous osiez une efficacité équivalente au naturel ? Le bon choix : les huiles essentielles

HE lavande vraie (*Lavandula angustifolia*)

Personne cible	Que faire ?	Effet
Tous	Mélangez 2 gtt dans ½ c. c. HV **calophylle** ou beurre de **karité** et massez la zone matin et soir, 10 jours	Cicatrisant Régénérant cutané Antiseptique

HE complémentaire

HE cyprès toujours vert

Personne cible	Que faire ?	Effet
Adultes Enfants + 7 ans	Ajoutez 1 gtt HE **cyprès** au mélange précédent	Veinotonique

Synergie aromatique préventive

HE cyprès + HE eucalyptus citronné + HE hélichryse italienne

Personne cible	Que faire ?	Effet
Adultes Enfants + 7 ans	Massez les zones fragilisées avec 10 gtt du mélange suivant : 20 gtt HE **cyprès** + 10 gtt **eucalyptus citronné** + 6 gtt HE **hélichryse italienne** dans QSP 50 ml HV **onagre** ou **calophylle** ou **macadamia**	Anti-inflammatoire Veinotonique Cicatrisant Anti-œdème Protecteur

Les alliés naturels possibles de l'aromathérapie

En complément/ Au choix	Que faire ?	Effet
Apithérapie	**Propolis** (extrait) ou **miel de thym** ou **lavande** en application cutanée sous compresse 1 ×/j, jusqu'à guérison	Cicatrisant Antiseptique Anti-inflammatoire
Phytothérapie	Capsule HV **onagre** 1,5 g/j au cours d'un repas, cure de 21 jours	Ciment des cellules cutanées
	Vigne rouge (feuille), en EPS 1 c. c./j ou en gélules (dose selon fabricant), ou en + infusion-décoction bain de pieds ou mains	Veinotonique
Gemmothérapie	BgMG **cèdre du Liban**, 5 gtt max./j	Pour peau mal vascularisée

Notre avis d'arom'expert

L'HV **calophylle**, l'huile vierge de **tamanu**, est utilisée ici non comme cosmétique mais pour ses vertus anti-inflammatoires, cicatrisantes, toniques et protectrices des vaisseaux sanguins.
L'HE **cyprès** est ici vasoconstrictrice, cicatrisante, veinotonique.
L'apport d'huile d'**onagre** par voie interne apporte les acides gras insaturés nécessaires au ciment cellulaire. Rappel : sauf grossesse.

Pensez-y !

L'engelure du pied est fréquemment due à un aspect traumatique s'ajoutant à la vasoconstriction due au froid. Il est conseillé aux personnes prédisposées d'éviter le port de chaussures serrées à bout pointu en hiver. Un bon chaussage est la première des préventions.

Les limites du conseil au naturel

L'engelure est un phénomène fréquent, bénin habituellement, mais une consultation médicale reste recommandée au début des symptômes pour l'établissement du diagnostic en cas de doute.

Épistaxis – Saignement de nez

Hémorragie nasale. De nombreuses causes possibles : traumatismes locaux, sécheresse nasale. Le traitement de la cause lorsqu'elle est connue devra accompagner le traitement symptomatique.

Conseils habituels du pharmacien au comptoir

Bloxang®
Homéopathie : **Homéoplasmine®, Cicaderma®** (pommade)

Et si vous osiez une efficacité équivalente au naturel ? Le bon choix : les huiles essentielles

HE ciste ladanifère (*Cistus ladaniferus*)

Personne cible	Que faire ?	Effet
Adultes Enfants + 7 ans	Mettez 1 gtt pure sur une mèche de coton si possible humectée d'HV à introduire dans la narine, quelques heures	Cicatrisant Hémostatique Antiseptique

HE alternative

HE géranium rosat

Personne cible	Que faire ?	Effet
Adultes Enfants + 7 ans	Même protocole	Cicatrisant Hémostatique Antiseptique

Synergie aromatique alternative : si hémorragie cutanée légère

HE ciste + HE géranium rosat

Personne cible	Que faire ?	Effet
Adultes Enfants + 7 ans	Associez 3 gtt HE **ciste** et 3 gtt HE **géranium rosat** sur une compresse appliquée localement matin et soir, 2 à 3 jours	Hémostatique Cicatrisant Régénérateur cutané

Les alliés naturels possibles de l'aromathérapie

En complément/ Au choix	Que faire ?	Effet
Apithérapie	Rien à notre connaissance	
Phytothérapie	On rapporte une utilisation ancienne de la poudre de **prêle** et de l'**achillée millefeuille** en externe	Hémostatique
Gemmothérapie	Rien à notre connaissance	

Notre avis d'arom'expert

L'HE **ciste ladanifère** est appelée « fermeture éclair » car ciste = cicatrisant, coagulant. Elle est excellente en cas de coupure de rasoir : appliquez 1 gtt pure sur la coupure.

Ladanifère vient de *labdanum*, « résine » secrétée par les branches et feuilles, rendant ainsi la plante collante au toucher. Cette résine odorante protège la plante de l'action déshydratante du soleil et, une fois distillée, nous fournit une HE très odorante utilisée en parfumerie et en aromathérapie.

Pensez-y !

Attitude recommandée : position assise tête penchée en avant en comprimant la narine qui saigne pendant au minimum 10 minutes. Si le saignement n'est pas stoppé, procéder à l'application d'une mèche hémostatique ; il est recommandé d'humidifier celle-ci au sérum physiologique pour la retirer facilement.

Les limites du conseil au naturel

Toute épistaxis non stoppée en 30 minutes ou récidivante fréquemment doit conduire à une prise en charge médicale. Il en est de même chez les personnes à risque : les hypertendus ou sous traitement anticoagulant.

Escarre

Atteinte cutanée due à la compression des tissus mous entre les structures osseuses et les surfaces dures. Elle peut aller de la simple rougeur à la nécrose des tissus mous adjacents. L'âge avancé, l'immobilité lors d'alitement, favorisent le risque d'escarres.

Conseils habituels du pharmacien au comptoir

Sanyrène®, Pansamiel®, Mepilex® Border Protect Sacrum et Talon
Homéopathie : **Hamamélis composé®** (pour favoriser la circulation sanguine cutanée)

Et si vous osiez une efficacité équivalente au naturel ? Le bon choix : les huiles essentielles

HE lavande vraie (*Lavandula angustifolia*)

Personne cible	Que faire ?	Effet
Tous	Mélangez 2 gtt à 1 c. c. HV **calophylle** et massez la zone 3 ×/j, jusqu'à guérison	Cicatrisant Régénérateur cutané Antiseptique Antalgique

HE complémentaire : si putride

HE laurier noble

Personne cible	Que faire ?	Effet
Adultes Enfants + 7 ans	Ajoutez 1 gtt HE **laurier noble** au mélange précèdent	Antiseptique ++ Anti-inflammatoire Antalgique

Synergie aromatique alternative

HE élémi de Manille + HE ciste + HE myrrhe + HE hélichryse italienne + HE niaouli

Personne cible	Que faire ?	Effet
Adultes	Dans 1 flacon compte-gouttes en verre ambré de 20 ml mélangez 12 gtt de HE **élemi, ciste, myrrhe** et **hélichryse italienne** + 6 gtt HE **niaouli,** complétez à 20 ml avec HV **calophylle** et EL **millepertuis** (50/50). Appliquez quelques gtt du mélange en effleurage périlésionnel à recouvrir ou pas de pansement hydrocolloïde (source M. Faucon)	Cicatrisant Régénérateur cutané Anti-inflammatoire Antiseptique

Les alliés naturels possibles de l'aromathérapie

En complément/ Au choix	Que faire ?	Effet
Apithérapie	**Miel de thym**, protocole du Dr Descottes (voir « Notre avis d'arom'expert ») Vaporisation d'extrait de **propolis** sur la zone à cicatriser	Cicatrisant Eutrophique
Phytothérapie	Après la douche savonneuse rincée de la plaie, nettoyez ou vaporisez des HA véritables, au choix **lavande**, **ciste**, **géranium**, **arbre à thé**, **laurier noble**, ou en mélange à parts égales	Anti-irritations Cicatrisant Régénérateur cutané Antiseptique Antalgique
Gemmothérapie	BgMG **olivier**, **cornouiller**, 15 gtt max./j selon besoin	Gangrène Antinécrose

Notre avis d'arom'expert

Selon le stade, les HE seront associées selon leur qualité :

- Cicatrisante, régénératrice : HE **lavande vraie**, HE **lavandin**, HE **ciste**, HE **élémi de Manille**
- Antiputride, anti-infectieuse : HE **laurier noble**, HE **arbre à thé**
- Anti-inflammatoire : HE **ciste**, HE **myrrhe**
- Antalgique : HE **camomille noble**

Prévention : sur les zones à risques, mélange à 3 % (source M. Faucon) : 0,5 ml (12 gtt) HE **lavandin super** + 0,4 ml (10 gtt) **hélichryse italienne** + 0,25 ml (6 gtt) **laurier noble**, 10 ml HV **calophylle** + 30 ml HV **rose musquée du Chili** QSP, effleurage de 3 min 2 à 3 ×/j.

Le protocole du Pr Descottes de Limoges au **miel de thym** ou **de lavande** donne d'excellents résultats : après avoir nettoyé la plaie au savon neutre, on applique la quantité de miel suffisante, on recouvre d'une compresse jusqu'au lendemain, où on refait le pansement. La compresse n'adhérera pas à la plaie.

Pensez-y !

La prévention des escarres passe avant tout par la mobilité et le soin apporté aux changements fréquents de position des personnes immobilisées, évitez de maintenir les personnes à risque dans une position fixe plus de 2 heures.

Les limites du conseil au naturel

Les escarres sont des phénomènes cutanés qui apparaissent volontiers chez des personnes déjà affaiblies et avec un état physique général dégradé. Les soins naturels proposés ne dispensent pas de la prise en charge médicale de ces patients à tous niveaux.

Estomac (maux d')

Ensemble de sensations douloureuses ressenties dans cette zone jusque dans l'œsophage. Elles peuvent faire suite à une hyperacidité (sensation de brûlure dans l'estomac), ou encore à un reflux gastro-œsophagien (ressenti comme des remontées acides jusque dans la gorge).

Conseils habituels du pharmacien au comptoir

Maalox®, Mopralpro®, Arkodigest® No Reflux
Homéopathie : **Gastocynésine®**

Et si vous osiez une efficacité équivalente au naturel ? Le bon choix : les huiles essentielles

HE camomille romaine (*Chamaemelum nobile*)

Personne cible	Que faire ?	Effet
Adultes Enfants + 7 ans	Avalez 1 gtt sur de la mie de pain 2 à 3 ×/j en cas d'irritations digestives, ou appliquez 1 gtt pure sur le plexus solaire 3 ×/j, 5 à 7 jours si besoin	Stomachique Anti-inflammatoire Antispasmodique Calmant du système nerveux central

HE complémentaire : si vous ressentez des douleurs spastiques

HE basilic tropical

Personne cible	Que faire ?	Effet
Adultes Enfants + 7 ans	Ajoutez en plus en massage 1 gtt d'HE **basilic tropical** sur le plexus solaire, même durée	Antispasmodique +++ Anti-inflammatoire Lâcher-prise Stomachique

Synergie aromatique alternative

Si c'est votre point faible (voir détails « Notre avis d'arom'expert »)

HE camomille romaine + HE basilic tropical + HE menthe poivrée

Personne cible	Que faire ?	Effet
Adultes Enfants + 7 ans (voir précautions fiche HE menthe poivrée)	Mélangez 1 gtt de chaque **HE** dans ½ c. c. HV en massage du plexus solaire 3 ×/j, 7 jours si besoin	Antispasmodique Anti-inflammatoire Antalgique Antiacide Lâcher-prise

Les alliés naturels possibles de l'aromathérapie

En complément/ Au choix	Que faire ?	Effet
Apithérapie	**Propolis** en extrait non alcoolique 10 gtt/j, 7 jours	Complète les vertus anti-inflammatoires des HE
Phytothérapie	Dans votre alimentation vous pouvez râper et infuser jusqu'à 4 g de racine de **gingembre** frais/j, 2 à 3 jours	Anti-inflammatoire Antiulcéreux
	Et sauf si vous souffrez d'hypertension artérielle vous pouvez prendre de la **réglisse** (racine), en gélules 3 ×/j (dose selon fabricant), après les repas 7 jours ou en carré de suc de réglisse	
Gemmothérapie	BgMG **figuier**, 15 gtt max./j selon besoin, cure de fond de 21 jours, arrêt 7 jours, à renouveler si besoin	Digestif Antistress (souvent source de maux d'estomac)

Notre avis d'arom'expert

L'HE **basilic tropical** dans la digestion est l'huile des patients toujours pressés qui traduisent leur stress en mangeant vite, sans mâcher, provoquant ainsi gastrite et dyspepsie.
Le menthol de l'HE **menthe poivrée** stimule le pancréas exocrine par le nerf vague ou le nerf n° X, qui ainsi sécrète bicarbonate, lipases, amylases, trypsine.
HE **camomille noble** = HE **camomille romaine**, mais diffère de HE **camomille matricaire**… Attention !
L'HE **gingembre**, 2 gtt en massage 3 doigts au-dessus du nombril après les 2 repas, calme la douleur d'un ulcère.

Pensez-y !

Des règles alimentaires sont de mises : attention à la quantité, à la sieste juste après le repas, à certains aliments (abus de café, boissons gazeuses, tomates, alcool, jus d'orange, épices) à éviter le temps du trouble.
Parfois les maux d'estomac coïncident avec un contexte de stress, on y réfléchit, on médite, on instaure une cure de magnésium ou d'un complexe antistress de plantes adaptées.

Les limites du conseil au naturel

Une consultation médicale reste fortement recommandée lorsque les symptômes deviennent récidivants, voire chroniques, lorsque la douleur est ressentie plusieurs heures après un repas, décrite « en coup de poignard », ou lorsqu'elle s'accompagne d'autres symptômes tels qu'une toux chronique, des maux de gorge ou une altération de l'état général.

Foie engorgé

Loin d'être une pathologie, le repas festif est un moment agréable de partage et de convivialité, mais ses conséquences digestives gâchent parfois le plaisir, comme les brûlures, nausées et lourdeurs digestives.

Conseils habituels du pharmacien au comptoir

Citrate de bétaïne®, Oxyboldine®
Homéopathie : **Gastrocynésine®, Carominthe®**, jeunes pousses fraîches de genévrier 1 DH pour un foie défaillant

Et si vous osiez une efficacité équivalente au naturel ? Le bon choix : les huiles essentielles

HE citron (*Citrus limon*) en prévention

Personne cible	Que faire ?	Effet
Adultes Enfants + 3 ans	Déposez 1 gtt sur de la mie de pain avant et/ou après le repas prévu	Stimulant digestif Lipolytique Hépatoprotecteur

HE alternative

HE pamplemousse, en remplacement d'HE **citron** en prévention

Personne cible	Que faire ?	Effet
Adultes Enfants + 3 ans	Déposez 1 gtt sur de la mie de pain avant ou après le repas prévu	Stimulant digestif Lipolytique Hépatoprotecteur

Synergie aromatique alternative

Préventive et curative si des nausées sont associées

HE citron + HE menthe poivrée

Personne cible	Que faire ?	Effet
Adultes Enfants + 7 ans (voir précautions fiche HE menthe poivrée)	Déposez 1 gtt de chaque sur de la mie de pain 2 à 3 ×/j, jusqu'à disparition des symptômes	Antinausées Détoxifiant Stimulant digestif Antiacide

Les alliés naturels possibles de l'aromathérapie

En complément/ Au choix	Que faire ?	Effet
Apithérapie	**Miel de romarin, de thym, d'acacia, de sarrasin,** 1 c. c. 3 ×/j, 3 à 4 jours	Estomac fragile
Phytothérapie	**Thym, romarin ou artichaut** (feuille), en infusion, 2 g de plante pour 1 tasse d'eau/j, jusqu'à amélioration des symptômes	Hépatoprotecteur Cholagogue cholérétique
Gemmothérapie	BgMG **romarin,** 15 gtt max./j dans 1 verre d'eau 15 min avant le repas, 21 jours, cure détox-draineur	Hépatoprotecteur Cholagogue cholérétique

Notre avis d'arom'expert

L'HE **citron** a été testée au Japon en diffusion sur le lieu de travail pour améliorer la productivité des employés. Pensez à l'expression « pressés comme des citrons ! » C'est aussi une HE très antiseptique en diffusion et c'est l'HE de la bonne humeur. Associer HE **citron** et HE **menthe poivrée** aura une action préventive et curative efficace.

Pensez-y !

Les repas festifs étant souvent riches en graisses et/ou en alcool, le foie est particulièrement sollicité. Une cure de drainage et de détoxification du foie en amont peut ainsi vous aider à passer des fêtes sereines.

Les limites du conseil au naturel

La modération a bien meilleur goût ! Si l'inconfort dure, la consultation d'un nutritionniste s'impose.

Gingivite – Parodontite

Inflammation des gencives, irritation, rougeur, gonflement, voire saignements, première phase de la maladie parodontale. Non traitée, la maladie peut aller jusqu'au déchaussement dentaire : à ne pas négliger !

Conseils habituels du pharmacien au comptoir

Arthrodont®, Pansoral gel®

Et si vous osiez une efficacité équivalente au naturel ? Le bon choix : les huiles essentielles

HE laurier noble (*Laurus nobilis*)

Personne cible	Que faire ?	Effet
Adultes Enfants + 7 ans	Badigeonnez vos gencives avec 1 gtt sur un Coton-Tige et/ou 1 gtt sur la brossette interdentaire pour finaliser le nettoyage des interstices dentaires	Antiseptique Anti-inflammatoire Antalgique

HE complémentaire

Si saignement gingival

HE géranium rosat

Personne cible	Que faire ?	Effet
Adultes Enfants + 7 ans	Associez HE **géranium rosat** en application locale ou sur les brossettes	Hémostatique Cicatrisant Anti-inflammatoire

Synergie aromatique alternative

Si parodontite avérée

HE giroflier + HE laurier noble + HE arbre à thé

Personne cible	Que faire ?	Effet
Adultes	Dans 1 flacon compte-gouttes en verre ambré de 5 ml préparez votre mélange prêt en cas de parodontite avérée avec 5 gtt HE **arbre à thé** + 5 gtt HE **giroflier** + 10 gtt HE **laurier noble**, ajoutez 4 ml EL **calendula**. Massez vos gencives après chaque brossage et en cas de besoin	Antiseptique ++ Antalgique ++ Anti-inflammatoire ++ Antimycosique

Les alliés naturels possibles de l'aromathérapie

En complément/ Au choix	Que faire ?	Effet
Apithérapie	Spray extrait alcoolique de **propolis** dans la cavité buccale	Anti-inflammatoire Antiseptique Cicatrisant
Phytothérapie	Infusion de **camomille** (fleur), **ronce** ou **sauge officinale** (feuille) en bain de bouche, 1 c. s. plantes pour 1 tasse d'eau	Adoucissant
Gemmothérapie	Rien à notre connaissance	

Notre avis d'arom'expert

HE **laurier noble** : on utilise ici ses propriétés antiputrides, antinécrosantes, antalgiques. C'est un superbe antiseptique, formule biochimique bien équilibrée face aux bactéries, virus et champignons. Ne pas hésiter à l'utiliser en bain de bouche naturel : 5 gtt HE **laurier noble** dans ½ verre d'eau tiède après chaque lavage de dents ou dans une ampoule de plasma de Quinton. Belle HE très utile en olfactothérapie, elle donne le courage, la confiance en soi.

Pensez-y !

Le choix de la brosse à dents et du dentifrice pour les soins dentaires quotidiens (dans l'idéal 2 à 3 ×/j) est primordial. La brosse à dents doit être souple, permettant un brossage efficace partant de la gencive sensible. Le dentifrice est choisi pour son action anti-inflammatoire en période de crise, mais le relais quotidien doit être fait avec un dentifrice de prévention du tartre voire une pâte saline.
Connaissez-vous la méthode de l'***oil pulling***, provenant de la médecine ayurvédique ? Ce traitement consiste à prendre 1 c. c. d'HV **coco** (on peut aussi utiliser de l'HV **sésame**) dans sa bouche puis de procéder à un bain de bouche énergique en faisant circuler l'huile pendant 5 à 20 minutes. Excellent en traitement préventif.

Les limites du conseil au naturel

La gingivite n'est pas toujours une maladie bénigne : lorsqu'elle évolue, c'est la parodontite, une infection de la gencive et de l'os qui entoure les dents, entraînant une destruction des tissus parodontaux qui soutiennent les dents. Lorsque la maladie progresse encore, une poche parodontale se forme entre la gencive et la dent, devenant rapidement le réceptacle de bactéries et de tartre, aggravant l'irritation de la gencive et empêchant la guérison. À son stade le plus avancé, la parodontite provoque la chute des dents. Tous ces éléments concourent à recommander une consultation médicale ou dentaire lors de toute gingivite qui dure, ou avec des douleurs dentaires associées.

Gorge (maux de) – Aphonie

Maux de gorge : Douleur associée à une rougeur, éventuellement à des plaques ou points blancs.
Aphonie : Incapacité à émettre des sons due à une infection virale ou un surmenage vocal, retrouvée lors d'une laryngite, inflammation du larynx et des cordes vocales. La dysphonie est un stade intermédiaire où l'émission de sons est possible mais la voix modifiée.

Conseils habituels du pharmacien au comptoir

Maux de gorge : **Lysopaïne®, Maxilase®, Drill Alfa-Amylase®, Drill®**
Aphonie : **Euphon®**
Homéopathie : **Homéogène 9®, Homéovox®, Pâtes Sambucus®, Voxpax®**

Et si vous osiez une efficacité équivalente au naturel ? Le bon choix : les huiles essentielles

HE thym à thujanol (*Thumus vulgaris* CT thujanol)
ou **HE arbre à thé** (*Melaleuca alternifolia*)

Personne cible	Que faire ?	Effet
Adultes Enfant + 7 ans	Avalez 2 gtt dans 1 c. c. miel ou HV, 3 ×/j Si problème de goût, diluez 2 gtt dans 1 c. c. HV et massez sur le cou, 48 h (si pas d'amélioration consultation médicale nécessaire)	Anti-infectieux puissant

HE complémentaires

HE cyprès (si toux d'irritation en plus) ou **HE eucalyptus citronné** (si inflammation sévère en cas de maux de gorge)

Personne cible	Que faire ?	Effet
Adultes Enfant + 7 ans	Diluez une 1 gtt d'HE choisie dans un peu d'HV en massage de la gorge 3 à 5 jours	Antispasmodique Antitussif (cyprès) Anti-inflammatoire ++ (eucalyptus citronné)

Synergies aromatiques complémentaires

Maux de gorge :
HE arbre à thé + HE géranium rosat
Aphonie :
HE eucalyptus citronné + HE lavande vraie

Personne cible	Que faire ?	Effet
Adultes Enfants + 7 ans	3 gtt HE **arbre à thé** + 3 gtt HE **géranium rosat** dans 1 verre d'eau tiède, agitez et gargarisez-vous 3 ×/j, jusqu'à amélioration	Antiseptique Adoucissant Régénérateur muqueuse
	3 gtt HE **eucalyptus citronné** + 3 gtt HE **lavande vraie** dans 1 verre d'eau tiède, agitez au moment de l'emploi 3 ×/j, jusqu'à amélioration	Anti-inflammatoire Antalgique Cicatrisant

Les alliés naturels possibles de l'aromathérapie

En complément/ Au choix	Que faire ?	Effet
Apithérapie	**Propolis** en gommes, spray ou tablette, posologie sur les boîtes. Pratique à prendre dans la journée tout en travaillant	Anti-inflammatoire Antiseptique Antalgique
	Le soir, vous pouvez effectuer un gargarisme au **miel de montagne**, **de thym** ou **de lavande**, 1 c. c. diluée dans 1 verre d'eau tiède	Adoucissant cicatrisant
Phytothérapie	Aphonie : **Erysimum** (partie aérienne fleurie), en TM 20 gtt 2 à 3 ×/j, ou en infusion 5 g plante sèche/tasse 3 ×/j, jusqu'à amélioration des symptômes	Anti-inflammatoire Antalgique
	Maux de gorge : EPS **cyprès** + **échinacée pourpre,** 1 c. c. 3 ×/j, 5 jours	Renforce l'immunité
Gemmothérapie	BgMG **cassis** + **rosier sauvage**, 15 gtt max. le matin selon besoin	Anti-inflammatoire Antiallergique Antalgique Stimulant immunité

Notre avis d'arom'expert

Maux de gorge

L'HE **arbre à thé** stimule la capacité bactéricide des leucocytes.

HE **eucalyptus citronné**, à ne pas confondre avec **eucalyptus radié** et **eucalyptus globuleux**. Ici HE grande anti-inflammatoire bien supportée.

L'HE **géranium rosat** adoucit et régénère la muqueuse.

Aphonie

HE **thym à thujanol** : HE rare, HE d'altitude ; le chémotype « thujanol » monoterpénol est bien toléré par les enfants.

Autres chémotypes possibles pour le thym : thymol, carvacrol, linalol, géraniol, paracymène. Il est important de bien lire le nom des molécules inscrites sur l'emballage de l'HE, l'activité thérapeutique dépendant de la structure biochimique.

- Les phénols ont une action plus anti-infectieuse, les monoterpénols sont en plus immunostimulants.
- Thymol, carvacrol : phénols à large spectre (pour adultes).
- Linalol, géraniol, thujanol : monoperténols à large spectre (enfants).

Voir monographie des HE thyms.

Autres thyms très proches : *Thymus saturejoides* à bornéol, monoterpénol large spectre, antiasthénique (et anti-Tanguy), et *Thymus mastichina* (Espagne) à 1,8-cinéole, oxyde, très actif contre l'acné.

HE **cyprès** : ici pour ses vertus antitussives, antispasmodiques.

Depuis octobre 2019, vous trouvez dans les pharmacies des « **TROD** » (test rapide d'orientation diagnostique), qui ainsi déterminent les angines susceptibles d'être soignées par antibiothérapie.

Pensez-y !

Les produits de la ruche sont de très bons alliés pour gorge et voix : miel adoucissant, cicatrisant, propolis antivirale et anti-inflammatoire, gelée royale immunostimulante, issus de l'agriculture bio évidemment !

Les limites du conseil au naturel

Une consultation médicale est fortement recommandée si les symptômes persistent plus de 2 jours, ou si au moins deux des critères suivants sont présents :

- Fièvre importante, ganglions ;
- Atteinte des amygdales (traduite par une sensation de gêne lors de l'alimentation), absence de toux (signifiant que la cause est autre que l'irritation provoquée par un écoulement nasal arrière dans le fond de gorge). Votre médecin pourra notamment décider de la pertinence d'une éventuelle prescription d'antibiotiques.

Goutte (crise de)

Inflammation subite d'une articulation provoquée par un dépôt d'acide urique en excès dans le sang avec douleur et gonflement important. Le gros orteil est le plus touché.

Conseils habituels du pharmacien au comptoir

NurofenFlash®, Advil®, Voltaren®

Et si vous osiez une efficacité équivalente au naturel ? Le bon choix : les huiles essentielles

HE gaulthérie couchée ou odorante (*Gaultheria procumbens* ou *fragrantissima*)

Personne cible	Que faire ?	Effet
Adultes (voir précautions fiche HE)	Diluez 1 gtt dans ½ c. c. HV **calophylle** ou EL **arnica,** massez la zone 3 ×/j, 10 jours	Antalgique Anti-inflammatoire

HE complémentaire

HE genévrier

Personne cible	Que faire ?	Effet
Adultes	Avalez 2 gtt HE **genévrier** sur 1 c. c. HV aux 3 repas, 1 sem seulement	Drainant Anti-inflammatoire Antalgique

Synergie aromatique complémentaire

HE gaulthérie + HE romarin à camphre + HE laurier noble

Personne cible	Que faire ?	Effet
Adultes (voir précautions fiche HE gaulthérie)	Versez 3 gtt de chaque HE dans 1 c. c. base de bain à disperser dans 1 bassine d'eau tiède. Bain de pieds 1 ×/j, si besoin	Antalgique Anti-inflammatoire Antinévralgique

Les alliés naturels possibles de l'aromathérapie

En complément/ Au choix	Que faire ?	Effet
Apithérapie	**Miel de bruyère,** 1 c. c. 3 ×/j	Diurétique Antioxydant Antalgique

En complément/ Au choix	Que faire ?	Effet
Phytothérapie	Cure détox de 21 jours pour éliminer les cristaux : **orthosiphon** (feuille), **lespédéza** (partie aérienne), **radis noir** (racine), si possible associés en TM, 25 gtt du mélange ou EPS 1 c. c., 2 ×/j, + 3 gtt HE **citron** dans la prise	Détoxifiant Draineur rénal Anti-acide
Gemmothérapie	BgMG **cassis**, **bouleau**, **genévrier**, 15 gtt max./j selon besoin	Anti-inflammatoire Draineur Uricolytique

Notre avis d'arom'expert

HE **gaulthérie couchée** : ≥ 99 % de salicylate de méthyle sous forme de monotropitoside, se méfier des HE falsifiées par le salicylate de méthyle de synthèse.
Pas de différence notable entre *G. fragantissima et G. procumbens.*
Principale interaction médicamenteuse de la **gaulthérie** : fluidifiants sanguins à prendre en compte ainsi que l'allergie aux salicylés.
L'HE **genévrier** favorise l'excrétion de l'acide urique. Mais la voie orale est toujours donnée sur une durée courte (1 semaine).
Les cures détox phyto ou gemmo au choix sont aussi recommandées avec tous les traitements d'allopathie antigoutte.

Pensez-y !

L'alimentation joue un rôle important dans le développement de la goutte, il est important d'éviter les aliments riches en substances puriques, tels que les abats, certains poissons, le vin de Bourgogne, etc.

Les limites du conseil au naturel

La goutte est une maladie chronique et doit être suivie médicalement afin qu'un traitement soit mis en place.

Grippe – Syndrome grippal

Grippe : infection causée par le virus *Myxovirus influenzae.*
Syndrome grippal : ensemble des symptômes causés par la grippe ou d'autres virus proches de celle-ci, fièvre (début brutal possible), céphalées, courbatures, frissons, sensation de malaise général, ainsi que des symptômes associés, rhinorrhée ou toux sèche. Fatigue persistante souvent 10-15 jours.

Conseils habituels du pharmacien au comptoir

Advil®, Nurofen®, Intralgis®, Doliprane®, Efferalgan®, Fervex®
Homéopathie : **Oscillococcinum®** (antigrippe : 1 dose 3 × le 1er jour, puis 2 ×/j pendant 3 jours)

Et si vous osiez une efficacité équivalente au naturel ?
Le bon choix : les huiles essentielles

HE cannelle de Ceylan (écorce) (*Cinnamomum zeylanicum*)

Personne cible	Que faire ?	Effet
Adultes	Dès que possible formule « **bazooka** », voir p. 154 : 2 gtt + 2 gtt HE **citron** (obligatoire) dans 1 c. c. huile de table à avaler avant les 3 repas 48 h max., puis 2 ×/j, 4 jours suivants	Puissant antiseptique Large spectre +++ Stimulant Protecteur hépatique, antiseptique (HE citron)

HE complémentaire

HE ravintsara

Personne cible	Que faire ?	Effet
Adultes	2 gtt HE **ravintsara** à l'intérieur d'un poignet à masser contre l'autre matin et soir 10 jours	Immunostimulant Antiviral Fluidifiant, expectorant

Synergie aromatique complémentaire

HE citron + HE eucalyptus radié + HE pin sylvestre

Personne cible	Que faire ?	Effet
Adultes	Mélangez 5 gtt HE **citron** + 3 gtt HE **eucalyptus radié** + 2 gtt HE **pin sylvestre** et diffusez 20 min 3 ×/j	Antiseptique aérien pour soi et pour l'entourage

Les alliés naturels possibles de l'aromathérapie

En complément/ Au choix	Que faire ?	Effet
Apithérapie	**Propolis** en TM 20 gtt/j, cure de 10 jours, **Miel de thym** pour les prises d'HE ou pour les infusions, 10 jours	Antiseptique ++ Anti-inflammatoire
Phytothérapie	En concomitance infusions de **thym** ou **eucalyptus** (feuille), 1 c. c. plantes/tasse, infusion de 10 min 3 tasses/j, et sucez des comprimés d'**acérola** (vit. C) le matin	Antiseptique pulmonaire Immunostimulant
Gemmothérapie	BgMG **cassis** avant 16 h, 5 à 15 gtt/j, 10 jours	Anti-inflammatoire
	BgMG **aulne glutineux**, 5 à 15 gtt/j selon besoin en concomitance	Anti-inflammatoire Antibiotique Antisuppuratif
	Une association **cassis-rosier sauvage-sapin pectiné** existe	Immunostimulant Préventif, curatif

Notre avis d'arom'expert

<u>Notre conseil</u> : pour toutes infections ORL, pulmonaires, digestives, urinaires, n'hésitez pas à utiliser la formule « bazooka » si après 2 jours de traitement plus classique et léger les symptômes ne régressent pas ! Voir fiches « Infections ».

Pensez-y !

Avec une fièvre importante, veillez à une hydratation régulière. Infusions +++.
Attention à la contagiosité très importante : mouchoirs en papier à usage unique, lavage des mains, solutions hydro-alcooliques… Diffusion +++.

Les limites du conseil au naturel

Les états grippaux sont généralement d'origine virale, la thérapeutique se résume donc essentiellement à soulager les différents symptômes. Cependant, l'apparition d'une fièvre particulièrement brutale ou intense, ou une altération importante de l'état général, doit amener à consulter, la surinfection bactérienne des infections virales étant toujours possible.

Hématome – Cocard – Ecchymose sous l'ongle

Collection de sang dans une cavité naturelle ou dans un tissu suite à une hémorragie. Très fréquent en cas de choc, s'accompagne d'une douleur à la palpation.

Conseils habituels du pharmacien au comptoir

Hemoclar®, Arnican®
Homéopathie : **Arnicalme®, Arnicagel®**

Et si vous osiez une efficacité équivalente au naturel ? Le bon choix : les huiles essentielles

HE hélichryse italienne (*Helichrysum italicum*)

Personne cible	Que faire ?	Effet
Adultes Enfants + 7 ans	Selon la taille de l'hématome 1 à 2 gtt pures en massage léger en cercle du centre vers le bord de celui-ci (centrifuge) ou 3 gtt diluées dans ½ c. c. EL **arnica** (ou HV **calophylle**) si surface + importante, 3 ×/j jusqu'à disparition	Fibrinolytique Mange bleus Anti-inflammatoire

HE complémentaire

HE lavande vraie

Personne cible	Que faire ?	Effet
Tous	Si besoin ajoutez 1 gtt HE **lavande vraie**	Antalgique circulatoire Anti-inflammatoire

Synergie aromatique alternative

Si hématome ancien

HE hélichryse italienne + HE cyprès + HE lavande vraie

Personne cible	Que faire ?	Effet
Adultes	Pour un hématome ancien, mélangez 1 gtt HE **hélichryse italienne** + 1 gtt HE **cyprès** + 1 gtt HE **lavande vraie** dans 1 c. c. HV **macadamia** ou **calophylle**, massez matin et soir, plusieurs sem	Fibrinolytique Anti-inflammatoire Décongestionnant

Les alliés naturels possibles de l'aromathérapie

En complément/ Au choix	Que faire ?	Effet
Apithérapie	Rien à notre connaissance	
Phytothérapie	**Arnica** (fleur), EL en massage ou TM en compresse	Antiecchymotique
	Mélilot (sommité fleurie), en gélules (dose selon fabricant)	Diminue perméabilité capillaire
Gemmothérapie	Rien à notre connaissance	

Notre avis d'arom'expert

Le « cocard » : sur le visage, il est possible d'utiliser 1 gtt HE **hélichryse italienne** en diluant cette HE dans 1 noisette HV **calophylle** ou **macadamia** ou **arnica** et en l'appliquant toujours vers l'extérieur du cocard 3 à 4 ×/j. Cela évitera au visage de passer par toutes les couleurs.

« Ongle noir » = hématome sous-unguéal : suite à un coup de marteau malhabile, une porte qui claque, pour coureur de course à pied… : immédiatement, application HE **hélichryse italienne** + HE **menthe poivrée** pures entre la pulpe et l'ongle 3 à 4 ×/j, agir avant les 48 h (attention menthe poivrée pas avant 7 ans, etc.). Il est conseillé de faire percer l'ongle par un pédicure podologue si l'hématome est important, application HE antiseptiques avant et après, recueillir le sang avec une compresse, et faire un pansement avec HE antiseptiques (**lavande vraie**, **arbre à thé**).

Chirurgie esthétique : en postopératoire pour ses qualités antiecchymotiques et anti-œdémateuses, HE **hélichryse italienne** est la reine.

Pensez-y !

Souvent l'hématome s'accompagne d'un gonflement ou œdème, lors des lésions articulaires (entorse de cheville par exemple). L'application de froid et l'élévation du membre sont deux réflexes de base à adopter pour diminuer ce gonflement et ainsi favoriser la résolution du traumatisme.

Les limites du conseil au naturel

Il est évident qu'une consultation médicale s'impose en cas de choc ou traumatisme important, afin de faire un bilan précis des lésions.

Hémorroïdes (crise d') – Fissure anale

Dilatation-inflammation du réseau vasculaire anal. La crise consiste en un ensemble de sensations de douleur, pesanteur, démangeaison, brûlure, et peut s'accompagner de saignements en fin de selles.

Conseils habituels du pharmacien au comptoir

Sédorrhoïde®, Titanoreïne®, Daflon®
Homéopathie : **Avenoc® pommade**

Et si vous osiez une efficacité équivalente au naturel ? Le bon choix : les huiles essentielles

HE cyprès (*Cupressus sempervirens* var. *stricta*)

Personne cible	Que faire ?	Effet
Adultes	Appliquez localement 1 ou 2 gtt diluées avec 1 gtt HV **calophylle** 3 ×/j le temps de la crise	Veinotonique Vasoconstricteur Décongestionnant veineux

HE complémentaire : si saignement
HE ciste ladanifère

Personne cible	Que faire ?	Effet
Adultes	Associez au mélange précèdent 1 gtt HE **ciste**	Hémostatique Cicatrisant

HE complémentaire : si douleurs
HE eucalyptus citronné

Personne cible	Que faire ?	Effet
Adultes	Associez à HE **cyprès** 1 gtt HE **eucalyptus citronné**	Anti-inflammatoire ++

Les alliés naturels possibles de l'aromathérapie

En complément/ Au choix	Que faire ?	Effet
Apithérapie	1 suppositoire à la **propolis** matin et soir	Anti-inflammatoire ++ Antalgique Cicatrisant

En complément/ Au choix	Que faire ?	Effet
Phytothérapie	Au choix : **Marronnier d'Inde** (graine), en EPS 2 c. c./j ou en gélules (dose selon fabricant) **Vigne rouge** (feuille), *idem* **Fragon petit houx** (rhizome), en gélules (dose selon fabricant)	Vasoconstricteur Veinotonique Anti-inflammatoire
Gemmothérapie	BgMG **marronnier et sorbier**, 15 gtt max./j, 10 jours	Anticongestif veineux

Notre avis d'arom'expert

Précautions d'emploi avec l'HE **cyprès** : HE œstrogénomimétique, à ne pas utiliser en cas de mastose et cancer œstrogénodépendant pour les femmes.
Fissure anale : 1 gtt HE **ciste ladanifère** + 1 gtt HE **géranium rosat** dans ½ c. c. HV **calophylle** ou EL **calendula** en application, si possible 3 ×/j. Prise d'**acérola** pour la cicatrisation. Ne pas oublier de lutter contre la constipation.
Faites attention à l'alimentation : évitez épices, alcool et tout ce qui peut vous constiper.

Pensez-y !

La douleur d'une crise hémorroïdaire peut être intense, ne prenez pas n'importe quel antalgique, certains sont contre-indiqués, induisant une constipation, risquant de retarder la résolution de la crise. Au contraire, la constipation peut être combattue par des laxatifs doux.

Les limites du conseil au naturel

Lors d'un premier épisode, ou si des douleurs importantes sont associées, ou avec un prolapsus ou un saignement rectal brutal, une consultation médicale est recommandée. Tout épisode chez les plus de 50 ans ou avec antécédents de cancer colorectal doit également être surveillé médicalement.

Herpès labial – Bouton de fièvre – Zona

Éruption vésiculeuse puis croûteuse, localisée au bord de la lèvre, appelée « **bouton de fièvre** ». Contagieuse, cette éruption est une récurrence du virus Herpès simplex type 1 (HSV 1) virus latent tout au long de la vie une fois la personne contaminée. Ce bouton disparaît spontanément en une dizaine de jours, mais l'inconfort (picotements, brûlures, esthétique) encourage à le traiter.

Conseils habituels du pharmacien au comptoir

Zovirax®, Aciclovir®, Erazaban®
Homéopathie : **Vaccinotoxinum 30 CH, Apis mellifica 15 CH, Rhus toxicodendron 9 CH, Mezereum 9 CH** (antidémangeaison, accélérateur de guérison)

Et si vous osiez une efficacité équivalente au naturel ? Le bon choix : les huiles essentielles

HE arbre à thé (*Melaleuca alternifolia*)

Personne cible	Que faire ?	Effet
Adultes Enfants + 3 ans	Appliquez 1 gtt pure sur la lésion 5 ×/j	Antimultiplication virale Cicatrisation antiseptique Anti-inflammatoire

HE complémentaire

HE ravintsara

Personne cible	Que faire ?	Effet
Adultes	Avalez 2 gtt HE **ravintsara** sur de la mie de pain 3 ×/j	Immunostimulant Antiviral

Synergie aromatique alternative

HE arbre à thé + HE lavande vraie ou aspic + HE lemongrass

Personne cible	Que faire ?	Effet
Adultes	Dans 1 flacon compte-gouttes en verre ambré de 5 ml mélangez 25 gtt de chacune des HE et en cas de besoin massez localement la lésion avec 1 gtt/j	Antiviral Cicatrisant Anti-inflammatoire

Les alliés naturels possibles de l'aromathérapie

En complément/ Au choix	Que faire ?	Effet
Apithérapie	Massez 1 noisette de **miel** sur la lésion dès que possible 5 ×/j	Cicatrisant Antiviral
	Application TM ou extrait non alcoolique de **propolis** 5 ×/j	Anti-inflammatoire Immunostimulant
Phytothérapie	**Échinacée pourpre** (racines), décoction à boire tout le long de la journée ou gélules (dose selon fabricant) 3 ×/j, 21 jours	Immunostimulant
	Mélisse (partie aérienne), en infusion par voie orale et voie locale	Immunostimulant Antiviral
Gemmothérapie	BgMG **rosier sauvage**, 15 gtt max./j selon besoin	Immunostimulant
	En cas de récidive BgMG **chêne** ou **orme** 15 gtt max./j selon besoin	Draineur cutané

Notre avis d'arom'expert

Zona cutané (dû au virus herpès type 3 comme la varicelle) **:** quelques gtt du mélange aromatique suivant à appliquer le long du trajet douloureux 5 à 6 ×/j, de 1 à 2 semaines : dans un flacon de 15 ml, mélangez 10 gtt HE **thym thymol** + 40 gtt HE **menthe poivrée** + 120 gtt HE **arbre à thé** + 40 gtt HE **lavande fine** ou **lavande aspic** + EL **millepertuis** (mais si expo au soleil utilisez **calophylle** ou **argan**) QSP 15 ml.

Plus vite après le diagnostic sera appliqué ce mélange, plus vite le résultat sera obtenu. La lavande et la menthe poivrée calment la douleur, la brûlure ; et le thym, la menthe poivrée et l'arbre à thé luttent contre la multiplication virale.

- Drainage avec **pensée sauvage** ou **pissenlit** ou **artichaut** 21 jours en gélules, TM ou EPS.
- Douleurs post-zostériennes : même mélange aromatique matin et soir, 3 à 4 semaines.

Pensez-y !

Attention à la contagiosité… Lavage des mains ou utilisation de gel hydroalcoolique systématique avant et après chaque soin local du bouton ; ne pas le toucher le reste du temps. Limitez les bisous, évitez l'échange de couverts, verres, sticks à lèvres.

Les limites du conseil au naturel

Une consultation médicale est recommandée en cas de nombreuses récidives (au moins 6 par an), en cas de grossesse ou d'immunodépression.

Hoquet

Série de contractions spasmodiques involontaires du diaphragme, avec fermeture brusque de la glotte et bruit caractéristique à intervalles réguliers.

Conseils habituels du pharmacien au comptoir

Aucun, juste de l'eau et bien respirer.

Et si vous osiez une efficacité équivalente au naturel ? Le bon choix : les huiles essentielles

HE basilic exotique ou tropical (*Ocimum basilicum*)

Personne cible	Que faire ?	Effet
Adultes Enfants + 7 ans	Appliquez 1 gtt sur le sternum ou 1 gtt sur de la mie de pain à avaler, recommencez 10 min après si besoin	Antispasmodique puissant

HE alternative

Adulte

HE estragon

Personne cible	Que faire ?	Effet
Adultes Enfants + 7 ans	Même protocole	*Idem*

HE alternative

Pour enfants moins de 7 ans

HE mandarine

Personne cible	Que faire ?	Effet
Enfants 3 à 7 ans Femmes enceintes et allaitantes	Appliquez 1 gtt sur le sternum ou 1 gtt sur de la mie de pain à avaler	Antispasmodique

Les alliés naturels possibles de l'aromathérapie

En complément/Au choix	Que faire ?	Effet
Apithérapie	Rien à notre connaissance	
Phytothérapie	Rien à notre connaissance	
Gemmothérapie	BgMG **figuier**, 5 à 15 gtt/j selon besoin	Digestif Calmant Antiangoisse

Notre avis d'arom'expert

Ne pas confondre les HE de basilic (*Ocimum basilicum*) entre elles :

- **Basilic tropical CT méthylchavicol** (= estragol), action antispasmodique puissante = le « Spasfon® » aromatique des adultes
- **Basilic européen CT linalol** (pistou provençal), calmant, harmonisant

Pensez-y !

Il existe toute une variété de techniques traditionnelles permettant d'arrêter le hoquet, comme le verre d'eau bu lentement, la peur soudaine ou encore l'apnée temporaire. À tester selon vos envies.

Les limites du conseil au naturel

Lorsque le hoquet ne cède pas aux techniques habituelles, ou à l'attente, on parle de hoquet persistant (plus de 48 h), voire de hoquet réfractaire (plus de 1 mois). Cela est rare mais une consultation médicale est recommandée.

Hypercholestérolémie

Taux excessif de cholestérol sanguin.

Conseils habituels du pharmacien au comptoir

Compléments alimentaires à base de **levure de riz rouge**.

Et si vous osiez une efficacité équivalente au naturel ? Le bon choix : les huiles essentielles

HE romarin à verbénone (*Rosmarinus officinalis* CT verbénone)

Personne cible	Que faire ?	Effet
Adultes	Diluez 1 gtt dans ½ c. c. HV **olive** ou **onagre**, à prendre matin et soir avant le repas, cure de 21 j/mois, 4 ×/an	Régulateur hépatobiliaire Détoxifie Rééquilibre

HE complémentaire

HE hélichryse italienne

Personne cible	Que faire ?	Effet
Adultes	Diluez 1 gtt dans ½ c. c. HV **olive** ou **onagre** à avaler avec HE **romarin à verbénone** 2 ×/j, 21 j/mois, 4 ×/an	Régulateur des apolipoprotéines A et B

Synergie aromatique complémentaire

Aux changements de saison en plus du traitement habituel

HE citron + HE carotte (semences)

Personne cible	Que faire ?	Effet
Adultes	Mélangez 1 gtt de chaque HE dans ½ c. c. HV, à prendre matin et soir avant le repas, cure de 21 jours	Inhibition oxydation LDL Antioxydant Hypolipidémiéant Détoxifiant

Les alliés naturels possibles de l'aromathérapie

En complément/ Au choix	Que faire ?	Effet
Apithérapie	**Propolis** en extrait non alcoolique 2 gtt par jour + **miel** et cure de **pollen**, 21 jours aux changements de saison	Antioxydant Cholérétique Probiotique

En complément/ Au choix	Que faire ?	Effet
Phytothérapie	Au choix **ail** (bulbe), artichaut (feuille), chardon-marie (graine), **chrysanthellum** ou **camomille d'or** (sommité fleurie), en EPS ou gélules (dose selon fabricant), cure de 21 jours	Hépatoprotecteur Cholérétique Draineur du foie
Gemmothérapie	BgMG **romarin, olivier, tilleul,** 15 gtt max./j selon besoin ET/OU BgMG **genévrier**, véritable Kärcher du foie, posologie douce au départ, 3 à 5 gtt/j pour éviter nausées, cure de 21 jours	Hépatoprotecteur Cholérétique Draineur du foie

Notre avis d'arom'expert

On utilisera HE **hélichryse italienne** par voie orale seulement après une consultation médicale.

HE **romarin à verbénone** prise à faible dose = lipolytique et hépatoprotectrice (par cétones 13 %, dont verbénone jusqu'à 30 % et camphre jusqu'à 7 %).

Les sesquiterpénols de l'HE **carotte** (semence) ont une action antioxydante, anticholestérolémiante (carotol) et détoxifiante (daucol).

L'HE **citron** aura, grâce à des monoterpènes très lipophiles, une action antioxydante du cholestérol LDL (γ-terpinène) et hypolipidémiante (d-limonène).

La prise de véritables HA, **carotte** + **menthe poivrée,** 1 c. s. du mélange dans 1 l d'eau à boire tout le long la journée, 3 semaines 2 ×/an, permet un drainage de fond en douceur.

Propolis + **miel** augmentent les sels biliaires, qui se combinent au cholestérol au niveau intestinal et aident à l'éliminer.

Voir avec un conseiller en micronutrition la prise de probiotiques ++.

Pensez-y !

La première des stratégies à adopter en cas d'hypercholestérolémie est une modification des habitudes alimentaires, toujours utile et parfois suffisante pour retrouver un taux de cholestérol conseillé.

Les limites du conseil au naturel

L'hypercholestérolémie n'est pas une pathologie en soi, mais un facteur de risque cardio-vasculaire, qui doit être pondéré par de nombreuses autres données personnelles. Les conseils au naturel, bien qu'utiles, ne doivent pas dispenser d'un suivi médical régulier.

Hypertension artérielle

Chiffres tensionnels supérieurs à 140/90 mmHg. Il s'agit d'un seuil d'augmentation de risque cardio-vasculaire. On ne saurait prétendre ici solutionner cette pathologie, mais accompagner les patients sous traitement médical au mieux de manière naturelle.

Conseils habituels du pharmacien au comptoir

Aucun médicament sans ordonnance

Et si vous osiez une efficacité équivalente au naturel ? Le bon choix : les huiles essentielles

HE ylang-ylang (*Cananga odorata*)

Personne cible	Que faire ?	Effet
Adultes	Appliquez 1 gtt pure en massage au pli du poignet et « sniffez » au flacon ou stick inhalateur + 1 gtt à avaler sur un peu de miel 3 ×/j, 3 sem, à renouveler si besoin après pause de 7 jours	Hypotensif Calmant Relaxant

HE complémentaire : à privilégier en cas de problème avec l'odeur de l'ylang-ylang

HE lavande vraie

Personne cible	Que faire ?	Effet
Adultes	Appliquez 1 gtt pure en massage au pli du poignet et « sniffez » au flacon + 1 gtt à avaler sur un peu de miel 3 ×/j, *idem*	Hypotensif Calmant Relaxant

Synergie aromatique alternative

HE ylang-ylang + HE lavande vraie + HE marjolaine

Personne cible	Que faire ?	Effet
Adultes	Mélangez 1 gtt de chaque dans ½ c. c. HV en massage du plexus solaire 2 ×/j 3 sem, pause 1 sem, reprise si nécessaire.	Hypotensif Relaxant Équilibrant

Les alliés naturels possibles de l'aromathérapie

En complément/ Au choix	Que faire ?	Effet
Apithérapie	**Miel d'oranger, lavande**, ou **tilleul** pour avaler les HE	Calmant

En complément/ Au choix	Que faire ?	Effet
Phytothérapie	En infusion ou TM : **Ail des ours** (plante entière) **Olivier** (feuille) **Aubépine** (sommité fleurie) **Orthosiphon** (feuille)	Hypotensif Régulateur cardiaque Diurétique
	Passiflore (sommité fleurie), en EPS 1 c. c. 2 à 3 ×/j, en TM 30 gtt 2 ×/j ou en gélules (dose selon fabricant), 3 sem, pause 1 sem et renouveler si besoin	Sédatif
Gemmothérapie	BgMG **aubépine, olivier,** 15 gtt max./j selon besoin	Apaisant Rééquilibrant nerveux Circulatoire

Notre avis d'arom'expert

À diffuser minimum 20 min 2 à 3 ×/j : mélange à se concocter en fonction de son affinité avec l'odeur de ces HE : **lavande vraie**, **ylang-ylang**, **orange douce**, **verveine citronnée**, **néroli**, **PGB**, **marjolaine**.

Stick inhalateur perso : 6 gtt HE **orange douce** + 4 gtt HE **marjolaine** + 4 gtt HE **lavande vraie** ou 2 gtt HE **ylang-ylang** (selon son odorat). « Sniffez » lentement, profondément plusieurs fois par jour.

Un bain 2 ×/sem en période de tension est bienvenu : dans 1 c. s. de tensioactif, 5 gtt de chaque HE : **ylang-ylang, lavande vraie, PGB, verveine citronnée**.

Prenez un apéritif antitension, du jus de betterave : ses nitrates naturels, convertis en nitrites par les bactéries de la bouche puis en oxyde nitrique, favorisent la dilatation des vaisseaux sanguins à l'origine d'une baisse de la pression sanguine (source *Nutrients*, 12(1), 2020, p. 188).

Certaines HE peuvent faire monter la tension : **thym thymol**, **cannelle**, **origan**, **sarriette**, **menthe poivrée**, les HE camphrées. À utiliser avec modération et sur peu de jours (7 jours max.) si vous êtes hypertendu.

La **réglisse** est une plante contenant naturellement une substance pouvant faire monter la tension artérielle, elle doit donc être consommée avec modération. Elle peut également être présente dans certains médicaments ou compléments alimentaires.

Les limites du conseil au naturel

L'hypertension artérielle est une pathologie chronique, facteur important de risque cardio-vasculaire, et doit impérativement être suivie médicalement. Les plantes et les HE accompagnent mais ne remplacent pas les médicaments.

Immunité – Virus

Résistance innée ou acquise vis-à-vis d'une agression biologique. En hiver et en toute période de fragilité de l'organisme, bien connaître des produits naturels qui rééquilibrent l'immunité et permettent d'être mieux armé face aux infections est un atout majeur !

Conseils habituels du pharmacien au comptoir

Léro Prémunil®, Bion 3®
Homéopathie : **Oscillococcinum®**, 1 dose par semaine tout l'hiver, 1 dose par jour pendant 3 jours si contact avec malade (antiviral)

Et si vous osiez une efficacité équivalente au naturel ? Le bon choix : les huiles essentielles

HE ravintsara (*Cinnamomum camphora*)

Personne cible	Que faire ?	Effet
Adultes Enfants + 7 ans	Prévention : 1 gtt dans 2 gtt HV en massage poignets, extrémité extérieure des clavicules, base du sternum, 1re vertèbre dorsale, 10 j/mois, et compléter avec un des alliés naturels au choix les 21 jours restants En cas d'épidémie, tous les jours, 1 gtt sous les narines en cas de sortie extérieure	Immunomodulant Prévention des infections virales et bactériennes

Synergie aromatique complémentaire

Formule « immunité »

HE ravintsara + HE citron + HE laurier noble + HE marjolaine

Personne cible	Que faire ?	Effet
Adultes Enfants + 7 ans	Dans 1 flacon compte-gouttes en verre ambré de 5 ml mélangez 30 gtt HE **ravintsara** + 30 gtt HE **citron** + 20 gtt HE **laurier noble** + 20 gtt HE **marjolaine**, diffusez 10 gtt du mélange sur un diffuseur ou 5 gtt sur 1 mouchoir ou 10 gtt sur un aromastick inhalateur ou 20 gtt dans 1 c. s. de base de bain pour une baignoire	Antiviral Immunomodulant Anti-infectieux

Les alliés naturels possibles de l'aromathérapie

En complément/ Au choix	Que faire ?	Effet
Apithérapie	En cas d'immunité basse, en même temps une cure de 1 pot de **gelée royal**e ou de TM de **propolis** 20 gtt/j, 21 jours	Immunostimulant
Phytothérapie	**Échinacée pourpre** (racine), en gélules d'extrait sec 3 ×/j, 21 jours OU Mélange **échinacée pourpre** + **cyprès** en EPS, 1 c. c. 2 à 3 ×/j, 21 jours	Immunomodulant
Gemmothérapie	BgMG **rosier sauvage** + **cassis,** jusqu'à 15 gtt/j, 21 j, à renouveler si besoin OU **Cassis, rosier sauvage et sapin pectiné,** 5 à 15 gtt/j selon besoin	Immunostimulant Anti-inflammatoire Adaptogène Préventif et curatif

Notre avis d'arom'expert

Aromastick inhalateur « stop microbes » facile = 5 gtt HE **ravintsara** + 3 gtt HE **pin sylvestre** + 2 gtt HE **menthe poivrée** pour + de 7 ans, non enceinte ni allaitante, à « sniffer » lentement 5 fois de suite plusieurs fois par jour en cas de problèmes.

Spray antiseptique DIY : 6 gtt HE thym à thymol et HE menthe poivrée + 18 gtt HE lavande et HE pin sylvestre et HE eucalyptus radié, ajouter alcool 70 ° QSP 10 ml, 3 à 5 pulvérisations/j sur peau, tissu et dans l'atmosphère. Dès 7 ans.

Le Dr Morel résume des études sur la Covid dans un article : hespéridine, tangérine, hespérétine, nobilétine et naringine issues des peaux d'agrumes bloquent l'accrochage des pointes virales sur les récepteurs ACE2 des cellules humaines. Enfin, selon une étude, l'hespéridine montre un effet intéressant sur le système immunitaire, en prévenant les « orages cytokiniques ».

D'autres études montrent que le 1,8-cinéole pouvait se fixer fortement sur les sites actifs des protéases du SARS-CoV-2 ou coronavirus.

Ces résultats iraient donc dans le sens de l'intérêt d'utiliser les huiles essentielles qui en contiennent en prévention, mais bien entendu en respectant strictement les doses recommandées en aromathérapie et au bon moment de la pathologie. Le choix d'HE à 1,8-cinéole sera facilité par le tableau page suivante.

Récapitulatif des HE riches en 1,8-cinéole au choix selon son stock d'HE

HE / Chimie	Ravintsara Lauracées	Saro Canellacées	Eucalyptus radié Myrtacées	Eucalyptus globuleux Myrtacées	Laurier noble Lauracées	Myrte vert Myrtacées	Romarin CT cinéole Lamiacées
Sabinène	12 à 15 %	-	-	-	-	-	-
1,8-cinéole	53 à 68 %	40 %	60 à 70 %	70 à 75 %	45 %	45 %	50 %
Limonène	0,6 à 0,9 %	9 %	-	-	-	-	-
Linalol	-	7 %	0,40 %	-	8 à 16 %	Traces	-
α et β-pinènes	-	4 et 7 %	5 %	10 %	8 à 10 %	25 %	25 %
α-terpinéol	-	-	14 %	-	1,5 à 4,5 %	Traces	-

Pensez-y !

Une alimentation saine, variée, riche en antioxydants, dense nutritionnellement, un sommeil suffisant, une activité physique régulière, une bonne hydratation, une flore intestinale d'enfer, un taux de vit. D3 normal, sont des facteurs qui améliorent l'immunité globale et sont du ressort de chacun.

Les limites du conseil au naturel

Certaines infections ne sauraient être prises en charge uniquement par un conseil naturel tel qu'abordé ici, demandez conseil à votre médecin ou votre pharmacien.

Infections variées – Protocole « bazooka »

Conseils habituels du pharmacien au comptoir

Pour les infections intestinales : **Nifuroxazide®**

Et si vous osiez une efficacité équivalente au naturel ? Le bon choix : les huiles essentielles

Les **HE à phénols** sont de très puissants antiseptiques (voir « Généralités », p. 32). Utilisez au choix **HE sarriette des montagnes**, **HE origan**, **HE thym à thymol** ; on les appellera ici « HE jardin d'ici »

Personne cible	Que faire ?	Effet
Adultes Interdit aux femmes enceintes, allaitantes et aux enfants - 15 ans	2 gtt HE **jardin d'ici** + 2 gtt HE **citron** (obligatoire) dans 1 c. c. huile de table à avaler avant les 3 repas, 48 h max., puis 2 ×/j, 4 jours suivants	Antiseptique +++ Stimulant Protecteur hépatique (citron)

HE alternative

HE à phénols et apparentés (aldéhyde cinnamique) au choix : HE **giroflier** (clou), HE **cannelle de Ceylan** (écorce ou feuilles) ; on les appellera ici « HE jardin d'ailleurs »

Personne cible	Que faire ?	Effet
Adultes Interdit aux femmes enceintes, allaitantes et aux enfants - 15 ans	2 gtt HE **jardin d'ailleurs** + 2 gtt HE **citron** (obligatoire) dans 1 c. c. huile de table à avaler avant les 3 repas, 48 h max., puis 2 ×/j, 4 jours suivants	Antiseptique ++++ Stimulant Protecteur hépatique (citron)

Synergie aromatique alternative +++

HE jardin d'ici + HE jardin d'ailleurs + HE citron

Personne cible	Que faire ?	Effet
Adultes Interdit aux femmes enceintes, allaitantes et aux enfants - 15 ans	1 gtt HE **jardin d'ici** + 1 gtt **jardin d'ailleurs** + 2 gtt HE **citron**, dans 1 c. c. huile de table à avaler avant les 3 repas, 48 h, puis 2 ×/j, 4 jours suivants	Antiseptique ++++ Stimulant Protecteur hépatique (citron)

Les alliés naturels possibles de l'aromathérapie

En complément/ Au choix	Que faire ?	Effet
Apithérapie	**Propolis** en TM 20 gtt/j, cure de 10 jours **Miel de thym** pour les prises d'HE ou pour les infusions	Antiseptique ++ Anti-inflammatoire
Phytothérapie	En concomitance, faites-vous toute la journée des infusions de **thym,** 1 c. c. plantes par tasse, infusion de 10 min, 3 tasses/j	Antiseptique Tonique
Gemmothérapie	BgMG **cassis, rosier sauvage** et **sapin pectiné**, 5 à 15 gtt/j selon besoin	Immunostimulant Tonique Préventif et curatif

Notre avis d'arom'expert

Ces HE que nous surnommons affectueusement et unilatéralement les « **bazookas** » sont de très très puissants antiseptiques. Leur prise demande donc des précautions, comme l'ajout d'HE **citron** (ou HE **romarin CT verbénone**), qui non seulement en améliorant le goût entraînera une meilleure observance, mais aussi protégera le foie de l'agressivité possible des « bazookas » ! Leur prise en début de repas fait que, cardia et pylore ouverts, les HE filent dans les premières portions de l'intestin ; manger immédiatement après ferme le pylore et évite les remontées aromatiques pouvant être désagréables. Le goût en bouche est fort mais fugitif. Si ce n'est pas supportable, cette cuillère à café aux HE peut être massée sur le ventre (infections urinaires ou intestinales) ou sur le thorax (infections pulmonaires et ORL). Notez qu'elles sont réputées dermocaustiques et donc doivent être impérativement fortement diluées (ici 2 gtt pour 1 c. c. HV). Les germes éradiqués par les différents « **bazookas** » sont nombreux (voir dans chaque fiche HE). Associer 1 HE **jardin d'ici** et 1 HE **jardin d'ailleurs** ouvre considérablement le spectre d'action de la synergie, mais, si vous voulez vous simplifier la vie, vous aurez aussi d'excellents résultats avec 1 seule de ces 5 HE aux doses préconisées accompagnée de HE **citron**.

Les infections couvertes sont multiples, pas d'effet flash comme avec certains antibiotiques en allopathie, donc faites bien au minimum 5 jours de prises. Ces HE peuvent aussi s'associer aux antibiotiques prescrits par le médecin et apporter leur aide à l'éradication des germes (bactéries, champignons, parasites) et à l'inhibition virale. Dès que la toux, la diarrhée, le mal à la gorge, etc., donnent des signes de persistance (disons 2 jours de soins aroma classiques), n'hésitez pas passez à la formule « bazookas » !

L'effet « bazooka » très fortement anti-infectieux ne vous empêche pas de masser avec des HE correspondant aux symptômes comme toux sèche (**cyprès**) ou grasse (**eucalyptus globuleux**), spasmes de la cystite (**basilic**), inflammation (**gorge**), selon vos besoins. Voir fiches conseils.

Pensez-y !

Vous partez en trek dans des conditions d'hygiène plus « douteuses » ? N'oubliez pas dans votre trousse de secours 1 HE **jardin d'ici**, 1 HE **jardin d'ailleurs** et HE citron, cela peut vous sauver votre séjour !

Les limites du conseil au naturel

En cas de forte fièvre et de symptômes rebelles, il est impératif de consulter un médecin et de faire faire des analyses complémentaires de façon à identifier le germe pour agir précisément.

Insuffisance veineuse – Jambes lourdes – Impatiences

Mauvaise circulation avec sensations désagréables à douloureuses (pesanteur, œdème, crampes, impatiences, lourdeur, veines apparentes, varices) suite à un retour veineux déficient. Certains facteurs de vie, comme un métier debout, un sport intensif, la prise de médicaments hormonaux, le surpoids, l'hérédité, un chauffage par le sol, la grossesse…, favorisent ce trouble. En premier, essayez d'agir sur ces facteurs.

Conseils habituels du pharmacien au comptoir

Diovenor®, Daflon®
Homéopathie : **Hamamélis composé, L28**

Et si vous osiez une efficacité équivalente au naturel ? Le bon choix : les huiles essentielles

HE cyprès (*Cupressus sempervirens*)

Personne cible	Que faire ?	Effet
Adultes	Mélangez 3 gtt dans 1 c. c. HV **calophylle** ou **macadamia**, massez 3 ×/j les jambes de la cheville vers la cuisse, ne peut être utilisée en cas de cancer œstro-génodépendant, cure de 3 sem, à renouveler	Veinotonique Décongestionnant veineux et lymphatique

HE complémentaire : en cas de lourdeurs ressenties

HE menthe poivrée

Personne cible	Que faire ?	Effet
Adultes (voir précautions fiche HE)	1 gtt à chaque c. c. de mélange **cyprès** + **calophylle**, en massage 3 ×/j des jambes de la cheville vers la cuisse, *idem*	Rafraîchissant Vasoconstricteur

Synergie aromatique alternative : si c'est votre point faible

HE cyprès + HE lentisque pistachier + HE lavandin

Personne cible	Que faire ?	Effet
Adultes	Dans 1 flacon compte-gouttes en verre ambré de 30 ml mélangez 25 gtt HE **cyprès** + 25 gtt HE **lentisque pistachier** + 25 gtt HE **lavandin** dans QSP HV **calophylle** ou **macadamia**. Massez avec 20 gtt du mélange de bas en haut de la jambe, cure de 3 sem, à renouveler	Veinotonique Décongestionnant Anti-œdème Antalgique Relaxant déontractant

Les alliés naturels possibles de l'aromathérapie

En complément/ Au choix	Que faire ?	Effet
Apithérapie	Rien à notre connaissance	
Phytothérapie	Prendre au choix **vigne rouge** (feuille), en gélules, **hamamélis** (feuille et écorce), en gélules, **fragon petit-houx** (rhizome), en gélules, TM ou EPS (dose selon fabricant), à avaler aux repas, cure de 3 sem, pause 1 sem, à renouveler si besoin	Veinotonique Décongestionnant veineux Anti-inflammatoire
Gemmothérapie	BgMG **marronnier** ou **châtaignier** ou **sorbier** ou mieux une association des 3 bourgeons, 15 gtt max./j Les personnes sous anticoagulants devront consulter leur médecin pour adapter la posologie en fonction du médicament prescrit	Veinotonique Antioxydant

Notre avis d'arom'expert

L'HE **cyprès** est interdite aux femmes souffrant d'une mastose, d'un cancer œstrogénodépendant ainsi qu'à la lignée de femmes ayant eu ce cancer.

Contre les impatiences ou syndrome des jambes sans repos, la prise de comprimés de magnésium est indispensable pour accompagner un massage des jambes de bas en haut avec 2 gtt HE **marjolaine à coquille** + 2 gtt HE **lentisque pistachier** + 2 gtt HE **lavandin** dans 1 c. c. HV type **calophylle** ou **macadamia** le soir.

Pensez-y !

Pour prévenir ou soulager : la marche +++, le juste poids sur la balance, les bas de compression, et évitez la station debout, arrêtez le tabac, attention à l'exposition au soleil, au sauna, au hammam, aux bains trop chauds, aux talons hauts.

Les limites du conseil au naturel

Rappel : nécessité de consulter en cas de douleurs alarmantes, de grossesse.

Ménopause – Bouffées de chaleur

Du latin *mensis*, « lune », et *pausis*, « cessation », moment de la vie féminine où le fonctionnement ovarien cesse progressivement, entraînant une série de symptômes, dont l'arrêt des menstruations. On dit qu'une femme est ménopausée après un an d'absence de règles.
De nombreux symptômes peuvent apparaître durant cette période de modification hormonale, les plus connus étant les « bouffées de chaleur », l'apparition d'une sécheresse cutanée et intime, les sautes d'humeur, etc.

Conseils habituels du pharmacien au comptoir

Abufène®, Biopause fort®, Sérélys®, Manhaé® sans hormones
Homéopathie : **Acthéane®, L25®, Lachesis complexe n° 122®**

Et si vous osiez une efficacité équivalente au naturel ? Le bon choix : les huiles essentielles

HE sauge sclarée (*Salvia sclarea*)

Personne cible	Que faire ?	Effet
Adultes	2 gtt 2 ×/j au choix : voie orale sur ½ c. c. miel, voie locale sur le bas-ventre avec ½ c. c. HV onagre	Œstrogène-like

HE complémentaire

HE menthe poivrée

Personne cible	Que faire ?	Effet
Adultes (voir précautions fiche HE)	1 gtt à masser sur le bas-ventre en association avec le mélange **sauge sclarée**/HV	Vasomoteur

Synergie aromatique alternative

HE sauge sclarée + HE cyprès ou lentisque pistachier + HE hélichryse italienne + HE marjolaine

Personne cible	Que faire ?	Effet
Adultes	Massage complet avec 1 c. c. HV + 1 gtt HE **sauge sclarée** + 1 gtt HE **cyprès** (ou **lentisque pistachier**) + 1 gtt HE **hélichryse italienne** + 1 gtt HE **marjolaine**, plexus, bas du dos et du ventre matin et soir	Œstrogène-like Veinotonique Rééquilibrant

Les alliés naturels possibles de l'aromathérapie

En complément/ Au choix	Que faire ?	Effet
Apithérapie	Cure de **pollen** et **gelée royale**	Probiotique Action hormonale Stimulant
Phytothérapie	Sueurs nocturnes et insomnie d'endormissement : **houblon** (cône), en gélules 3 ×/j	Action hormonale œstrogénique α et β
	Mélilot et **mélisse** (feuille), en infusion 2 c. s./tasse, 1 à 3 ×/j	Action non hormonale Calmant Réduit les bouffées congestives
Gemmothérapie	BgMG **airelle**, **framboisier**, 5 à 15 gtt/j au choix selon besoin	3 BgMG à action hormonale œstrogénique
	BgMG **pommier**, 5 à 15 gtt/j	Bouffées récalcitrantes
	BgMG **aubépine**, 5 à 15 gtt/j selon besoin	Action non hormonale Calmant

Notre avis d'arom'expert

Le traitement de la ménopause est subtil et doit particulièrement être adapté à chaque femme, d'où les multiples tâtonnements et le découragement de certaines. La fiche ici ne peut résumer les possibilités multiples existantes, consulter un phyto-aromathérapeute si la formule de base ne fonctionne pas au bout de 3 semaines est indispensable. Patience et ténacité sont les maîtres mots !

HE **sauge sclarée** et HE **cyprès** ont des vertus œstrogène-like et donc non autorisées aux femmes à cancer œstrogénodépendant et en cas de mastose.

<u>Choix non hormonal</u> : massage du bas du ventre, du bas du dos, du plexus avec 3 gtt du mélange suivant 3 ×/j et/ou « sniffez » si besoin le mélange HE non dilué dans HV :

12 gtt HE **ylang-ylang** + 12 gtt HE **lavande officinale** (ou HE **PGB**) + 5 gtt HE **menthe poivrée** dans 50 ml HV **onagre** ou **macadamia**.

Il est possible d'associer 2 des 4 HA suivantes à parties égales : **rose**, **sauge officinale**, **fleur d'oranger**, **menthe poivrée :** 1 c. s. du mélange dans 1 verre d'eau à boire le soir.

Pensez-y !

Bien que moins remarquable que les autres symptômes décrits, la sécheresse cutanée et intime apparaissant (ou s'aggravant) à la ménopause peut altérer la qualité de vie au quotidien. Ne négligez pas les cosmétiques hydratants et nourrissants, ainsi que les gels intimes hydratants ou le gel **aloe vera**.

Les limites du conseil au naturel

La prise en charge naturelle des symptômes de la ménopause ne doit pas faire oublier le suivi médical régulier à effectuer, au vu notamment des risques cardio-vasculaires, osseux et cancéreux augmentant avec l'âge.

Mycose intime

Infection gynécologique par un champignon microscopique, le plus souvent *Candida albicans*.

Selon la localisation, démangeaisons intimes lors de l'atteinte de la vulve, et pertes blanches lors de l'atteinte vaginale, l'atteinte touchant généralement les deux zones.

Conseils habituels du pharmacien au comptoir

MyleuGyne®, Pevaryl®, Mycoapaisyl®

Homéopathie : Endhométrol®, Ovules Calendula®

Différents **cosmétiques hypoallergéniques** de parapharmacie pour apaiser et hydrater les peaux sensibles et irritées.

Et si vous osiez une efficacité équivalente au naturel ? Le bon choix : les huiles essentielles

HE arbre à thé (*Melaleuca alternifolia*)

Personne cible	Que faire ?	Effet
Adultes	Appliquez 1 gtt dans ½ c. c. EL **calendula** ou gel **aloe vera** matin et soir localement sur la vulve, 10 à 15 jours	Antifongique Antibactérien

HE alternative

HE thym à thujanol

Personne cible	Que faire ?	Effet
Adultes	Appliquez 1 gtt dans ½ c. c. EL **calendula** ou gel **aloe vera** matin et soir localement sur la vulve, 10 à 15 jours	Antifongique Antibactérien

Synergie aromatique alternative

HE laurier noble + HE géranium rosat + HE arbre à thé + HE camomille noble

Personne cible	Que faire ?	Effet
Adultes	Mélangez 20 gtt de chaque + 10 ml EL **calendula** QSP et complétez avec 100 ml gel **aloe vera**, 2 ×/j en onction de quelques gtt, 10 à 15 jours	Antiviral Antifongique Antibactérien Antiprurit

Les alliés naturels possibles de l'aromathérapie

En complément ou en alternance au choix	Que faire ?	Effet
Apithérapie	**Propolis** en ovules, 1 ovule tous les soirs au coucher, 10 jours	Antifongique Antibiotique
Phytothérapie	Au choix **échinacée pourpre, éleuthérocoque, ginseng** (racine), en gélules, TM ou EPS 10 j/mois, 2 à 3 cures Si candida avéré : drainage hépatique **fumeterre** et **artichaut** (feuille), en gélules pour éliminer les toxines générées, 21 jours + gélules de **lapacho** (écorce) (dose selon fabricant)	Immunostimulant Drainage Antifongique/ anticandida
Gemmothérapie	Rien à notre connaissance	

Notre avis d'arom'expert

Des pulvérisations d'HA de **lavande** ou HA **camomille romaine** matin et soir calment la démangeaison.

En cas de récidives : prendre par voie orale traitement « bazooka » 2 gtt HE **origan** + 2 gtt HE **citron** (dans 1 c. c. HV matin et soir avant les repas pendant 20 jours).

Lapacho (10 jours par mois) si candidose récidivante. 3 cures minimum.

Attention, les HE attaquent le latex des préservatifs et attention si utilisation de sextoys pouvant propager la mycose.

Arrêtez de manger du sucre, des féculents, qui aident le champignon à prospérer.

Candidose chez monsieur : applications sur la verge, matin et soir après la toilette, de quelques gtt du mélange : 20 gtt HE **arbre à thé** + 10 gtt HE **laurier noble** + 10 gtt HE **palmarosa** + EL **calendula** QSP 10 ml, pendant 10 jours.

Pensez-y !

En cas de mycose intime, le partenaire sexuel doit être traité. Même en l'absence de symptômes, l'infection peut être présente et sera responsable de récidives = infection « ping-pong ».

Les limites du conseil au naturel

Traitée rapidement, une mycose intime est bénigne. De nombreuses infections intimes peuvent être plus graves et ne doivent pas être confondues avec une mycose. Une consultation médicale est recommandée au moindre doute, y compris en l'absence d'amélioration après quelques jours de traitement.

Mycose unguéale

Atteinte d'un ou plusieurs ongles par un champignon microscopique (dermatophytes ou *Candida albicans*), appelée « onychomycose ». Se manifeste par un épaississement, une coloration jaunâtre, voire un décollement de l'ongle.

Conseils habituels du pharmacien au comptoir

Excilor®, Naloc®

Et si vous osiez une efficacité équivalente au naturel ? Le bon choix : les huiles essentielles

HE géranium rosat (*Pelargonium graveolens* ou *asperum*) + **HE laurier noble** (*Laurus nobilis*)

Personne cible	Que faire ?	Effet
Adultes Enfants + 7 ans	Appliquez directement sur l'ongle 1 gtt de l'un le soir pair + 1 gtt de l'autre le soir impair, plusieurs sem, ou 1 gtt du mélange des 2 tous les soirs (dans 1 flacon compte-gouttes, mettez la même quantité de chacune des HE)	Antifongique Antiseptique Régénérant cutané

Synergie aromatique complémentaire

HE géranium rosat + HE laurier noble

Personne cible	Que faire ?	Effet
Adultes Enfants + 7 ans	5 gtt de chaque dans 1 c. c. de dispersant à mélanger dans une bassine d'eau pour un **bain de pieds** 2 ×/sem le temps du traitement. En prévention des atteintes de la peau et des autres ongles	Antifongique Antiseptique Régénérant cutané

Synergie aromatique complémentaire : si récidive

HE géranium rosat + HE sarriette + HE laurier noble

Personne cible	Que faire ?	Effet
Adultes Enfants + 7 ans	Mélangez dans un flacon de 5 ml 20 gtt HE **géranium rosat** + 20 gtt HE **sarriette** + 20 gtt HE **laurier noble.** Application précise de 1 gtt du mélange sur ongle si récidive + 10 gtt du mélange dans 1 c. c. de dispersant pour 1 bain de pieds de 20 min 2 ×sem	Antifongique ++

Les alliés naturels possibles de l'aromathérapie		
En complément/ Au choix	Que faire ?	Effet
Apithérapie	**Propolis** en TM (20 gtt/j), 10 j/mois, à renouveler si besoin	Antifongique Immunostimulant
Phytothérapie	**Fumeterre et artichaut** (feuille), en gélules ou EPS, 21 jours	Drainage hépatique
	Échinacée pourpre, ginseng et éleuthérocoque (racine), en gélules au choix, 10 j/mois	Immunostimulant
	Lapacho (écorce) si mycose à *Candida*, en gélules 2 à 6 ×/j, 10 j/mois plusieurs mois (dose selon fabricant)	Antifongique
Gemmothérapie	Rien à notre connaissance	

Notre avis d'arom'expert

L'ongle à soigner devra avoir l'épaisseur d'un ongle normal : passez avant traitement une solution à 30 ou 40 % d'urée type Onyster® ou, mieux, consultez un pédicure podologue.

Ajouter HE **sarriette** à la formule aromasynergie potentialise l'effet antifongique mais le mélange peut être agressif pour la peau.

En cas de récidive : en sus du traitement local, pensez à une cure de probiotiques et prenez par voie orale 1 gtt HE **origan** + 1 gtt HE **arbre à thé** sur 1 c. c. HV **olive** 2 ×/j avant le repas, 20 jours. Le goût est fort.

On peut imprégner le soir au coucher une chaussette de 1 gtt HE **géranium rosat** ou HE **palmarosa** face à l'orteil atteint.

Il est important d'associer 2 HE pour le traitement, car leurs divers actifs sont complémentaires et efficaces. Notre choix est classique, vous pourriez en faire un autre : il est nécessaire d'associer une HE parmi HE **géranium rosat** ou HE **palmarosa** avec une HE parmi HE **laurier noble** ou HE **arbre à thé**. Selon vos possibilités.

Traitement long, ne pas se décourager.

Pensez-y !

Les onychomycoses touchent fréquemment les ongles de pieds, et l'atteinte conjointe des espaces interdigitaux, voire de la plante des pieds, est très courante. Il faut veiller à traiter tous les symptômes conjointement. D'où les bains de pieds aromatiques, qui peuvent aussi être utilisés en complément des traitements allopathiques.

Les limites du conseil au naturel

En cas de multiples atteintes, d'atteintes cutanées associées, ou de personne fragile (âgée, immunodéprimée, diabétique…), une consultation médicale est recommandée.

Nausées – Accompagnement chimiothérapie

Du grec *navreia*, sensation de mal-être et d'inconfort annonçant les vomissements suite aux contractions de l'estomac. On ne considère pas nausées ou vomissements comme une affection en soi mais comme un symptôme.
Un grand nombre de causes peuvent les provoquer : intoxication alimentaire, gastro-entérite, mal des transports, prise de certains médicaments dont chimiothérapie, abus d'alcool.

Conseils habituels du pharmacien au comptoir

NausiCalm®, Mercalm®, Nautamine®, Vogalène®
Homéopathie : **Cocculine®, Choléodoron®, Nux vomica 5 CH**

Et si vous osiez une efficacité équivalente au naturel ? Le bon choix : les huiles essentielles

HE menthe poivrée (*Mentha × piperita*)

Personne cible	Que faire ?	Effet
Adultes Enfants + 7 ans (voir précautions fiche HE)	Déposez 1 gtt sur un support (mie de pain, ½ sucre, HV ou miel), avalez 3 ×/j jusqu'à amélioration (2 jours max.) ou massez le long du sternum	Antispasmodique + Digestif Antiacide

HE alternative

HE gingembre ou **HE citron**

Personne cible	Que faire ?	Effet
Adultes Enfants + 7 ans (HE gingembre)	Déposez 1 gtt dans 1 c. c. miel, 2 à 3 ×/j jusqu'à amélioration des symptômes (2 jours max.) ou massez ou « sniffez » fortement au flacon	Antispasmodique Tonique digestif

Synergie aromatique alternative

HE cardamome + HE gingembre + HE menthe poivrée

Personne cible	Que faire ?	Effet
Adultes Enfants + 7 ans (voir précautions fiche HE menthe poivrée)	Mélangez 1 gtt de chaque HE dans une 1 c. c. miel ou HV, avalez 2 à 3 ×/j, jusqu'à amélioration des symptômes	Antispasmodique Tonique digestif Antiacide

Les alliés naturels possibles de l'aromathérapie

En complément/ Au choix	Que faire ?	Effet
Apithérapie	Pour soulager les nausées matinales des femmes enceintes, mélangez 1 c. c. **vinaigre de cidre** + 2 c. c. **miel**, à prendre à jeun	Antispasmodique Antiseptique
Phytothérapie	**Gingembre** (rhizome), 1 g de gingembre frais râpé ou en gélules/j **Camomille** (fleur), en infusion 1 c. s./ tasse 2 à 3 ×/j	Antiémétique Antispasmodique Stomachique
Gemmothérapie	BgMG **figuier**, ou un mélange BgMG **sureau** + **romarin** + **figuier** pour les nausées digestives, ou un mélange **figuier** + **tilleul** pour le mal des transports, jusqu'à 15 gtt/j selon besoin	Antispasmodique Calmant Hépatoprotecteur Détoxifiant

Notre avis d'arom'expert

<u>En accompagnement des nausées au cours de la chimiothérapie</u> : 2 aromasticks au choix à créer et à respirer au moment des symptômes sans restriction :

- Mettre sur la mèche de coton 3 gtt HE **cardamome** + 2 gtt HE **gingembre** + 2 gtt HE **menthe poivrée**.
- Mettre sur la mèche de coton 4 gtt HE **citron** + 2 gtt HE **gingembre** + 2 gtt HE **menthe poivrée**.

<u>Nausées enfants</u> : HE **citron** avant 7 ans, en massage, mais attention au soleil, par voie orale sur mie de pain, ou à « sniffer » au flacon ou sur un mouchoir.

Pensez-y !

La **vitamine B6** serait efficace dans le cas des **nausées** matinales de la femme enceinte.

Pensez à intégrer dans votre alimentation plus de vit. B6, on la trouve dans le blanc de volaille, le jambon, la sole, les brocolis, les épinards, le chou rouge, les germes de blé, la tomate, la banane.

Les limites du conseil au naturel

Les nausées répétées ou prolongées peuvent être le symptôme de beaucoup de maladies : grippe, intoxication alimentaire, problèmes intestinaux, tumeurs, etc. Si vous vous sentez nauséeux sans raison évidente et si elles sont accompagnées de fièvre, vous devrez consulter un médecin. Et même si vous en connaissez la raison (le mal des transports par exemple), vous devriez consulter un médecin si les nausées ne s'en vont pas après un jour ou deux.

Névralgie – Névralgie dentaire

Douleurs sur le trajet des nerfs, comme la névralgie faciale pour le nerf trijumeau ou une de ses branches.

La névrite est une lésion inflammatoire ou dégénérative des nerfs, la polynévrite concernera plusieurs nerfs. Il y a diminution ou augmentation de la sensibilité, parfois paralysie plus ou moins complète. Compression, tabac, alcool, certains médicaments, sont des facteurs de risque.

Conseils habituels du pharmacien au comptoir

Doliprane®, Efferalgan®, Nurofen®, Advil®, Vit. B1, B6, B9 et B12
Homéopathie : **Hypericum complexe n° 26®, Aconit 15 CH, Spigelia anthelmia 7 CH, Belladonna 9 CH**

Et si vous osiez une efficacité équivalente au naturel ? Le bon choix : les huiles essentielles

HE camomille noble (*Chamaemelum nobile*)

Personne cible	Que faire ?	Effet
Adultes	Appliquez 2 gtt pures ou diluées dans ½ c. c. HV le long du trajet douloureux 5 ×/j, 1 sem	Antalgique Préanesthésiant

HE complémentaire : pour renforcer l'action d'HE camomille noble

HE laurier noble

Personne cible	Que faire ?	Effet
Adultes	Ajoutez 1 gtt avec HE **camomille noble** dans ½ c. c. HV le long du trajet douloureux 5 ×/j, 1 sem	Antalgique Anti-inflammatoire

Synergie aromatique alternative ou complémentaire

En remplacement ou en alternance avec HE **camomille**

HE menthe poivrée + HE romarin à camphre + HE eucalyptus citronné

Personne cible	Que faire ?	Effet
Adultes (voir précautions fiche HE menthe poivrée)	Mélangez 1 gtt de chaque, diluées dans ½ c. c. EL **millepertuis** ou HV **sésame** en massage, 3 ×/j sur la zone douloureuse, 1 sem	Antalgique Préanesthésiant Anti-inflammatoire

Les alliés naturels possibles de l'aromathérapie

En complément/ Au choix	Que faire ?	Effet
Apithérapie	Rien à notre connaissance	
Phytothérapie	**Camomille romaine** (fleur) ou **aspérule odorante** (sommité fleurie), en infusion 1 c. c. fleurs/tasse d'eau. Infusez 3 à 5 min (ne pas faire bouillir), 3 tasses/j, jusqu'à amélioration des symptômes	Sédatif Calmant
Gemmothérapie	BgMG **figuier, olivier,** 15 gtt max./j selon besoin	Apaisant

Notre avis d'arom'expert

Pour une névralgie dentaire, pensez à HE **giroflier**, 1 gtt diluée dans 3 gtt HV **sésame** ou HV de table.

Attention, dans les douleurs ou névralgies dentaires insupportables et violentes, les dents sont généralement incriminées, mais la cause peut être les gencives, sinus ou autres…

Autre formule complète pour une névralgie récalcitrante +++ : dans 1 flacon compte-gouttes en verre ambré de 10 ml comptez 15 gtt HE **camomille noble** (antalgique, pré-anesthésiante, relaxante) + 15 gtt HE **ylang-ylang** (antispasmodique, relaxante, antalgique) + 15 gtt HE **menthe poivrée** (antalgique) + 10 gtt HE **giroflier** (antalgique, anesthésiante) QSP 10 ml HV **arnica** ou **noisette**. Massez la zone avec 5 gtt du mélange 5 ×/j (loin des yeux !).

Connaissez-vous la feuille de chou à appliquer sous pansement sur la zone douloureuse ?

Pensez-y !

L'ostéopathie peut apporter un soulagement rapide de la douleur en libérant le nerf concerné par différentes techniques, neurologiques, musculaires ou articulaires. Par contre, elle ne doit pas être utilisée lors d'une crise inflammatoire importante. Apport des vitamines du groupe B.

Les limites du conseil au naturel

En cas de névralgie d'intensité inhabituelle ou particulièrement forte, une consultation médicale est recommandée

Œdème – Rétention d'eau

L'œdème résulte d'un trouble circulatoire, c'est le gonflement du tissu conjonctif suite à la présence d'une quantité anormale de sérum sanguin. Il se développe au niveau de parties bien définies du corps. Différentes causes : prise de certains médicaments, déséquilibre hormonal (grossesse, pilule), déséquilibre alimentaire, sédentarité, inflammation, mauvaise position, mauvais état des valvules vasculaires, problèmes cardiaques et rénaux.

Conseils habituels du pharmacien au comptoir

Détox bio®, WaterPill® (complément alimentaire à base de plantes détoxifiantes), **compléments alimentaires** à base de plantes, de vitamines des groupes B et de minéraux, **Medica 315®** (bande de contention).

Et si vous osiez une efficacité équivalente au naturel ? Le bon choix : les huiles essentielles

HE lentisque pistachier (*Pistacia lentiscus*)

Personne cible	Que faire ?	Effet
Adultes	Appliquez 3 gtt diluées dans 1 c. c. HV **calophylle** ou **macadamia** à masser 3 ×/j sur la zone à drainer	Décongestionnant des systèmes veineux et lymphatique

HE complémentaire

HE cyprès en alternance avec **HE lentisque pistachier**

Personne cible	Que faire ?	Effet
Adultes	Appliquez 3 gtt diluées dans 1 c. c. HV **calophylle** ou **macadamia** à masser 3 ×/j sur la zone à drainer	Décongestionnant des systèmes veineux et lymphatique

Synergie aromatique alternative

HE lentisque pistachier + HE cèdre de l'Atlas + HE lavandin + HE genévrier + HE cyprès

Personne cible	Que faire ?	Effet
Adultes	Dans 1 flacon compte-gouttes en verre ambré de 30 ml mélangez 15 gtt de chaque HE, ajoutez QSP 30 ml HV **calophylle** ou **macadamia**, massez 15 gtt 3 ×/j, 3 sem	Drainant du système lymphatique Anti-inflammatoire Veinotonique

Les alliés naturels possibles de l'aromathérapie

En complément/ Au choix	Que faire ?	Effet
Apithérapie	Rien à notre connaissance	
Phytothérapie	Au choix **reine-des-prés** (sommité fleurie), **queues de cerise**, **chiendent** (rhizome), **pissenlit** (racine), **verge d'or**, **mélilot** (partie aérienne), **maïs** (barbe), **thé vert**, **frêne**, **orthosiphon** (feuille), en infusion ou gélules, TM, EPS (dose selon fabricant)	Diurétique, complète l'action des HE
Gemmothérapie	BgMG **bouleau**, **genévrier**, **romarin**, 15 gtt max./j selon besoin, 3 sem	Draineur des ganglions lymphatiques Détox foie

Notre avis d'arom'expert

Le choix diversifié en plantes vient de la préconisation de telle ou telle espèce selon l'origine de la rétention d'eau : cardiaque (**verge d'or**, **aubépine**…), lymphathique (**cyprès**…), veineuse (**mélilot**, **fragon**, **vigne rouge**…), hépatique (**romarin**, **pissenlit**…), rénale (**frêne**, **pissenlit**, **thé**, **reine-des-prés**, **maïs**…).
Pour l'œdème des jambes, le massage se fera de bas en haut, des pieds (à toujours masser) vers les cuisses de façon à activer le retour et éviter la stase des liquides.
Attention aux précautions d'emploi de l'HE **cyprès** en cas de cancer œstrogénodépendant, de mastose.

Pensez-y !

La base = l'alimentation : modifiez-la pour prévenir, notamment en réduisant la consommation en sel, en sucre et en mauvais gras. Privilégiez les oméga-3, les apports en protéines et les aliments au pouvoir drainant (pamplemousse, artichaut, céleri, fenouil, betterave rouge, ortie, etc.). Hydratez-vous plus abondamment (boire minimum 1,5 l d'eau par jour), portez des vêtements amples et bougez !

Les limites du conseil au naturel

Quand l'œdème persiste ou se généralise, la consultation médicale s'impose pour diagnostiquer l'origine de la rétention d'eau. Tous les organes peuvent être atteints. Le traitement sera ainsi adapté.

Otite – Otalgie – Otite séreuse

Otite : inflammation souvent d'origine infectieuse de l'oreille.
Otalgie : douleur de l'oreille.

Conseils habituels du pharmacien au comptoir

Otipax®

Et si vous osiez une efficacité équivalente au naturel ? Le bon choix : les huiles essentielles

HE eucalyptus radié (*Eucalyptus radiata*)

Personne cible	Que faire ?	Effet
Adultes Enfants + 7 ans	Appliquez en massage 1 à 2 gtt pures en périauriculaire 3 ×/j, 3 à 5 jours	Antiseptique large spectre

HE alternatives : si douleur forte associée

HE menthe poivrée ou **HE lavande vraie** (pour tous)

Personne cible	Que faire ?	Effet
Adultes Enfants (voir précautions fiche HE menthe poivrée)	Appliquez en massage 1 gtt pure en périauriculaire 3 ×/j si besoin	Antalgique

Synergie aromatique alternative

Si otite aiguë, en remplacement des HE précédentes

HE eucalyptus radié + HE lavande vraie + HE eucalyptus citronné

Personne cible	Que faire ?	Effet
Adultes Enfants + 7 ans	Mélangez les HE à parties égales, prélevez 2 gtt de la synergie et massez en périauriculaire, 3 ×/j, 3 à 5 jours	Antiseptique large spectre Antalgique Anti-inflammatoire

Les alliés naturels possibles de l'aromathérapie

En complément/ Au choix	Que faire ?	Effet
Apithérapie	**Propolis** extrait non alcoolique 2 gtt en local en périauriculaire, 3 ×/j, 3 à 5 jours, attention colore la peau. Par voie orale **propolis** TM 20 gtt/j, cure de 21 jours	Antiseptique, complète l'action des HE Anti-inflammatoire
Phytothérapie	Au choix **camomille** (fleur), **romarin**, **sarriette** et **thym** (feuille), en infusion 1 c. c. plantes/ tasse 3 tasses/j, jusqu'à amélioration des symptômes	Antiseptique Anti-inflammatoire, complète l'action des HE
Gemmothérapie	BgMG **cassis, rosier sauvage,** 15 gtt max./j selon besoin (cassis avant 16 h), 10 jours	Anti-inflammatoire Immunostimulant Prévient les otites à répétition ++

Notre avis d'arom'expert

En cas d'otite séreuse, toujours pour adulte : on utilisera des HE à cétones : HE **lavande aspic** et HE **romarin à verbénone** par exemple, de façon à lyser la sérosité. Ou par exemple HE **eucalyptus radié**, HE **lavande aspic**, HE **romarin à verbénone** à parties égales, prélevez 2 gtt du mélange et massez en périauriculaire.
Acouphènes : voir fiche conseil.
Après la piscine (prévention d'otite externe) pour les plongeurs réguliers : HE **eucalyptus radié** (voir page précédente) ou HE **niaouli** ou **lavande**, 2 gtt en périauriculaire après le bain.

Pensez-y !

Utilisation d'un antalgique pour calmer la douleur comme le paracétamol. Lavage des fosses nasales avec des sprays à l'eau de mer ou à l'aide du Rhino Horn®.

Les limites du conseil au naturel

Bien que la plupart des otites guérissent spontanément en quelques jours, il est recommandé de consulter un médecin en cas de fièvre, ou lorsqu'elle touche un enfant, en particulier avant l'âge de 2 ans, les complications étant plus fréquentes.

Palpitations

Battements du cœur anormalement fréquents ou irréguliers. Dans les états anxieux, elles ne résultent pas toujours d'une modification du rythme cardiaque mais souvent d'un ressenti plus intense de ces battements.

Conseils habituels du pharmacien au comptoir

Omezelis®, Cardiocalm®, Biocarde®
Homéopathie : **Gelsemium complexe n° 70, Sédatif PC®** (terrain anxieux)

Et si vous osiez une efficacité équivalente au naturel ? Le bon choix : les huiles essentielles

HE ylang-ylang (*Cananga odorata*)

Personne cible	Que faire ?	Effet
Adultes Enfants + 7 ans	Massez 1 gtt pure au pli du poignet et « sniffez » directement au flacon ou sur un aromastick inhalateur Avalez 1 gtt pure dans un peu de miel ou sur un comprimé neutre 3 ×/j, 10 jours	Sédatif cardiaque

HE alternative : si odeur ylang-ylang déplaît

HE PGB

Personne cible	Que faire ?	Effet
Adultes Enfants + 7 ans	Massez 1 gtt pure au pli du poignet et « sniffez » directement au flacon ou sur aromastick inhalateur Avalez 1 gtt pure dans un peu de miel ou sur un comprimé neutre 3 ×/j, 10 jours	Sédatif cardiaque

Synergie aromatique alternative

Pour renforcer l'action

HE marjolaine + HE PGB + HE ylang-ylang (ou HE lavande vraie)

Personne cible	Que faire ?	Effet
Adultes Enfants + 7 ans	Massez le plexus solaire et la zone précordiale avec 2 gtt HE **marjolaine** + 2 gtt HE **PGB** + 1 gtt HE **ylang-ylang** dans ½ c. c. HV matin et soir, 10 jours	Équilibrant Antispasmodique Sédatif cardiaque

Les alliés naturels possibles de l'aromathérapie

Pour réguler le rythme cardiaque et agir au niveau du système nerveux central, vous pouvez associez aux HE des plantes sédatives et calmantes.

En complément/ Au choix	Que faire ?	Effet
Apithérapie	Rien à notre connaissance	
Phytothérapie	**Aubépine** (sommité fleurie) à répartir au moment des 3 repas, en EPS, gélules ou TM (dose selon fabricant), 1 mois, à renouveler si besoin	Cardioprotecteur Antispasmodique Sédatif Calmant
	Passiflore (partie aérienne), en gélules ou EPS 3 ×/j, 1 mois, à renouveler si besoin	Sédatif Anxiolytique
Gemmothérapie	BgMG **aubépine, tilleul,** 15 gtt max./j selon besoin	Sédatif Calmant

Notre avis d'arom'expert

Diffusion atmosphérique calmante : HE **verveine citronnée ou litsée citronnée** + **bergamote** 20 minutes 3 ×/j.
L'odeur d'HE **ylang-ylang** ne laisse pas indifférent : soit ça passe soit ça casse ! Il est impératif de se sentir à l'aise avec l'odeur. Dans le cas contraire pas de panique, HE **PGB** ou HE **pruche** sont aussi parfaites dans les cas de palpitations. Les esters présents dans chacune de ces HE sont antispasmodiques ++ et rééquilibrants nerveux.
Il est toujours préférable, en cas de volonté de diffuser l'HE **ylang-ylang**, de la mélanger avec des HE **agrumes** ou HE **lavande vraie** pour éviter de se lasser de son odeur très « envahissante ».
Aromastick synergie : comptez sur la mèche 4 gtt HE **PGB** + 2 gtt HE **ylang-ylang** + 4 gtt HE **marjolaine** et respirez si besoin lentement, profondément.

Pensez-y !

Les palpitations sont également un symptôme fréquemment ressenti lors de la préménopause. Voir les spécialités adaptées à cette période.

Les limites du conseil au naturel

Traitement sur cœur sain. Il convient de distinguer les palpitations, phénomène ponctuel et bénin, des véritables troubles du rythme cardiaque, qui nécessitent une prise en charge médicale impérative. Une consultation médicale doit être effectuée au moindre doute, si les symptômes paraissent intenses, répétitifs ou chroniques. Les HE accompagneront l'allopathie dans ce cas-là.

Piqûre d'insecte

Correspond à une réaction inflammatoire ou allergique (salive du piqueur) sur le lieu de la piqûre avec démangeaison, rougeur, douleur et gonflement.

Conseils habituels du pharmacien au comptoir

CortiSédermyl®, Cortapaisyl®, ApaisylGel®, Filmogel®
Homéopathie : **Apis mellifica 15 CH, Dapis® gel**

Et si vous osiez une efficacité équivalente au naturel ? Le bon choix : les huiles essentielles

HE lavande vraie (*Lavandula angustifolia*)

Personne cible	Que faire ?	Effet
Toute la famille	Massez pure en un point 1 gtt sur la piqûre toutes les 5 min, 3 à 4 × puis 3 ×/j le jour même et le lendemain	Antalgique Anti-inflammatoire Antiseptique Cicatrisant

HE alternative

HE lavande aspic, possède les mêmes propriétés que la lavande vraie mais, plus anti-inflammatoire par son camphre, elle est interdite aux tout-petits, femmes enceintes et allaitantes.

Personne cible	Que faire ?	Effet
Adultes Enfants + 7 ans	Massez (pure en un point) 1 gtt sur la piqûre toutes les 5 min, 3 à 4 × puis 3 ×/j le jour même et le lendemain	Antalgique Anti-inflammatoire Antiseptique Cicatrisant

Synergie aromatique alternative

HE lavande vraie (ou aspic) + HE menthe poivrée + HE eucalyptus citronné

Personne cible	Que faire ?	Effet
Adultes Enfants + 7 ans (voir précautions fiche HE menthe poivrée)	1 gtt de chaque à masser sur la zone 3 ×/j le temps nécessaire	Antalgique ++ Anti-inflammatoire ++ Antiseptique Cicatrisant

Les alliés naturels possibles de l'aromathérapie

En complément/ Au choix	Que faire ?	Effet
Apithérapie	**Miel** en application locale	Apaisant Antihistaminique Cicatrisant

En complément/ Au choix	Que faire ?	Effet
Phytothérapie	**Plantain**, feuilles fraîches écrasées directement sur la piqûre ou TM application locale	Antiprurigineux Anti-inflammatoire
Gemmothérapie	BgMG **cassis** en externe sur la zone de la piqûre	Anti-inflammatoire

Notre avis d'arom'expert

Associée à l'HE **lavande vraie**, l'HE **menthe poivrée** renforce l'action antalgique et antiprurigineuse, et ajouter l'HE **eucalyptus citronné** renforce l'effet anti-inflammatoire et antalgique.
L'HE **menthe poivrée** ne s'emploie que sur une petite surface de peau, pas chez les - de 7 ans, les femmes enceintes ou allaitante, les épileptiques.

Pensez-y !

Comme lors de toute effraction cutanée, une piqûre est un risque infectieux, majoré par les lésions de grattage ; il est conseillé d'appliquer un antiseptique ou une HE antiseptique (la majorité !) et de surveiller l'aspect des piqûres.

Les limites du conseil au naturel

L'apparition de symptômes très intenses ou la présence d'un terrain allergique doivent amener à pratiquer une consultation médicale.
Une piqûre d'abeille, guêpe ou frelon dans la zone bucco-pharyngée est considérée comme une urgence vitale même en l'absence d'antécédents allergiques, et fait l'objet d'un appel aux services d'urgences, le **15**.

Poux de tête

Minuscules insectes de 2 à 3 mm, sans ailes, vivant sur le cuir chevelu, où ils pondent leurs œufs. Ils sévissaient déjà au temps des dinosaures, enfin leurs aïeux ! Ils se transmettent facilement lors de contacts étroits. Les démangeaisons du cuir chevelu en sont le premier signe. Les larves, nymphes et adultes piquent pour se nourrir du sang.

Conseils habituels du pharmacien au comptoir

Parasidose®, Cinq sur cinq® antipoux, ApaysilGel®, EcoPrioderm®, Pouxit®
Huile de neem : lotion antipoux

Et si vous osiez une efficacité équivalente au naturel ? Le bon choix : les huiles essentielles

HE lavande vraie ou officinale (*Lavandula angustifolia*)

Personne cible	Que faire ?	Effet
Adultes Enfants + 3 ans	En prévention, déposez 1 gtt HE **lavande vraie** sur les vêtements (col, écharpe, bonnet, etc.) tous les matins, en période à risque En cas d'infestation rajoutez 3 gtt d'HE lavande vraie dans un peu de shampoing ou d'huile de coco, faites un masque capillaire. Laissez agir 15 min et rincez, voir « Notre avis d'arom'expert »	Répulsif Insecticide

HE complémentaire

HE arbre à thé

Personne cible	Que faire ?	Effet
Adultes Enfants + 3 ans	3 gtt dans un peu de shampooing doux en laissant ensuite agir 15 min et en rinçant bien, voir « Notre avis d'arom'expert »	Anti-infectieux Assainissant

Synergie aromatique alternative : en remplacement du traitement précédent

HE lavande vraie + HE arbre à thé + HE géranium rosat

Personne cible	Que faire ?	Effet
Adultes Enfants + 3 ans	Diluez 10 gtt de chaque HE dans 50 ml HV (coco ou autre), appliquez 1 c. c. en masque sur les cheveux mouillés, laissez reposer 30 à 60 min, rincez. Passez un peigne fin pour décrocher les éventuelles lentes sans oublier le tour des oreilles et la nuque, voir « Notre avis d'arom'expert »	Répulsif Anti-infectieux Assainissant

Les alliés naturels possibles de l'aromathérapie

En complément/ Au choix	Que faire ?	Effet
Apithérapie	Rien à notre connaissance	
Phytothérapie	HV **neem** = margousier, huile pâteuse à usage cutané seulement	Complète l'action des HE grâce à ses propriétés répulsives et antiseptiques
Gemmothérapie	Rien à notre connaissance	

Notre avis d'arom'expert

Traitement à faire 2 fois de suite puis 10 jours après.
On parle de TM ou décoction de staphysaigre ou herbe aux poux, mais attention, pouvant conduire à des convulsions, son utilisation, dangereuse, est déconseillée.
L'HE **arbre à thé** paralyse le pou, l'HE **lavande vraie** repousse les poux ainsi que l'HE **géranium rosat** et l'HE **eucalyptus citronné**.
L'HV **coco** est solide à température inférieure à 25 °C, mélangez les HE à HV **coco** quand elle est liquéfiée, laissez à température ambiante, votre masque est prêt. Puis prenez la quantité voulue pour recouvrir le cuir chevelu.
L'HV **neem** se liquéfiera par temps chaud, elle est utilisée en Inde comme insecticide et pesticide naturel. Attention, elle sera dégradée si elle est chauffée à plus de 50 °C. Pour la liquéfier, passez le flacon fermé sous le robinet d'eau chaude.

Pensez-y !

Surveillez la chevelure 1 ×/sem, attachez, tressez les cheveux longs quand une infestation est déclarée à l'école, et traitez tout le monde ! Les poux flottent, donc pensez au bonnet de bain !

Les limites du conseil au naturel

Il est nécessaire de consulter en cas de signes d'alerte sur personne fragile.

Psoriasis

Maladie cutanée chronique responsable d'éruptions de plaques rouges squameuses. Il est question ici d'accompagner le patient lors des crises éruptives, pour en soulager au maximum les symptômes.

Conseils habituels du pharmacien au comptoir

CortiSédermyl®, Cortapaisyl®, cosmétiques adoucissants et hydratants des zones cutanées rugueuses, sèches et squameuses

Et si vous osiez une efficacité équivalente au naturel ? Le bon choix : les huiles essentielles

HE camomille romaine (*Chamaemelum nobile*)

Personne cible	Que faire ?	Effet
Adultes Enfants + 7 ans	Dès l'apparition des plaques rouges, appliquez directement 1 à 2 gtt HE pure sur les lésions de grattage jusqu'à amélioration, 4 à 5 jours	Anti-inflammatoire Antalgique Antiprurigineux

Synergie aromatique complémentaire

Si les démangeaisons sont importantes, en plus

HE géranium rosat + HE hélichryse italienne + HE niaouli

Personne cible	Que faire ?	Effet
Adultes Enfant + 7 ans	Mélangez 10 gtt de chaque HE diluées dans 15 ml HV **onagre** ou **calophylle** ou gel **aloe vera**. Appliquez 10 gtt de la synergie matin et soir en plus de HE **camomille romaine** sur les lésions jusqu'à amélioration des symptômes, 3 sem	Anti-inflammatoire Antalgique Antiprurigineux

Les alliés naturels possibles de l'aromathérapie

En complément/ Au choix	Que faire ?	Effet
Apithérapie	**Propolis** en extrait non alcoolique + **miel de lavande** en application locale durant la crise	Anti-inflammatoire Antalgique

En complément/ Au choix	Que faire ?	Effet
Phytothérapie	HV **onagre** ou **bourrache**, 2 caps/j, ou huile de poisson, 5 à 6 caps/j, cure de 21 jours, à renouveler si besoin en même temps que l'application aromatique	Prévient les crises de psoriasis en apportant des oméga
	Pulvérisations possibles de la zone avec HA **rose, hélichryse italienne** ou **ciste**	Calmant entre 2 applications HE
Gemmothérapie	BgMG **cassis, noyer, cèdre**, 15 gtt max./j selon besoin jusqu'à amélioration des symptômes	Anti-inflammatoire Draineur cutané

Notre avis d'arom'expert

Une prise en charge qui demande une action sur **plusieurs « postes »** : la flore intestinale (pré- et probiotiques 2 mois), l'apport en acides gras insaturés, le stress et la manifestation cutanée.

2 bains par semaine avec 20 gtt du mélange de la synergie aromatique complémentaire sont possibles selon l'emplacement des lésions.

Choisissez dans l'« aromathèque » 1 HE plaisir doudou (= votre HE « **doudou** » olfactif) à « sniffer » ou masser dès qu'un stress est ressenti.

L'HV onagre est déconseillée aux femmes enceintes.

Pensez-y !

Le premier réflexe à adopter est l'utilisation d'émollients immédiatement après le bain pour de meilleurs résultats. Les progrès galéniques permettent aujourd'hui d'avoir des cosmétiques très nourrissants avec des textures peu collantes qui n'empêchent pas de s'habiller rapidement après.

Les limites du conseil au naturel

Ces conseils restent un accompagnement et ne dispensent absolument pas d'un suivi médical, nécessaire comme pour toute pathologie chronique.

Raynaud (maladie de)

Trouble circulatoire artériel touchant essentiellement les extrémités (orteils, doigts, oreilles) soumises au froid, souffrant alors d'une vasoconstriction, les doigts ou orteils devenant pâles voire blancs, douloureux puis violacés lors du réchauffement avant de reprendre leur couleur normale. Certains médicaments, certaines professions, augmentent le risque.

Conseils habituels du pharmacien au comptoir

Homéopathie : **Secale cornutum 9 CH** (antalgique)

Et si vous osiez une efficacité équivalente au naturel ? Le bon choix : les huiles essentielles

HE hélichryse italienne (*Helichrysum italicum*)

Personne cible	Que faire ?	Effet
Adultes Enfants + 7 ans	Appliquez matin et soir 1 gtt diluée dans 1 à 2 gtt HV **macadamia** ou **calophylle** en massage au niveau des extrémités blanches	Activateur de la microcirculation artérielle Anti-inflammatoire Anti-œdème

HE complémentaire : pour permettre au sang d'aller librement, de lever le spasme

HE basilic tropical ou exotique

Personne cible	Que faire ?	Effet
Adultes Enfants + 7 ans	Ajoutez 1 gtt dans le mélange HE **hélichryse italienne macadamia** et appliquez matin et soir en massage au niveau des extrémités blanches	Antispasmodique artériel

Synergie aromatique alternative

Une synergie « chauffante »

HE hélichryse italienne + HE hasilic tropical + HE cyprès + HE thym à thujanol

Personne cible	Que faire ?	Effet
Adultes Enfants + 7 ans	Mélangez 1 gtt de chaque HE diluées dans 5 gtt HV en massage local sur les extrémités	Veinotonique Antispasmodique Réchauffant

Les alliés naturels possibles de l'aromathérapie

En complément/ Au choix	Que faire ?	Effet
Apithérapie	Rien à notre connaissance	
Phytothérapie	**Ginkgo biloba** (feuille), cure de 21 jours, à renouveler si besoin	Vasorégulateur, vasodilatateur artériolaire Renforce la microcirculation au niveau des extrémités
	Mélilot (sommité fleurie), en gélules extrait ou EPS (dose selon fabricant)	Diminue perméabilité capillaire
Gemmothérapie	BgMG dilués **troène du Japon** + **arbre de Judée**	Pour les détails voir « Notre avis d'arom'expert »

Notre avis d'arom'expert

Gemmothérapie : une formule aux bourgeons *dilués* :
Arbre de Judée (*Cercis siliquastrum*) 1 DH, 50 gtt le matin, et **troène du Japon** (*Ligustrum vulgare*) 1 DH, 50 gtt de jeunes pousses le soir, 20 jours (source J.-M. Morel).
Il peut être utile d'ajouter 3 gtt d'HE **citron** à toute prise de veinotonique phyto tel le mélilot, elle complétera l'action vit. P-like par ses flavonoïdes (molécules responsables des taches sur vos diffuseurs, car, de poids moléculaire trop lourd, elles ne s'évanouissent pas dans l'atmosphère mais restent au fond du diffuseur).
Dosage de vit. D, prises d'oméga-3 régulières.

Pensez-y !

Le froid étant l'élément déclencheur, ayez une bonne protection des mains et des pieds en hiver : la soie ou le mérinos sont des tissus performants ; les bouillottes à mains un outil intéressant dans ce contexte. Évitez évidemment de fumer !

Les limites du conseil au naturel

En cas de réapparition des symptômes, il convient de consulter un médecin afin d'éliminer le risque de pathologie plus grave.

Rhume – Rhinopharyngite

Inflammation, le plus souvent d'origine virale, atteignant la gorge et le nez. Les symptômes les plus fréquents sont : nez qui coule, nez bouché, associés à une irritation douloureuse de la gorge (voir fiche « Gorge (maux de) »).

Conseils habituels du pharmacien au comptoir

Actifed®, Humex®, Vicks Inhaler®
Homéopathie : **Coryzalia®** (si écoulement nasal clair), **Sinuspax®** (si nez bouché)

Et si vous osiez une efficacité équivalente au naturel ? Le bon choix : les huiles essentielles

Dès les premiers symptômes du rhume :
HE eucalyptus radié (*Eucalyptus radiata*)

Personne cible	Que faire ?	Effet
Adultes Enfants + 7 ans	**Utilisez une ou plusieurs voies, selon le besoin** Voie orale : 2 gtt, 3 ×/j sur une ½ c. c. miel, jusqu'à amélioration des symptômes (7 jours max.)	Anti-infectieux
	Voie cutanée : 1 trace (ou gtt) pure sur l'aile du nez	
	Voie pulmonaire (inhalation sèche) : 3 gtt sur un mouchoir à inhaler tout au long de la journée ou 10 gtt sur un aromastick inhalateur	

Synergie aromatique complémentaire

HE eucalyptus radié + HE pin sylvestre + HE menthe poivrée

Personne cible	Que faire ?	Effet
Adultes Enfants + 7 ans (voir précautions fiche HE menthe poivrée)	Mélangez 2 gtt de chaque HE en inhalation humide le soir dans 1 bol d'eau frémissante	Dégage le nez et fluidifie les sécrétions bronchiques Antiseptique

Les alliés naturels possibles de l'aromathérapie

En complément/ Au choix	Que faire ?	Effet
Apithérapie	**Propolis** TM, 20 gtt par jour + **miel de sapin** ou **thym**, cure de 21 jours ET/OU **Gelée royale**, cure de 21 jours à renouveler si besoin	Immunostimulant
Phytothérapie	**Sureau noir** (baies) et/ou **échinacée pourpre** (racine), en EPS 2 c. c. (5 ml) ou gélules 2 à 4 ×/j, 1 sem (dose selon fabricant)	Antiviral Immunostimulant
Gemmothérapie	BgMG **cassis** et **rosier sauvage**, 15 gtt max./j selon besoin (cassis avant 16 h)	Anti-inflammatoire Immunostimulant

Notre avis d'arom'expert

Diffusion d'HE **eucalyptus radié** 20 min 3 ×/j : assainissant de l'air, et de plus favorise la mémoire et l'acuité intellectuelle !

Prudence avec l'HE **menthe poivrée**, l'application sur le visage et le cou est réservée à l'adulte.

Voir aromastick inhalateur « stop microbes » : 5 gtt HE **ravintsara** (ou **eucalyptus radié**) + 3 gtt HE **pin sylvestre** + 2 gtt HE **menthe poivrée**, à « sniffer » si besoin.

Ça ne passe pas, la toux s'installe ? N'hésitez pas à utiliser la formule « bazooka » de façon à éradiquer la multiplication des germes (voir fiche « Infections »).

Une étude de la revue *Laryngoscope* (septembre 2018) démontre que, pendant la maladie, consommer du lait de vache aggrave les symptômes grippaux et autres rhinopharyngites par une production accrue de mucus. Il suffit de baisser la consommation pendant la période incriminée et de le remplacer par des laits végétaux.

Pensez-y !

Lavez-vous les fosses nasales le plus fréquemment possible. Mouchez-vous dans un mouchoir jetable puis lavez-vous systématiquement les mains ou utilisez un gel hydro-alcoolique.

Les limites du conseil au naturel

Une consultation médicale reste recommandée pour les personnes à risques de complications tels asthme, bronchopneumopathie chronique obstructive… *Idem* si fièvre importante (> 38,5 °C), altération de l'état général, douleurs intenses de la gorge, écoulement nasal purulent ou atteintes de l'oreille (douleur, écoulement).

Sinusite

Atteinte inflammatoire de la muqueuse d'un ou plusieurs sinus, faisant généralement suite à une rhinopharyngite virale (voir fiche « Rhume »). On rencontre douleur pulsatile, sécrétions plus ou moins purulentes, obstruction nasale, voire légère fièvre.

Conseils habituels du pharmacien au comptoir

Humer®, Marimer®, Rhinotrophyl®
Homéopathie : **Sinuspax®** (pastilles)

Et si vous osiez une efficacité équivalente au naturel ? Le bon choix : les huiles essentielles

Dès les premiers symptômes de la sinusite :

HE eucalyptus radié (*Eucalyptus radiata*)

Personne cible	Que faire ?	Effet
Adultes Enfants + 7 ans	En massage, appliquez 1 gtt pure sur la zone des sinus, 6 ×/j (attention aux yeux !) ET/OU En inhalation sèche, respirez 3 gtt sur un mouchoir ou 10 gtt sur un aromastick ET/OU Par voie orale, 3 gtt 2 à 3 ×/j sur 1 c. c. miel, jusqu'à amélioration des symptômes	Antiseptique Décongestionnant ORL

Synergie aromatique complémentaire

HE pin sylvestre + HE menthe poivrée + HE niaouli

Personne cible	Que faire ?	Effet
Adultes Enfants + 7 ans (voir précautions fiche HE menthe poivrée)	Le soir, après un lavage à l'eau de mer de la cavité nasale, une inhalation avec la synergie 2 gtt de chaque HE sur un bol d'eau frémissante, 7 min (voir aussi « Notre avis d'arom'expert »)	Antalgique Antiseptique Décongestionnant ORL Expectorant

Sinusite

Autre synergie aromatique complémentaire

HE pin sylvestre + HE lavande vraie + HE citron

Personne cible	Que faire ?	Effet
Adultes Enfants + 7 ans	Mélangez les HE à quantités égales 2 à 3 ×/j, 20 min	Antiseptique (atmosphère) Décongestionnant

Les alliés naturels possibles de l'aromathérapie

En complément/ Au choix	Que faire ?	Effet
Apithérapie	**Propolis** en TM, 20 gtt par jour + **miel de romarin**, 10 jours	Anti-inflammatoire Antispasmodique Antiseptique
Phytothérapie	**Cassis** (feuille) + **sureau noir** (fruit), en TM 25 gtt de chaque, 3 ×/j, cure de 7 à 10 jours	Anti-inflammatoire Antiviral Immunostimulant
	Radis noir (racine) + **sureau noir** (fleur) + **fumeterre** (partie aérienne fleurie), en infusion, 3 sem	Dépuratif Fluidifiant pour éviter les sinusites à répétition
Gemmothérapie	BgMG **cassis, aulne, charme**, 15 gtt max./j selon besoin (cassis avant 16 h)	Anti-inflammatoire Antisuppuratif Antispasmodique

Notre avis d'arom'expert

<u>Relais de l'inhalation humide</u> (à faire chez soi sans sortir) : l'aromastick « stop microbes » à respirer si besoin : 5 gtt HE **ravintsara** (ou **eucalyptus radié**) + 3 gtt HE **pin sylvestre** + 2 gtt HE **menthe poivrée**. Réservé aux + de 7 ans, pas pour la femme enceinte ni allaitante.

<u>En cas de sinusite chronique ou violente</u> :

Formule « **bazooka** » assainissante (voir fiche « Infections » pour plus de détails) :

- 2 gtt HE **sarriette** + 2 gtt HE **citron**, 3 ×/j pendant 48 heures puis 2 ×/j pendant 5 jours.
- À associer impérativement : la formule dépurative **incontournable**, les plantes anti-inflammatoires et les 2 inhalations quotidiennes.

Le bourgeon de charme a une action antispasmodique muqueuse sinusale

Celui d'aulne lutte contre la phase suppurative et inflammatoire.

Pensez-y !

Une alimentation trop riche en produits laitiers, sucres raffinés, aliments acides concourt à entretenir les sinusites chroniques. Veillez donc à en modérer les apports.

Les limites du conseil au naturel

Une récurrence importante des sinusites aiguës et le passage à la chronicité incitent à consulter un médecin. *Idem* en cas de fièvre élevée. Enfin, ne pas négliger l'origine dentaire fréquente des sinusites maxillaires : consultez un dentiste en cas de doute.

Sommeil (troubles du)

Insomnie, difficultés d'endormissement, réveils nocturnes
Diverses maladies, divers abus, divers troubles du système nerveux, provoquent des troubles du sommeil : Alzheimer, digestion lourde, respiration entravée, ménopause, abus de café, de thé, de tabac, de vit. C, stress au travail, en famille, anxiété, angoisses, peurs, etc.

Conseils habituels du pharmacien au comptoir

Dormicalm®, Donormyl®, Euphytose®, Novanuit®
Homéopathie : **Sédatif PC®, L72®, Homéogène® 46**

Et si vous osiez une efficacité équivalente au naturel ? Le bon choix : les huiles essentielles

HE lavande vraie (*Lavandula angustifolia*)

Personne cible	Que faire ?	Effet
Adultes Enfants	Appliquez en massage 2 gtt pures au niveau du plexus cardiaque ou à l'intérieur des poignets le soir les jours de stress ET/OU Diffusion dans la chambre 10 min avant de dormir	Sédatif Anxiolytique

HE complémentaires

HE encens + HE camomille noble

Personne cible	Que faire ?	Effet
Adultes Enfants + 7 ans	Appliquez en sus en massage 1 gtt de chaque sur la zone plexus cardiaque et solaire le soir si problème d'endormissement	Sédatif Lâcher-prise Anticauchemar

Synergie aromatique alternative

Pour une action plus complète en lieu et place HE **lavande vraie**

HE néroli + HE vanille + HE encens

Personne cible	Que faire ?	Effet
Adultes Enfants + 7 ans	4 gtt HE **néroli** + 2 gtt HE **vanille** + 4 gtt HE **encens** sur la mèche d'un aromastick, fermez et « sniffez » profondément dans la soirée abondamment	Combat l'anxiété à l'endormissement

Les alliés naturels possibles de l'aromathérapie

En complément/ Au choix	Que faire ?	Effet
Apithérapie	Rien à notre connaissance	
Phytothérapie	**Eschscholtzia** et **passiflore** (sommité fleurie), **valériane** (racine), en gélules, mélange de 2 ou 3 plantes (dose selon fabricant), ou en EPS 1 c. c. au coucher, 1 mois, à renouveler si besoin	Endormissement Nervosité Anxiolytique Équilibrant Calmant Palpitations
Gemmothérapie	BgMG **figuier, tilleul, aubépine**, 15 gtt max./j selon besoin	Anxiolytique Équilibrant Calmant Palpitations

Notre avis d'arom'expert

Pour les HE, faites confiance à votre odorat, laissez-vous mener par le bout du nez pour la diffusion adaptée à votre tempérament. Demandez à tester les odeurs en magasin…

Une synergie d'HE contre le stress et l'insomnie se construit comme un parfum « thérapeutique », 1 HE de tête, 1 de cœur, 1 de fond. Synergie à diffuser ou à inhaler sur un **aromastick inhalateur personnel**.

- Par exemple : sur la mèche de l'aromastick inhalateur, comptez 2 gtt HE **camomille noble** + 5 gtt HE **bergamote** + 3 gtt HE **encens**, fermez et humez votre synergie sommeil « antiruminations ».
- Ou encore 3 gtt HE **lavande vraie** + 4 gtt HE **encens** + 6 gtt HE **orange douce** pour un sommeil retrouvé. Ou 2 gtt HE **basilic exotique** + 3 gtt HE **ylang-ylang** + 5 gtt HE **cèdre de l'Atlas** contre le « petit vélo » dans la tête.

Les solutions sont nombreuses, ne désespérez pas !

Pensez-y !

Le sommeil se prépare dès le repas du soir. Adaptez la diététique, repas léger et sans sucre le soir. Les prises de plantes actives dans le sommeil commencent à ce repas et se poursuivent au coucher. La diffusion aromatique permet de déstresser, d'équilibrer le système nerveux toute la journée, préparant ainsi le sommeil.

Les limites du conseil au naturel

L'insomnie n'est pas une maladie, c'est un symptôme qui, s'il persiste, peut nuire à la santé de l'individu et le plonger dans un état dépressif. Dans ce cas, une consultation médicale est fortement recommandée.

Spasmophilie

État caractérisé par une hyperirritabilité neuromusculaire, une hyperventilation, des troubles digestifs, des vertiges. Se manifeste par des crises qui peuvent être déclenchées par un stress, une angoisse, une phobie, etc.

Conseils habituels du pharmacien au comptoir

D-Stress®, Formag®, Bioptimum Magnésium 300+®, minéraux, oligoéléments : phosphore, magnésium
Homéopathie : **Zenalia®, Sédatif PC®**

Et si vous osiez une efficacité équivalente au naturel ? Le bon choix : les huiles essentielles

HE basilic tropical ou exotique (*Ocimum basilicum*)

Personne cible	Que faire ?	Effet
Adultes Enfants + 10 ans	1 gtt pure sous la langue 2 ×/j lors de la crise	Puissant antispasmodique

HE complémentaire : si vous avez besoin de vous calmer et de rééquilibrer le système nerveux en même temps

HE PGB

Personne cible	Que faire ?	Effet
Adultes Enfants + 7 ans	Appliquez 2 gtt pures sur le plexus cardiaque + 5 respirations lentes au-dessus du flacon ouvert, si besoin	Calmant Équilibrant

Synergie aromatique alternative

HE PGB + HE marjolaine + HE verveine citronnée ou HE litsée citronnée

Personne cible	Que faire ?	Effet
Adultes Enfants + 7 ans	Mélangez 1 ml de chaque HE dans 1 flacon compte-gouttes en verre ambré de 5 ml, utilisez au choix lors de la crise et la sem qui suit ou ponctuellement : • En massage, 2 gtt pures sur le plexus cardiaque 3 ×/j • En diffusion ou « snif » au flacon • Par voie orale, 2 gtt sur 1 c. c. miel 2 ×/j • En bain, 20 gtt dans 1 c. s. de base de bain 2 ×/sem	Équilibrant nerveux Anti-spasmodique Sédatif

Les alliés naturels possibles de l'aromathérapie

En complément/ Au choix	Que faire ?	Effet
Apithérapie	Rien à notre connaissance	
Phytothérapie	**Fumeterre** (partie aérienne fleurie), en gélules, TM ou EPS 1 c. c./j, cure de 3 sem de drainage	Action dépurative en douceur du foie en prévention des crises
	Mélisse (feuille), en gélules ou TM (dose selon fabricant)	Antispasmodique Calmant
Gemmothérapie	BgMG **figuier, tilleul,** 15 gtt max./j selon besoin	Calmant Anxiolytique

Notre avis d'arom'expert

Toutes les voies d'administration des HE trouvent ici leur justification, voie olfactive, cutanée et orale.

Le « nez » de la personne dirigera quant au choix des HE, comme dans tout le psycho-émotionnel. On pourra proposer aussi : HE **ylang-ylang**, HE **mélisse**, HE **estragon**, HE **camomille**, HE **PGB**, HE **marjolaine**, HE **lavande vraie**, HE **litsée citronnée**…

Un exemple d'aromastick : comptez sur la mèche 2 gtt HE **pin sylvestre** + 4 gtt HE **PGB** + 5 gtt HE **lavande vraie** ou 3 gtt HE **marjolaine**. Respirez si besoin, lentement, profondément.

Pensez-y !

De plus en plus, des techniques de bien-être trouvent leur place pour aider les spasmophiles à diminuer les crises : relaxation, sophrologie, etc.

Les limites du conseil au naturel

Bien que les soins naturels apportent une vraie prise en charge, un suivi médical est conseillé en cas de suspicion de spasmophilie.

Tabac : dépendance – sevrage

Vous voulez vous arrêter de fumer.

Conseils habituels du pharmacien au comptoir

Nicopatch®, Nicotinell®, NiQuitin®
Homéopathie : **Lobelia inflata 5 CH, Nux vomica 5 CH, Argentum nitricum 9 CH, Caladium seguinum 5 CH, Gelsemium 9 CH, Sédatif PC®**

Et si vous osiez une efficacité équivalente au naturel ? Le bon choix : les huiles essentielles

HE myrte rouge (*Myrtus communis* CT acétate de myrténye)

Personne cible	Que faire ?	Effet
Adultes	Débouchez le flacon d'HE et inspirez lentement profondément, 5 × dès que le besoin s'en fait sentir !	Antispasmodique Antitoux Redonne confiance en soi

HE complémentaire

HE poivre noir

Personne cible	Que faire ?	Effet
Adultes	En alternance, respirez HE **poivre noir**	Diminue envie de fumer et sensation de manque Tonique

Synergie aromatique alternative

HE poivre noir + HE pamplemousse + HE myrte rouge + HE camomille romaine + HE menthe poivrée

Personne cible	Que faire ?	Effet
Adultes (voir précautions fiche HE menthe poivrée)	Dans 1 flacon compte-gouttes en verre ambré de 10 ml versez 3 gtt HE **poivre noir** + 10 gtt HE **menthe poivrée** et 15 gtt des autres HE, complétez avec 7 ml HV **abricot**. Massez l'intérieur de vos poignets 7 ×/j avec 1 gtt du mélange et « sniffez » vos poignets profondément 5 × de suite. Ajoutez 1 gtt sous la langue à garder quelques instants en bouche	Tonique Diminue l'envie de fumer et le manque Anxiolytique Antitoux Confiance en soi Lâcher-prise Stimulant

Les alliés naturels possibles de l'aromathérapie

En complément/ Au choix	Que faire ?	Effet
Apithérapie	**Propolis** pure en tablettes à mâcher	Effet « chaleur » et calmant dans la bouche Adoucit les gorges irritées
Phytothérapie	**Kudzu** (racine et feuille), en gélules à 8 % de principe actif (dose selon fabricant)	Désaccoutumance
	Avoine (partie aérienne), en EPS 1 c. c./j	Tonus
	Acérola 1 g/j, cure de 21 jours	Tonique général
	Valériane (racine), en EPS 1 c. c./j ou gélules (dose selon fabricant) Ces 4 plantes en cure de 1 mois, à renouveler si besoin	Anxiolytique Sédatif
Gemmothérapie	BgMG **figuier**, **aubépine**, **pommier**, 15 gtt max./j	Antistress Anxiolytique Sédatif

Notre avis d'arom'expert

Le **kudzu** est une plante antioxydante, en MTC elle est connue pour ses effets antialcool et antitabac. Attention, cette plante est à caractère œstrogénomimétique, prudence pour les femmes à cancer œstrogénodépendant.
La **valériane** ici calmera le phénomène de compulsion.
L'**acérola**, petite cerise riche en vit. C naturelle, comblera les manques de cette vitamine engendrée par le tabac.
L'HE **poivre noir** a été étudiée pour aider à la désaccoutumance tabagique.
L'HE **pamplemousse**, anxiolytique, rendra la bonne humeur.
L'HE **menthe poivrée** boostera le mental.
L'HE **camomille romaine** est la reine du lâcher-prise.
Aromastick du fumeur : sur la mèche de coton, comptez 3 gtt HE **poivre noir** + 6 gtt HE **pamplemousse** + 5 gtt HE **myrte rouge**. Respirez en cas d'envie de cigarette, lentement et 5 fois de suite.

Pensez-y !

Fixez-vous une date et tenez-vous-y... Parlez-en autour de vous pour obtenir du soutien. Jetez tous les objets liés au tabac. Listez les méfaits du tabagisme et les bienfaits de son arrêt. Des consultations antitabac au sein des officines sont organisées, renseignez-vous.

RESPIREZ.

Retrouvez votre odorat. Rien n'est facile, la réussite en sera encore plus éclatante.

Les limites du conseil au naturel

Se faire aider par des professionnels de l'arrêt du tabac ou des comportementalistes augmente les chances de réussir.

Tendinite

Inflammation d'un tendon entraînant une sensation de brûlure touchant le plus souvent le coude, le poignet, la cheville et l'épaule, très fréquente chez les sportifs quel que soit le niveau.

Conseils habituels du pharmacien au comptoir

Nexcare®, teinture d'arnica, Ketum gel®
Homéopathie : **Rhus toxicodendron 5 ou 7 CH**

Et si vous osiez une efficacité équivalente au naturel ? Le bon choix : les huiles essentielles

HE menthe poivrée (*Mentha × piperita*)

Personne cible	Que faire ?	Effet
Adultes Enfants + 7 ans (voir précautions fiche HE)	Appliquez 2 gtt diluées dans 1 noisette de gel **aloe vera** sur le tendon matin et soir en relais des packs de froid jusqu'à disparition des symptômes	Antalgique (effet froid) Anti-inflammatoire

HE complémentaire : si un œdème est associé à la tendinite

HE hélichryse italienne

Personne cible	Que faire ?	Effet
Adultes Enfants + 7 ans	Ajoutez 2 gtt au mélange HE **menthe poivrée** gel **aloe vera** et appliquez en massage local sur la zone sensible	Vulnéraire Antalgique (effet froid) Anti-inflammatoire Anti-œdème

Synergie aromatique alternative +++

HE menthe poivrée + HE giroflier + HE eucalyptus citronné + HE hélichryse italienne

Personne cible	Que faire ?	Effet
Adultes Enfants + 7 ans (voir précautions fiche HE menthe poivrée)	Dans 1 flacon compte-gouttes en verre ambré de 30 ml mélangez 20 gtt de chacune des HE dans QSP 30 ml huile **calophylle,** massez avec 10 gtt du mélange 3 ×/j, jusqu'à disparition des symptômes	Vulnéraire Antalgique +++ Anti-inflammatoire Anti-œdème

Les alliés naturels possibles de l'aromathérapie

En complément/ Au choix	Que faire ?	Effet
Apithérapie	Rien à notre connaissance	
Phytothérapie	**Harpagophytum** (racine), en gélules (extrait à 3,6 % d'harpagoside), EPS, TM avant 3 repas, 21 jours, 1 sem pause, à renouveler si besoin	Anti-inflammatoire
	Reine-des-prés (sommité fleurie), en gélules (dose selon fabricant), 21 jours, à renouveler si besoin après 1 sem d'arrêt	Antalgique Anti-inflammatoire
	Prêle (tige stérile), en gélules de poudre totale, 1 g 3 ×/j aux repas, 21 jours, à renouveler si besoin après 1 sem d'arrêt	Régénère le collagène
Gemmothérapie	BgMG **cassis**, 15 gtt max./j selon besoin (avant 16 h), 21 jours, cure à renouveler si besoin	Anti-inflammatoire

Notre avis d'arom'expert

Action de l'HE **menthe poivrée** : son monoterpénol = menthol (50 %) abaisse le seuil de perception des récepteurs thermiques de la peau ; a un effet hypothermisant réduisant jusqu'à 80 % les messages douloureux par inhibition de la conduction et de la propagation le long des circuits nerveux ; stoppe les phénomènes de l'inflammation (congestion, stase, épanchement) ; agoniste du **TRPM8** (Transient Receptor Potential Melastatin 8), thermorécepteur détectant l'action du froid (source J. Kaloustian).
Dans l'association aromatique, l'action de l'HE **giroflier** renforce l'effet antalgique voire anesthésiant de la douleur. L'huile de **calophylle** ou huile de **tamanu** est aussi anti-inflammatoire, entre autres.

Pensez-y !

La tendinite nécessite avant tout le repos, ainsi qu'une bonne hydratation de l'organisme. La prise d'antalgiques peut être utile mais ne doit pas entraîner de reprise trop précoce de l'activité du membre. Privilégiez une alimentation non acide.

Les limites du conseil au naturel

Les tendinites font partie des troubles musculo-squelettiques et sont souvent récidivantes voire chroniques. Une consultation médicale est toujours souhaitable pour avoir le diagnostic exact et faire un bilan des lésions.

Torticolis

Contraction musculaire involontaire et brutale d'un des muscles cervicaux se traduisant par une douleur forte et un blocage des mouvements au niveau du cou. Elle peut s'étendre à l'épaule, au bras ou au dos.

Conseils habituels du pharmacien au comptoir

Nexcare® ColdHot, Actipoche®, Syntholkiné®, ThermaCare®
Homéopathie : **Arnican® gel, Arnigel®, Bio Arnica® Gel**

Et si vous osiez une efficacité équivalente au naturel ? Le bon choix : les huiles essentielles

HE gaulthérie couchée (*Gaultheria procumbens*)

Personne cible	Que faire ?	Effet
Adultes Enfants + 7 ans (voir précautions fiche HE)	En massage, 2 gtt diluées dans ½ c. c. HV **calophylle** ou EL **arnica** 3 ×/j jusqu'à disparition des symptômes, 15 jours max.	Anti-inflammatoire Antalgique

HE complémentaire : pour relaxer le muscle du cou et renforcer l'action d'HE **gaulthérie**

HE lavandin

Personne cible	Que faire ?	Effet
Adultes Enfants + 7 ans	Ajoutez 2 gtt dans la ½ c. c. mélange précédent (**gaulthérie**/HV)	Myorelaxant Anti-inflammatoire Antalgique

Synergie aromatique alternative

HE gaulthérie couchée + HE lavandin + HE eucalyptus citronné + HE laurier noble

Personne cible	Que faire ?	Effet
Adultes Enfants + 7 ans (voir précautions fiche HE gaulthérie)	Mélangez dans 1 flacon compte-gouttes en verre ambré de 5 ml 10 gtt de chacune des HE + QSP 5 ml EL **arnica**, massez avec 10 gtt 4 ×/j jusqu'à amélioration	Anti-inflammatoire Antalgique Myorelaxant

Les alliés naturels possibles de l'aromathérapie

En complément/ Au choix	Que faire ?	Effet
Apithérapie	Rien à notre connaissance	
Phytothérapie	**Valériane** (racine), en gélules, TM, EPS **Passiflore** (sommité fleurie), en gélules, TM, EPS (dose selon fabricant), 3 ×/j jusqu'à amélioration des symptômes, max. 4 sem	Sédatif Calmant Permet une meilleure relaxation et décontraction des muscles
	Reine-des-prés (sommité fleurie), en gélules (dose selon fabricant) ou EPS 1 c. c./j OU	Antalgique Antiacide Anti-inflammatoire
	Scrofulaire (partie aérienne), en EPS 1 c. c. (5 ml)/j jusqu'à amélioration des symptômes, max. 4 sem	Anti-inflammatoire
Gemmothérapie	BgMG **cassis**, 15 gtt max./j (avant 16 h), 21 jours, à renouveler si besoin	En prévention ou curatif Anti-inflammatoire

Notre avis d'arom'expert

Le torticolis, de *tortum collum* en latin, « cou tordu ».
Exemple d'autres HE relaxantes musculaires pour remplacer HE **lavandin** : HE **ylang-ylang**, HE **lavande vraie**, HE **romarin à camphre**.

Pensez-y !

On peut appliquer de la chaleur qui, grâce à son action vasodilatatrice, aide à dénouer les tensions musculaires, stoppant ainsi l'engrenage contracture = douleur. Utilisez le plus souvent possible une bouillotte, une serviette d'eau chaude (supportable par la peau !), un coussin de noyaux de cerise aux micro-ondes, des packs de chaud aux micro-ondes, et ne pas oublier de protéger la nuque avec un foulard de soie.

Les limites du conseil au naturel

Consultez et faites-vous masser par un professionnel (kiné, ostéopathe) si la contracture s'installe. Ne pas confier sa nuque à n'importe quelles mains !

Toux grasse

Expiration violente et incoercible, processus d'épuration des voies aériennes pour expulser les mucosités. C'est une toux utile à accompagner. À 75 % d'origine infectieuse, la toux grasse est la conséquence d'une rhinopharyngite ou d'une bronchite.

Conseils habituels du pharmacien au comptoir

Acétylcystéine® (médicament générique), **Bronchokod**
Homéopathie : **Pâtes Baudry®, Stodal®**

Et si vous osiez une efficacité équivalente au naturel ? Le bon choix : les huiles essentielles

Dès les premiers symptômes de toux grasse :
HE d'arbre « forêt d'hémisphère Sud » = **HE eucalyptus globuleux** (*Eucalyptus globulus*)

Personne cible	Que faire ?	Effet
Adultes Enfants + 7 ans	Appliquez 2 à 3 gtt diluées dans ½ c. c. HV 3 ×/j en massage sur le thorax OU 2 gtt 3 ×/j dans 1 c. c. miel jusqu'à disparition des symptômes (7 jours max.)	Anti-infectieux Fluidifiant Expectorant

HE complémentaire ou alternative

HE d'arbres « forêt d'hémisphère Nord » = **HE pin sylvestre, HE sapin baumier**

Personne cible	Que faire ?	Effet
Adultes Enfants + 7 ans	Appliquez 2 à 3 gtt diluées dans ½ c. c. HV 3 ×/j en massage sur le thorax. Seule ou associée à HE **eucalyptus globuleux**	Anti-infectieux Fluidifiant Expectorant

Synergie aromatique complémentaire

HE eucalyptus radié + HE pin sylvestre + HE citron

Personne cible	Que faire ?	Effet
Adultes Enfants + 7 ans	Mélangez à parties égales, et diffusez 20 min minimum 2 à 3 ×/j	Antiseptique

Les alliés naturels possibles de l'aromathérapie

En complément/ Au choix	Que faire ?	Effet
Apithérapie	**Propolis**, en extrait ou TM 20 gtt par jour + **miel de sapin**	Immunostimulant Anti-inflammatoire Antiseptique
Phytothérapie	**Échinacée pourpre** (racine), en gélules (dose selon fabricant) ou en EPS 1 à 2 c. c./j, 3 ×/j, 10 jours	Immunostimulant
	Thym et eucalyptus (feuille) en infusion 1 à 2 g de plante séchée/tasse d'eau, 2 à 3 tasses/j jusqu'à ce que la toux disparaisse	Expectorant Antispasmodique
Gemmothérapie	BgMG **aulne**, **rosier sauvage**, 15 gtt max./j selon besoin	Anti-inflammatoire Antisécrétoire

Notre avis d'arom'expert

Le choix d'associer une HE « forêt d'hémisphère Nord » (**pin sylvestre**, **sapin baumier** ou **térébenthine**), et une HE « forêt d'hémisphère Sud » (**eucalyptus globuleux, niaouli**), est pertinent : associer les monoterpènes (α- et β-pinènes) de la 1re au 1,8-cinéole de la 2e permet de conjuguer leurs effets sur les bronches, fluidifiant, expectorant et antiseptique.
Donc, à répartir dans la journée : 4 à 5 gtt « du Nord » et 4 à 5 gtt « du Sud ».
Précautions d'emploi : HE **eucalyptus globuleux** est interdite avant 7 ans, aux asthmatiques, et toute diffusion aromatique lors de la crise d'asthme est déconseillée.
Le BgMG de **rosier** est anti-inflammatoire et boosteur immunitaire, et celui d'**aulne** agit sur la phase suppurative et inflammatoire.

Pensez-y !

Les muqueuses respiratoires fonctionnent moins bien lorsque l'air est sec : pensez à humidifier l'atmosphère et à bien vous hydrater.
Il est déconseillé d'utiliser des médicaments antitussifs lors d'une toux grasse, car celle-ci est nécessaire pour l'épuration des voies respiratoires.

Les limites du conseil au naturel

Une toux bénigne doit cesser en moins de 3 semaines. Au-delà de ce délai, il est recommandé de consulter un médecin, ainsi que chez toute personne à risque de complications respiratoires, comme en cas d'asthme par exemple.

Toux mixte – Toux du fumeur

Expiration violente et incoercible, processus d'épuration des voies aériennes. Elle est dite « mixte » lorsqu'elle alterne entre toux sèche et toux grasse, donc avec des expectorations inconstantes.
La toux du fumeur, bien que souvent très productive, n'est pas une toux grasse standard et on peut la rapprocher de la toux mixte.

Conseils habituels du pharmacien au comptoir

Phytotux®, Prospan®

Et si vous osiez une efficacité équivalente au naturel ?
Le bon choix : les huiles essentielles

HE myrte rouge (*Myrtus communis* CT acétate de myrtényle)

Personne cible	Que faire ?	Effet
Adultes	Avalez 3 gtt dans 1 c. c. miel 2 à 3 ×/j jusqu'à disparition des symptômes (7 jours max.) OU En massage du thorax 3 gtt dans ½ c. c. HV 2 à 3 ×/j jusqu'à amélioration des symptômes	Antiseptique Décongestionnant ORL Expectorant Antitussif

HE alternative

HE pin sylvestre

Personne cible	Que faire ?	Effet
Adultes	En massage, 3 gtt diluées dans 1 c. c. HV sur le thorax matin et soir	Antiseptique Expectorant

Synergie aromatique complémentaire

HE sapin baumier + HE lavande vraie

Personne cible	Que faire ?	Effet
Adultes	Mélangez à parties égales et diffusez minimum 20 min 2 à 3 ×/j	Décongestionnant Apaisant Antiseptique

Les alliés naturels possibles de l'aromathérapie

En complément/ Au choix	Que faire ?	Effet
Apithérapie	**Propolis**, en TM 20 gtt par jour + **miel de sapin**	Anti-inflammatoire Antiseptique
Phytothérapie	**Thym vulgaire** (feuille), si toux du fumeur, au choix en gélules (dose selon fabricant), en TM 20 gtt 3 ×/j, en EPS 1 c. c. (5 ml) 1 à 2 ×/j	Antiseptique
	Valériane (racine) ou **avoine** (partie aérienne fleurie), en gélules, TM ou EPS (pour sevrage tabagique) (dose selon fabricant)	Calmant Apaisant
Gemmothérapie	BgMG **aulne, rosier**, 15 gtt max./j selon besoin	Anti-inflammatoire

Notre avis d'arom'expert

Aide au sevrage tabagique

Un fumeur sous patch de nicotine peut ressentir le besoin de fumer, il remplacera alors la cigarette par un « snif » d'HE **myrte rouge** : il respire profondément 5 fois lentement, profondément au-dessus du flacon de myrte ouvert, autant de fois que nécessaire dans la journée. Une information sera donnée au système limbique *via* le bulbe olfactif et la dépendance sera moindre.

Un **stick inhalateur** peut être une aide par olfactothérapie : sur la mèche de coton, comptez 3 gtt HE **poivre noir** + 6 gtt HE **pamplemousse** + 5 gtt HE **myrte rouge**. Fermez, « sniffez » à chaque envie de cigarette 5 fois lentement et profondément !

Pensez-y !

Les muqueuses respiratoires fonctionnent moins bien lorsque l'air est sec : pensez à humidifier l'atmosphère, et à bien vous hydrater également.

Les limites du conseil au naturel

Une toux bénigne doit cesser en moins de 3 semaines. Au-delà de ce délai, il est recommandé de consulter un médecin, ainsi que pour toute personne à risque de complications respiratoires, comme en cas d'asthme par exemple.

Toux sèche

Expiration violente et incoercible, processus d'épuration des voies aériennes pour expulser le facteur irritant déclencheur : poussière, corps étranger.

Conseils habituels du pharmacien au comptoir

Toplexil®, Humex®, CodéDrill®, Padéryl®
Homéopathie : **Pâtes Sambucus®, Pâtes Mandarine®, Drosétux® sirop**

Et si vous osiez une efficacité équivalente au naturel ? Le bon choix : les huiles essentielles

Dès l'apparition des premières quintes de toux sèche :

HE cyprès (*Cupressus sempervirens*)

Personne cible	Que faire ?	Effet
Adultes	Par voie cutanée, appliquez 2 gtt diluées dans ½ c. c. HV 3 ×/j sur la poitrine ou, par voie orale, 2 gtt diluées dans 1 c. c. HV ou **miel** à avaler au début des repas, 7 jours max.	Antitussif Antispasmodique Antiseptique

HE complémentaires : si début d'infection

HE arbre à thé + HE eucalyptus citronné

Personne cible	Que faire ?	Effet
Adultes	Mélangez 1 gtt de chaque diluées dans ½ c. c. HV avec HE **cyprès,** massez le thorax matin et soir, 7 jours	Antiseptique Anti-inflammatoire

Synergie aromatique complémentaire

HE cyprès + HE eucalyptus radié + HE PGB

Personne cible	Que faire ?	Effet
Adultes	Mélangez les HE à part égales, diffusez 20 min max.	Crée une atmosphère antiseptique et anti-irritante

Les alliés naturels possibles de l'aromathérapie

En complément/ Au choix	Que faire ?	Effet
Apithérapie	**Propolis** en TM, 20 gtt/j, cure de 21 jours	Immunostimulant Anti-inflammatoire Antispasmodique
Phytothérapie	**Thym vulgaire** (feuille), en gélules (dose selon fabricant), 7 jours	Anti-inflammatoire Antiseptique
	OU	
	Plantain (feuille), en EPS 2 c. c. (5 ml)/j, 7 à 20 jours selon besoin	Antiallergique
Gemmothérapie	BgMG **rosier sauvage,** 15 gtt max./j, cure de 21 jours, sur plusieurs mois	Anti-inflammatoire Immunostimulant

Notre avis d'arom'expert

Attention contre-indication HE **cyprès** en cas de cancer œstrogénodépendant et de mastose. Remplacement possible par HE **marjolaine**.

Si toux quinteuse tenace, type coqueluche, formule aroma synergie = HE **basilic tropical** (ou HE **estragon**) + HE **PGB** + HE **cyprès** : 2 gtt de chaque diluées dans 1 c. c. HV, appliquées en massage thoracique matin et soir.

Pensez-y !

Les muqueuses respiratoires fonctionnent moins bien lorsque l'air est sec : pensez à humidifier l'atmosphère, et à bien vous hydrater également. Les atmosphères irritantes sont à éviter au maximum : tabac, fumées…

Les limites du conseil au naturel

Une toux bénigne doit cesser en moins de 3 semaines. Au-delà de ce délai, il est recommandé de consulter un médecin, ainsi que pour toute personne à risque de complications respiratoires, comme en cas d'asthme par exemple.

Transpiration – Hypersudation

Production trop abondante de sueur, gênante par l'humidité provoquée ainsi que par les odeurs désagréables dues à la dégradation bactérienne.

Conseils habituels du pharmacien au comptoir

Déodorants antitranspirants, pierre d'Alun, déodorants à base d'extraits végétaux

Et si vous osiez une efficacité équivalente au naturel ? Le bon choix : les huiles essentielles

HE palmarosa (*Cymbopogon martini* var. *motia*)

Personne cible	Que faire ?	Effet
Adultes	En application locale sur l'aisselle humide 1 gtt pure ou en massage des pieds 2 gtt dans 1 c. c. gel **aloe vera**, ou une crème adaptée le matin après la toilette	Antiseptique Déodorant

HE alternatives : à faire 1 jour sur 2 car antitranspirantes, au choix

HE cyprès ou HE pin sylvestre ou HE sauge sclarée

Personne cible	Que faire ?	Effet
Adultes	En application locale, même posologie mais 1 jour sur 2	Régulateur sudorifique Antitranspirant

Synergie aromatique alternative

Pour la transpiration excessive des pieds

HE cyprès + HE sauge sclarée + HE palmarosa

Personne cible	Que faire ?	Effet
Adultes	Mélangez dans un flacon 20 gtt de chaque HE + QSP alcool camphré ou gel **aloe vera** 50 ml, massez le matin les pieds propres 1 jour sur 2 2 ×/sem avec 1 c. c. de la solution dans la bassine d'eau	Régulateur sudorifique Déodorant

Les alliés naturels possibles de l'aromathérapie

En complément/ Au choix	Que faire ?	Effet
Apithérapie	Rien à notre connaissance	
Phytothérapie	**Bardane** (racine) + **pensée sauvage** (fleur), en TM 30 gtt 3 ×/j, en EPS 1 c. c. (5 ml) 1 à 2 ×/j, en gélules (dose selon fabricant), cure de 21 jours	Détoxifiant de la peau pour prévenir l'hypersudation
	Sauge officinale (feuille), en EPS 1 c. c. (5 ml)/j, cure de 21 jours, à renouveler si nécessaire	Antitranspirant en période de périménopause et ménopause
Gemmothérapie	Rien à notre connaissance	

Notre avis d'arom'expert

L'HE **palmarosa**, riche en géraniol monoterpénol antiseptique (virus, bactéries et champignons), possède une agréable odeur se rapprochant de celle HE **rose** (que des gens peu scrupuleux remplacent par de l'HE **palmarosa**). En utilisant HE **palmarosa** comme déodorant sur des aisselles ou pieds propres, on tempère la transpiration et on combat l'apparition d'odeurs liées à la présence de bactéries. Et sans traces blanches ou jaunes !

L'HE **cyprès**, par son effet parasympatholytique, diminue la sécrétion de sueur, mais est interdite en cas de mastose ou de cancer œstrogénodépendant.

Les feuilles de **sauge officinale** sont utilisées surtout contre les sueurs nocturnes lors de la périménopause et de la ménopause. *Idem* HE **sauge sclarée**.

Pensez-y !

Une sudation importante peut être responsable d'une perte notable de minéraux et oligoéléments. Boire une eau richement minéralisée peut aider à compenser cette perte, par exemple en boisson de récupération après une épreuve sportive.

Les limites du conseil au naturel

La transpiration est un phénomène naturel essentiel, notamment pour la régulation de la température corporelle, et ne doit donc pas être combattue à l'excès. Un corps qui transpire est un corps qui respire.

Urticaire

Éruption cutanée de papules nettes entourées d'un érythème prurigineux. L'activation des mastocytes libère des substances irritantes, dont l'histamine, responsables de lésions semblables à celles provoquées par les piqûres d'ortie. Chronique, elle peut subsister plusieurs semaines. La cause est rarement unique, regroupant plusieurs facteurs (contact avec des animaux, aliments, médicaments…).

Conseils habituels du pharmacien au comptoir

CortiSédermyl®, Cortapaisyl®
Homéopathie : **Dapis® gel**

Et si vous osiez une efficacité équivalente au naturel ? Le bon choix : les huiles essentielles

HE matricaire (*Chamomilla matricaria*)

Personne cible	Que faire ?	Effet
Adultes Enfants + 7 ans	Appliquez 2 gtt diluées dans 1 c. c. gel **aloe vera** (ou EL **calendula**) selon l'étendue de l'urticaire, 3 ×/j jusqu'à amélioration des symptômes	Anti-inflammatoire Antihistaminique Calmant Anti-œdème

HE complémentaire

Si lésions sur les plaques d'urticaire

HE lavande vraie

Personne cible	Que faire ?	Effet
Adultes Enfants + 7 ans	Ajoutez 2 gtt d'HE **lavande vraie** au mélange HE **matricaire-aloe vera**	Cicatrisant

Synergie aromatique alternative

HE lavande vraie + HE matricaire + HE vétiver

Personne cible	Que faire ?	Effet
Adultes Enfants + 7 ans	Dans 1 flacon compte-gouttes en verre ambré 10 gtt HE **lavande vraie** + 10 gtt HE **matricaire** + 5 gtt HE **vétiver** QSP 10 ml MH **calendula**, appliquez en massage quelques gtt sur la peau lésée 3 ×/j jusqu'à amélioration des symptômes	Anti-inflammatoire Antihistaminique Antiallergique Calmant Anti-œdème

Les alliés naturels possibles de l'aromathérapie

En complément/ Au choix	Que faire ?	Effet
Apithérapie	Appliquez sur les lésions sous forme de compresses du **miel** ou de la **propolis** sans alcool	Anti-inflammatoire Antiprurit
Phytothérapie	HA **lavande, camomille** et **matricaire** en pulvérisation entre les applications d'HE	Anti-inflammatoire Antiprurit
	Plantain (feuille), en extrait (application locale), en gélules (dose selon fabricant) ou en EPS 1 à 2 c. c./j	Antiallergique
	Artichaut (feuille), en gélules d'extrait sec, jusqu'à 600 mg/j, cure de 21 jours 2 ×/an	Dépuratif, détoxifiant du foie pour prévenir les crises d'urticaire
Gemmothérapie	BgMG **cassis** aussi en application externe sur les lésions	Anti-inflammatoire Antiprurit

Notre avis d'arom'expert

On dit que, quand on se pique avec les orties, il faut chercher 5 herbes différentes autour de soi, les froisser pour en exprimer le jus et se frotter avec cette mixture. Il est couru que parmi les 5 se trouve le plantain, grand antiallergique de nos campagnes.

Pour l'urticaire chronique, une action de détox et de soutien du foie sera la bienvenue sur 3 semaines 2 fois par an.

Faites attention à ne pas appliquer l'HE pure sur cette zone TRÈS sensibilisée !

Les esters d'HE **lavande vraie**, calmants, anti-inflammatoires, antihistaminiques, et les sesquiternènes (= chamazulène) et sesquiterpénols (= α-bisabolol), antihistaminiques, anti-œdème, anti-inflammatoires, de HE **matricaire** compléteront les sesquiterpènes d'HE **vétiver**, antiallergiques, stabilisants des membranes cellulaires.

En cas de problème d'approvisionnement en HE **matricaire**, remplacez-la par HE **camomille noble** à la même dose.

Pensez-y !

Et si vous limitiez la température du jet de la douche, et si vous évitiez le sauna, le hammam ? Car la chaleur augmente les symptômes d'inconfort.
RELAX : Et si vous essayiez l'olfactothérapie pour répondre à vos urgences, pour faire face à votre stress ? Et si vous sniffiez votre doudou olfactif pour vous apaiser. Pensez à porter des vêtements amples pour éviter les frottements.

Les limites du conseil au naturel

En cas de crise aiguë, il est indispensable de consulter un médecin. En fonction des symptômes et de l'évolution de l'urticaire, celui-ci orientera ou non le patient vers un confrère allergologue. Si l'allergie est une cause rare d'urticaire, elle nécessite une prise en charge particulière qui repose sur l'éviction absolue de l'allergène en cause et la prescription de médicaments adaptés.

Verrue – Molluscum

Petite lésion cutanée bénigne d'aspect tumoral causée par l'infection à papillomavirus humain. Les verrues sont très fréquentes et peuvent s'éliminer spontanément.

Conseils habituels du pharmacien au comptoir

Verruxit®, Verrufilm®, Pommade Cochon®, CryoPharma® gel
Homéopathie : **Verrulia®**

Et si vous osiez une efficacité équivalente au naturel ? Le bon choix : les huiles essentielles

HE cannelle de Ceylan (écorce) (*Cinnamomum zeylanicum*)

Personne cible	Que faire ?	Effet
Adultes Enfants + 7 ans	Appliquez avec un Coton-Tige 1 gtt très précisément sur la verrue, matin ou soir jusqu'à disparition	Antiviral Dermocaustique

HE alternative : en remplacement de l'HE **cannelle**, agressive pour les enfants

HE arbre à thé

Personne cible	Que faire ?	Effet
Enfants - 7 ans	Appliquez avec un Coton-Tige 1 gtt très précisément sur la verrue, matin ou soir jusqu'à disparition	Antiviral

Synergie aromatique alternative

Pour les adultes intolérants aux HE phénolées ou apparentées, un mélange moins agressif

HE laurier noble + HE arbre à thé + HE citron

Personne cible	Que faire ?	Effet
Adultes	30 gtt de chaque dans 1 c. c. TM **thuya**, appliquez le soir quelques gtt avec un Coton-Tige jusqu'à disparition de la verrue	Antiviral Dermocaustique

Les alliés naturels possibles de l'aromathérapie

En complément/ Au choix	Que faire ?	Effet
Apithérapie	**Propolis,** en gélules 1 g/j en 1 ou 3 prises, cure de 21 jours 1 à 2 ×/an	Immunostimulant Antirécidive

En complément/ Au choix	Que faire ?	Effet
Phytothérapie	**Prêle** ou **ortie**, en poudre pour corriger un déficit en minéraux, 1 à 2 g/j, 1 mois minimum, arrêt 1 sem, à renouveler si besoin	Reminéralisant Antirécidive
Gemmothérapie	BgMG **figuier, vigne,** 15 gtt max./j, cure de 21 jours, à renouveler si besoin	Rééquilibre le terrain et agit en profondeur au niveau cutané

Notre avis d'arom'expert

HE **cannelle de Ceylan** (écorce) peut être remplacée par HE **sarriette des montagnes** ou HE **giroflier** ou HE **origan**, HE phénolées ou apparentées, toutes antivirales et dermocaustiques. C'est ce défaut qui va devenir dans ce cas précis une qualité, l'HE va « ronger » l'excroissance tout en inhibant la multiplication du virus responsable de la verrue (famille des papillomavirus humains HPV).
On peut protéger la peau tendre autour de la verrue de l'agressivité des HE par la pose d'un vernis à ongle.
Contre les papules de *Molluscum contagiosum* chez les enfants (poxvirus), appliquez 1 à 2 gtt d'HE **arbre à thé** localement avec un Coton-Tige jusqu'à disparition des molluscums.

Pensez-y !

Attention à la dissémination possible, notamment en cas de « blessure » de la verrue : ne pas gratter les verrues en les faisant saigner. Un ponçage léger en surface est possible pendant le traitement après un bain tiède. Le matériel doit être désinfecté ou réservé à cet usage (lime en carton par exemple).

Les limites du conseil au naturel

Les verrues sont des lésions bénignes, mais nécessitent une consultation médicale lorsqu'elles sont présentes en grand nombre, touchent le visage ou encore les parties génitales.

Partie III

Fiches détaillées HE

de A à Z

Aneth

Anethum graveolens L.
Famille des *Apiaceae*

Organe producteur : partie aérienne fructifiée
Procédé d'obtention : distillation par entraînement à la vapeur d'eau
Origine : Égypte, Hongrie

Arom'biochimie

- **Monoterpènes (± 60 %) : d-limonène, α-phéllandrène**
- **Cétones (± 45 %) : carvone** dont d-carvone
- **Éther monoterpénique (± 10 %) : dill-éther**

Voies d'administration

Orale, cutanée.

Contre-indications

Jamais pure sur la peau ; neurotoxique éventuelle et abortive donc interdit aux femmes enceintes et allaitantes, enfants moins de 7 ans, épileptiques et personnes âgées ; prudence, action similaire à celle de la caféine sur le système nerveux central.

Arom'propriétés

Cholagogue, cholérétique, antispasmodique, digestive, carminative, stimulante sécrétions digestives, hypolipidémiante, mucolytique, antibactérienne, favorise élimination rénale de l'eau.

Arom'actions

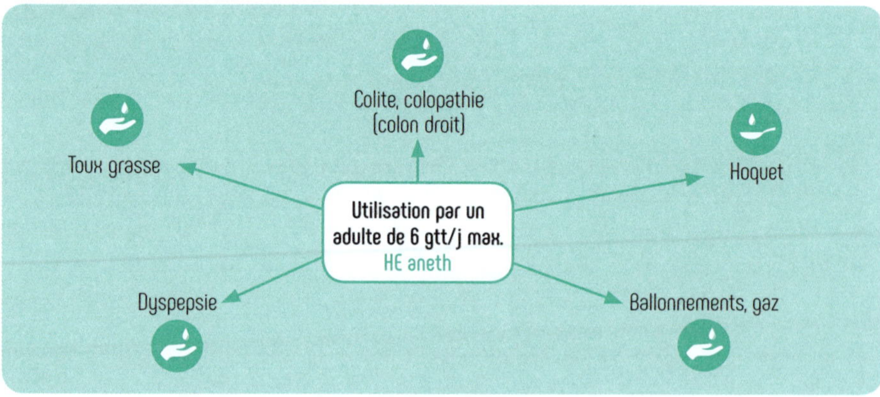

Huiles essentielles possibles en synergie

Digestion difficile : citron, basilic exotique, romarin à verbénone
Antispasmodique digestif : citron, basilic exotique, estragon
Ballonnements : cumin, fenouil, cardamome

Arom'histoires

Graveolens vient du latin *grave*, « fort », et *olens*, « odorant ».

Apiacée venue d'Asie Mineure trouvée il y a 5 000 ans dans un traité médical égyptien. Chez les Romains épris de son odeur anisée, elle donnait aux gladiateurs force et résistance. Dans les pays anglo-saxons c'est le « dill », elle aromatise la cuisine des pays nordiques.

Arbre à thé (tea tree)

Melaleuca alternifolia Maiden et Betche
Famille des *Myrtaceae*

Organe producteur : feuilles
Procédé d'obtention : distillation par entraînement à la vapeur d'eau
Origine : Australie

Arom'biochimie

- **Monoterpénols (± 45 %) : terpinène-4-ol**
- **Monoterpènes (± 50 %) : γ- et α-terpinènes, paracymène, limonène**
- Oxydes (± 5 %) : 1,8-cinéole

Voies d'administration

Orale, sublinguale, cutanée, aérienne (si associée à une HE plaisante à l'odorat), vulvaire (diluée).

Contre-indications

1er trimestre de grossesse ; aucune aux doses physiologiques.

Arom'propriétés

Anti-infectieuse (surtout bactéries de la sphère buccale et ORL, des voies génitales et intestinales ; champignons et parasites comme teigne et gale), activité sur les problèmes cutanés et muqueux (*Pityrosporum ovale*, ou *Malassezia*, pellicules cuir chevelu ; *Propionibacterium* et staphylococcie en cas d'acné, dermite séborrhéique), anti-inflammatoire (psoriasis par ex.), immuno-stimulante (augmente IgA et IgM basses, C3 et C4 du complément), antiasthénique, tonicardiaque, phlébotonique, décongestionnante veineuse, neurotonique, radio-protectrice, cicatrisante, bifidogène.

Arom'actions

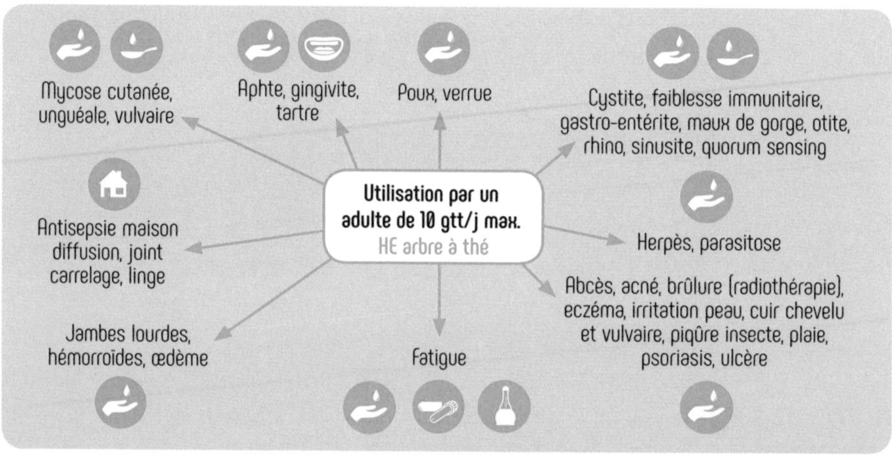

Huiles essentielles possibles en synergie

Maux de gorge : eucalyptus citronné, thym à thujanol
Rhume, sinusite : eucalyptus radié, menthe poivrée, pin sylvestre, ravintsara
Mycose : géranium rosat, laurier noble, palmarosa
Bouton d'herpès : lemongrass, menthe poivrée, niaouli, ravintsara
Acné, peau mixte, grasse : citron (sauna facial), genévrier, géranium, laurier noble, lavande
Aphte, gingivite : giroflier, laurier noble, myrte vert
Irritation vulvaire : lavande vraie (toujours diluée)

Arom'histoires

Depuis 40 000 ans, les aborigènes d'Australie infusent les feuilles d'arbre à thé, en font des cataplasmes (en utilisant en plus de l'argile), et se baignent dans des retenues d'eau bordées par des *Melaleuca*. En 1770, James Cook, débarquant dans la Botany Bay avec l'*Endeavour* pour coloniser l'Australie, n'a plus une once de thé pour ses marins et, observant les autochtones infusant leurs feuilles, les baptisent « arbre à thé » (qui n'a rien à voir avec le thé, qui est un *Camellia sinensis*). James Bank, botaniste accompagnant, les répertorie donc *Melaleuca* (arbre à écorce noire, ***mela***, et blanche, ***leuca***). Les soldats australiens, en 1945, possédaient dans leur paquetage un flacon d'HE arbre à thé, prêts ainsi à affronter diverses pathologies.

Basilic tropical (basilic exotique)

Ocimum basilicum L. var. *basilicum*
Famille des *Lamiaceae*

Organe producteur : parties aériennes
Procédé d'obtention : distillation par entraînement à la vapeur d'eau
Origine : Vietnam, Égypte

Arom'biochimie

- **Phénol méthyléther (70 à 90 %) : méthylchavicol**
- **Monoterpénols (12 à 14 %) : linalol**

2 variétés de plus : *Ocimum basilicum* L. var. feuille de laitue CT linalol (**basilic européen : pistou provençal**), plus adapté aux enfants plus de 3 ans, et *Ocimum basilicum* var. grand vert CT méthyleugénol.

Voies d'administration

Aérienne, orale, cutanée diluée.

Contre-indications

Femmes enceintes et allaitantes, enfants moins de 7 ans. Précaution : à diluer.

Arom'propriétés

Parasympatholytique, antispasmodique +++ « **Spasfon® aromatique** » (neurotrope, musculotrope : connections synaptiques périphériques à la plaque neuromusculaire sans sous-estimer l'action centrale au niveau du bulbe rachidien, du système sympathique), muscles lisses ++ surtout sous-diaphragmatiques, protection muqueuse gastrique, carminative, apéritive, anti-inflammatoire, antalgique, décongestionnante des veines, antiseptique (bactérie, virus), antiallergique, neurotonique (équilibre, ravive et recentre l'esprit).

Arom'actions

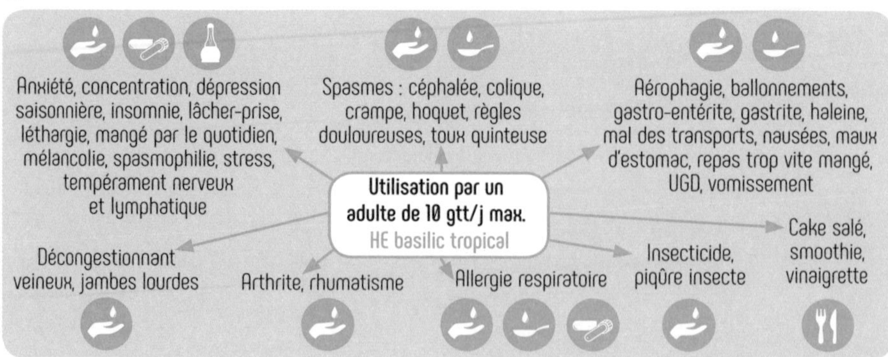

Huiles essentielles possibles en synergie

Lâcher-prise, anxiété, spasmophilie : camomille noble
Spasmes nerveux et digestifs : aneth, coriandre, PGB
Gastrite, nausées, ballonnements, flatulences : aneth, camomille noble, coriandre, menthe poivrée
Colique : aneth, camomille noble, menthe poivrée, PGB
Règles douloureuses : géranium rosat, menthe poivrée, sauge sclarée, vétiver
Dépression saisonnière : bergamote, litsée citronnée

Arom'histoires

Du grec *basilikos*, qui signifie « plante royale ». Depuis 4 000 ans, il est utilisé en Inde, Iran, Égypte, Grèce (Alexandre le Grand le rapporte de ses combats en Orient) puis dans toute l'Europe du Moyen Âge (Hildegarde de Bingen en parle), et enfin des colons l'emportent en Australie et en Amérique. L'utilisation des différentes espèces de basilic varie d'un pays à l'autre. En Inde, le basilic sacré ou tulsi (*Ocimum sanctum*) est associé au culte de Vishnu et Krishna. En Afrique, il conjure le mauvais sort et donne la bonne parole. Il entre dans la composition de l'eau de Cologne. Louis XIV l'apprécie en tisane. Au XIVe siècle, dans le *Decameron* de Boccace, Élisabeth enterre la tête de son amant dans un pot de basilic arrosé par ses larmes.

Remarque : Les HE à forte concentration en eugénol méthyléther (ici méthyl-chavicol) sont carcinogènes chez le rat et la souris et interdites par la commission européenne comme ingrédients en cosmétique (source J.-M. Morel).

Le basilic distillé pour cette HE est différent du basilic que vous utilisez pour vos tomates mozzarella ! Sentez-les, rien à voir ! Donc tenez-en compte si vous cuisinez cette HE ! Par exemple, 1 gtt dans 1 bol de mayonnaise accompagnera divinement bien un plateau de crustacés grâce à son goût anisé.

Bergamote

Citrus bergamia Risso et Poit. ou *Citrus auriantium* subsp. *bergamia* (Wight et Amott)
Famille des *Rutaceae*

Organe producteur : zeste
Procédé d'obtention : expression à froid
Origine : Italie

Arom'biochimie

- **Monoterpènes (± 30 %) : limonène, α- et β-pinènes**
- **Esters (± 40 %) : acétate de linalyle**
- Monoterpénols : linalol, nérol, géraniol
- Furocoumarines : bergaptène (absent si HE distillée)

Voies d'administration

Cutanée (seulement le soir ou zone cachée du soleil), aérienne, orale.

Contre-indications

Grossesse, allaitement, enfants moins de 7 ans. Irritante cutanée, photosensibilisante (ne pas dépasser 0,4 % en cosmétique pour IFRA).

Arom'propriétés

Calmante, sédative du système nerveux central, anxiolytique, antispasmodique, antalgique, antidépressive, antitabac, digestive, carminative, laxative.

Arom'actions

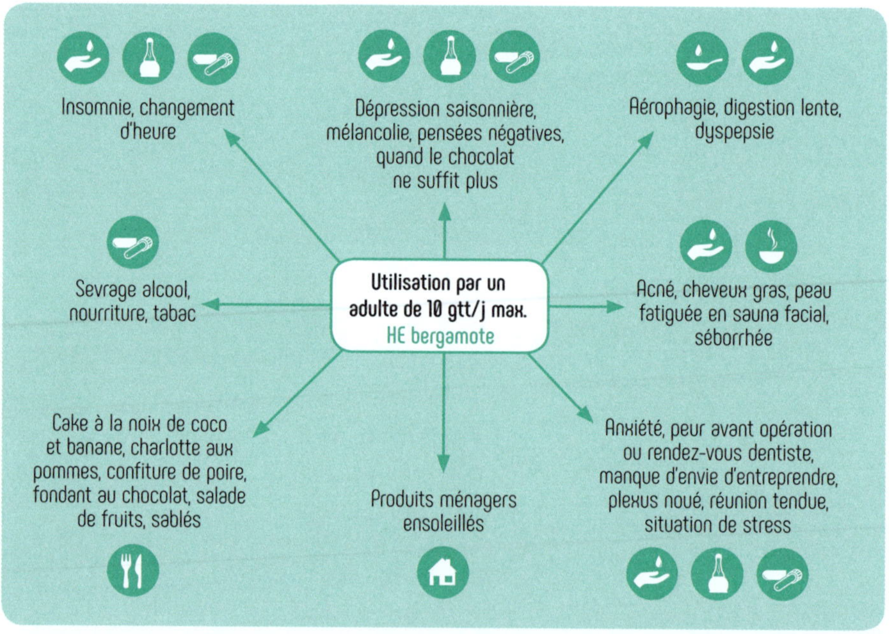

Huiles essentielles possibles en synergie

Insomnie : camomille noble, lavande vraie, PGB, ylang-ylang
Mélancolie, dépression saisonnière : basilic exotique, cèdre, néroli, vétiver
Réunion stressante : laurier noble, myrte vert
Anxiété : camomille noble, encens, lavande vraie, néroli, PGB

Arom'histoires

Deux théories possibles sont émises quant à son implantation en Europe. 1re hypothèse : Christophe Colomb, rentrant des îles Canaries avec un spécimen, fait cultiver la bergamote dans la ville de Berga au nord de Barcelone, d'où son nom. 2e hypothèse : le fruit aurait été rapporté d'Orient par les croisés. Son nom viendrait du turc *berg-armadé*, « poire du Seigneur » (en raison de sa forme particulière). Les croyants italiens portaient avec eux ce bel agrume pour leur pèlerinage à la basilique Saint-Nicolas-de-Port à côté de Nancy, dont les fameux bonbons à la bergamote sont toujours la spécialité, avis aux gourmand.e.s ! Jean-Marie Farina créa l'intemporelle eau de Cologne au début du XIXe à base d'essences d'agrumes, dont celle de bergamote.

Camomilles (les)

1- Camomille noble ou romaine

Chamaemelum nobile (L.) All., ex. *Anthemis nobilis* L.
Famille des *Asteraceae*

Organe producteur : parties aériennes fleuries, fleurs
Procédé d'obtention : distillation par entraînement à la vapeur d'eau
Origine : France

Arom'biochimie

- **Esters (± 80 %) : angélate d'isobutyle, isoamyle**
- **Cétones : pinocarvone**

Ne pas confondre avec d'autres « camomilles » : avec matricaire (*Matricaria recutita*) et camomille sauvage (*Ormenis mixta*), aux actions différentes car chimie différente.

Voies d'administration

Orale, cutanée, diffusion en petite quantité, vulvaire (diluée).

Contre-indications

Déconseillée les 3 premiers mois de la grossesse. Aucune aux doses physiologiques.

Arom'propriétés

Parasympathomimétique, antispasmodique, tonique digestive, cholagogue, carminative, antiparasitaire, sédative, préanesthésique, anti-inflammatoire, antalgique, antiallergique, antiprurit, calmante du système nerveux central, hypotensive, convient particulièrement aux personnes hypersensibles, choquées émotionnellement, antifatigue mentale chez les inquiets.

Arom'actions

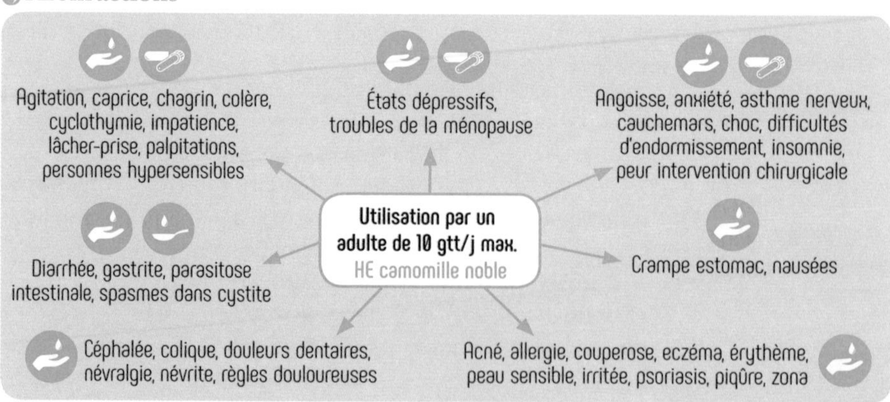

Huiles essentielles possibles en synergie

Lâcher-prise : basilic exotique, lemongrass

Allergie cutanée, piqûre : basilic exotique, eucalyptus citronné, lavande aspic, lavande vraie, menthe poivrée

Anxiété : cèdre, encens, épinette noire, PGB, lavande vraie, myrrhe, nard de l'Himalaya, néroli, vanille, vétiver, ylang-ylang

Céphalée : lavande vraie, menthe poivrée

Mauvaise digestion : basilic exotique, menthe poivrée, romarin à verbénone

Arom'histoires

Du grec *khamai*, « à terre », et *mêlon*, « fruit rond » ou « pomme », car elle aurait l'odeur de la pomme tombée à terre (mais pas pourrie !). Pour la petite histoire, la camomille aurait-elle le pouvoir d'attirer l'argent ? Vous pouvez essayer de tremper vos mains dans une infusion de camomille juste avant de jouer à un jeu de hasard ! Ses actifs aromatiques rassurent et calment les enfants hypersensibles telle une mamie aimante. C'est l'HE la plus riche en esters : action décontracturante et antidépressive (source J.-M. Morel).

2- Camomille matricaire ou allemande

Matricaria recutita L., synonyme *Chamomilla matricaria* L.
Famille des *Asteraceae*

Organe producteur : fleurs
Procédé d'obtention : distillation par entraînement à la vapeur d'eau
Origine : Europe, Inde

Arom'biochimie

- **Oxydes sesquiterpéniques (10 à 40 %) : oxyde d'α- et β-bisabolol A et B**
- **Sesquiterpénols (± 40 %) : α-bisabolol**
- **Sesquiterpènes (2-20 %) : β-farnésène, chamazulène**
- Autres composants : éthers, lactones sesquiterpéniques

Voies d'administration

Aérienne, orale, cutanée.

Contre-indications

Déconseillée les 3 premiers mois de la grossesse. Par voie orale attention modification possible du CYP450, usage prolongé par voie orale déconseillé, max. 7 jours. Ne pas préparer de grandes quantités de produits de soin en avance, HE aux composés instables.
Aucune aux doses physiologiques.

Arom'propriétés

Anti-inflammatoire ++, anti-œdème, antalgique, antiallergique, antiprurigineuse (calme les démangeaisons), cicatrisante, antispasmodique, digestive, antibactérienne (*Helicobacter pilori*), antifongique, sédative et calmante, préanesthésiante, œstrogène-like, régénératrice hépatique.

Arom'actions

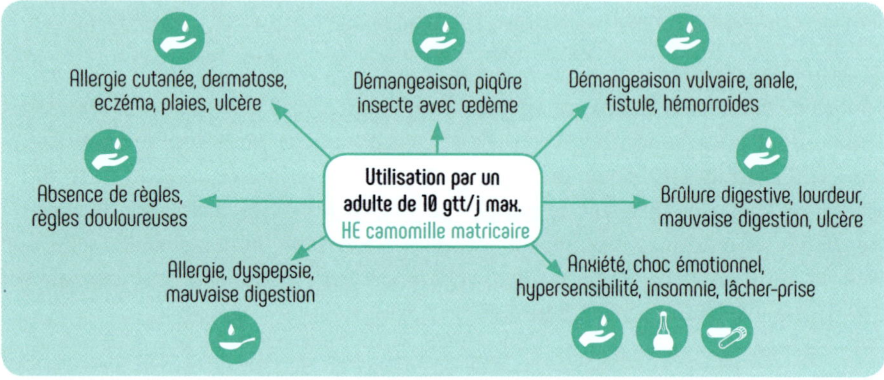

Huiles essentielles possibles en synergie

Eczéma : lavande vraie
Coup de soleil : géranium rosat, lavande aspic, lavande vraie
Allergie : estragon, menthe poivrée, romarin à verbénone
Brûlures d'estomac : basilic exotique, marjolaine à coquilles, menthe poivrée
Choc émotionnel : hélichryse italienne
Dysménorrhée : basilic exotique, menthe poivrée, vétiver

Arom'histoires

Matricaria vient du latin *matrix*, qui signifie « matrice », elle est fortement utilisée en gynécologie (règles douloureuses, absence de règles). L'HE varie du vert au bleu, plus elle est riche en chamazulène plus elle est bleue !

Il existe d'autres espèces de camomilles que l'on utilise en aromathérapie, en parfumerie et en cosmétique :

- **La camomille sauvage du Maroc** (*Cladanthus mixtus* (L.) Oberpr. & Vogt, synonyme *Ormenis mixta* (L.) Dumort.), OP : sommités fleuries
  Son huile essentielle est de couleur jaune foncé à marron verdâtre, avec une odeur fruitée, herbacée et boisée. Sa richesse en molécules, comme santolina alcool, α-pinène, 1,8-cinéole, lui confère des propriétés sédatives, digestives et antalgiques.
- **La camomille bleue** ou **tanaisie annuelle** (*Tanacetum annuum* L.), OP : feuilles
  Son huile essentielle est de couleur bleu intense due à la présence de chamazulène (± 10 %), avec une odeur très forte, caractéristique de la présence de camphre. C'est un anti-inflammatoire et un puissant antihistaminique pour les allergies cutanées.

Attention, ces huiles essentielles doivent être utilisées avec prudence, les réserver seulement à la voie cutanée, elles ne doivent jamais être employées pures. Elles sont déconseillées pour les personnes sensibles (enfants de moins de 7 ans, femmes enceintes, allaitantes, épileptiques…).

Cannelle de Ceylan

Cinnamomum zeylanicum Blume, synonyme *Cinnamomum verum* J. Presl.
Famille des *Lauraceae*

Organe producteur : écorce de jeunes rameaux
Procédé d'obtention : distillation par entraînement à la vapeur d'eau
Origine : Sri Lanka

Arom'biochimie

- **Aldéhydes aromatiques (40 à 80 %) : cinnamaldéhyde**
- Phénols (± 5 %) : eugénol

HE + dense que l'eau.

Voies d'administration

TRÈS DILUÉE toujours : voie orale 1 à 2 gtt dans 1 c. c. HV associée à HE citron ou romarin à verbénone. Voie cutanée même dilution. Diffusion avec parcimonie.

Contre-indications

HE dermocaustique. Pas pour femmes enceintes et allaitantes, enfants moins de 7 ans, attention patients sous anticoagulant si traitement de plus de 7 jours. Potentiellement allergisante par son cinnamaldéhyde. À utiliser avant 17 heures. Allergie croisée fréquente avec le baume du Pérou. Pourrait provoquer des arythmies cardiaques (source J.-M. Morel).

Arom'propriétés

Anti-infectieuse majeure, virus, champignons, parasites, bactéries (98 % des Gram+ Gram-, *Helicobacter pilori*, *Candida*, *Aspergillus*, amibes, etc.), un des « bazookas », antifermentaire, anti-inflammatoire par inhibition de la voie du NF-κB, sympathicotonique et corticosurrénalienne, tonique générale (gastro-intestinal, nerveux, utérus – renforce contractions –, respiratoire, sexuel), aphrodisiaque, anticoagulante et fluidifiante légère (eugénol), hyperémiante (= « réchauffante »), antioxydante, euphorisante, activité larvicide sur les larves de certains moustiques.

HE	*C. zeylanicum* Cannelle de Ceylan		*C. cassia* Cannelle de Chine	*C. loureiroi* Cannelle du Vietnam
Organe producteur	Écorce	Feuille	Rameaux	Écorce
Aldéhyde cinnamique	70 %	1 %	80 %	70 %
Eugénol	6 %	70 à 80 %	6 %	
Ester			5 à 9 %	

(Source M. Faucon)

Arom'actions

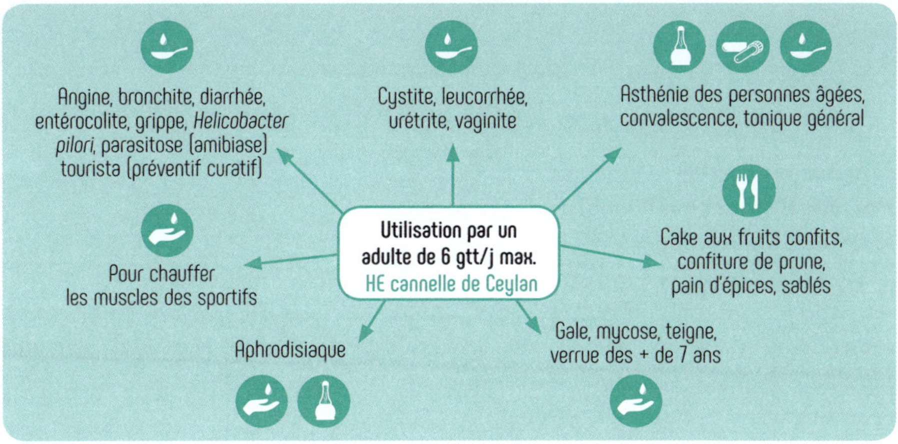

Huiles essentielles possibles en synergie

Infections importantes (cystite, sinusite, diarrhée, bronchite, grippe, angine) *:* HE à phénols : thym à thymol ou sarriette ou origan pour ouvrir le spectre d'activité, formule « bazooka » = 1 gtt cannelle + 1 gtt HE à phénols au choix + 1 gtt citron ou 1 gtt romarin à verbénone comme hépatoprotectrices

Diffusion Noël : 2 gtt avec orange douce et sapin baumier

Arom'histoires

Son parcours jusqu'à nous est odorant : depuis Ceylan vers Ormuz puis Alep et la Grèce. Les marchands grecs nommaient cette écorce *cin-a-momum*, signifiant « de la Chine » et « qui sent bon » (même si plus tard on s'aperçoit qu'elle vient de l'île de Ceylan !). 2 récoltes par an après les pluies. Dans les plantations, les femmes coupent les rejets de 2 ans du cannelier cultivé et ôtent l'écorce secondaire grise en ruban, qui sera mise à sécher. Plus l'écorce est fine et pâle comme un « ventre de biche » mieux c'est. La cannelle se retrouve dans la pharmacopée chinoise du Ier siècle av J.-C., en médecine ayurvédique il y a 3 000 ans, dans la Bible (voir huile sainte des Hébreux), sur le papyrus Ebers (où elle sert aux embaumeurs). Elle est une des composantes du philtre d'amour de Tristan et Yseult, comme de bien d'autres des baumes parfumés de séduction. En Chine, la quasi-totalité de la production est pour la pharmacie. En Amérique, ce sera pour la pâtisserie, la parfumerie, la diffusion (avec prudence !) et l'élaboration du Coca-Cola.

Carotte

Daucus carota L. var. *sativa*
Famille des *Apiaceae*

Organe producteur : semences
Procédé d'obtention : distillation par entraînement à la vapeur d'eau
Origine : France, Inde

Attention *Daucus carota* donne 4 HE différentes : carotte cultivée (var. *sativa*), semence ou plante grainée, et aussi carotte sauvage (subsp. *maximus*), semence ou plante grainée. La chimie sera différente donc les activités aussi. Ici la plus courante : carotte cultivée OP semence.

Arom'biochimie

- **Sesquiterpénols (70 à 80 %) : carotol**, daucol
- **Sesquiterpènes (± 16 %) : β-bisabolène**, daucène, **β-caryophyllène**
- Monoterpènes (± 12 %) : α- et β-pinènes, limonène

Voies d'administration

Cutanée, orale.

Contre-indications

Grossesse, allaitement, enfants moins de 7 ans, cancer.

Arom'propriétés

Régénératrice cutanée (rides), hépatorénale-pancréatique, stimulante et dépurative (daucol) hépatobiliaire +++ et rénale, drainante, hypocholestérolémiante (carotol), hépatoprotectrice, tonique, hypertensive, neurotonique, antianémique.

Arom'actions

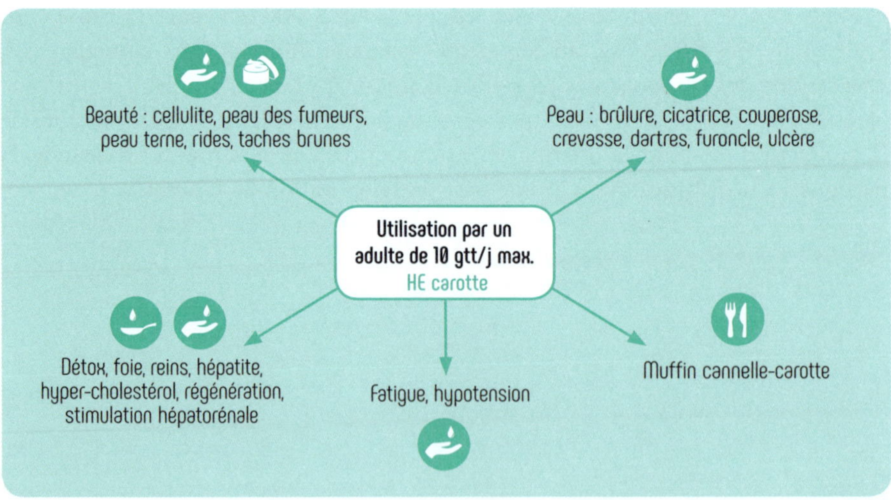

Huiles essentielles possibles en synergie

Détox hépatique : menthe poivrée, romarin à verbénone
Cicatrice : ciste, géranium rosat, lavande vraie, myrrhe
Hépatites accompagnement : curcuma, genévrier
Rides : bois de rose, ciste, géranium rosat, myrte vert, rose de Damas
Peau de fumeurs : vétiver

Arom'histoires

Découverte il y a plus de 5 000 ans à l'état sauvage en Afghanistan, la carotte était de couleur brune, blanche, verte ou jaune, elle ne fut cultivée en Europe qu'au XVIe siècle. La carotte orange de nos étals est le produit d'une intervention humaine. Au XVIe siècle, des Hollandais, pour rendre hommage à la maison d'Orange, royaume protestant français, ont croisé des variétés à chair rouge et blanche pour obtenir ce bel orange.

Cèdre de l'Atlas

Cedrus atlantica (Endl.) Manetti ex Carrière
Famille des *Abietaceae*

Organe producteur : bois
Procédé d'obtention : distillation par entraînement à la vapeur d'eau
Origine : Maroc

Arom'biochimie

- **Sesquiterpènes (± 50 %) : β-himachalène, α- et γ-himachalène**
- **Sesquiterpénols (± 30 %) : atlantol**
- **Cétones (± 20 %) : atlantone**

Voies d'administration

Aérienne, cutanée.

Contre-indications

Grossesse et allaitement, enfants moins de 7 ans. À diluer : irritante pour la peau, allergie possible. Pas de voie orale.

Arom'propriétés

Lipolytique +++, décongestionnante veineuse, anti-œdème, drainante lymphatique, cicatrisante, anti-inflammatoire, astringente, tonique du cuir chevelu, antifongique, antimoustiques, antimites, relaxante, antidépressive.

Arom'actions

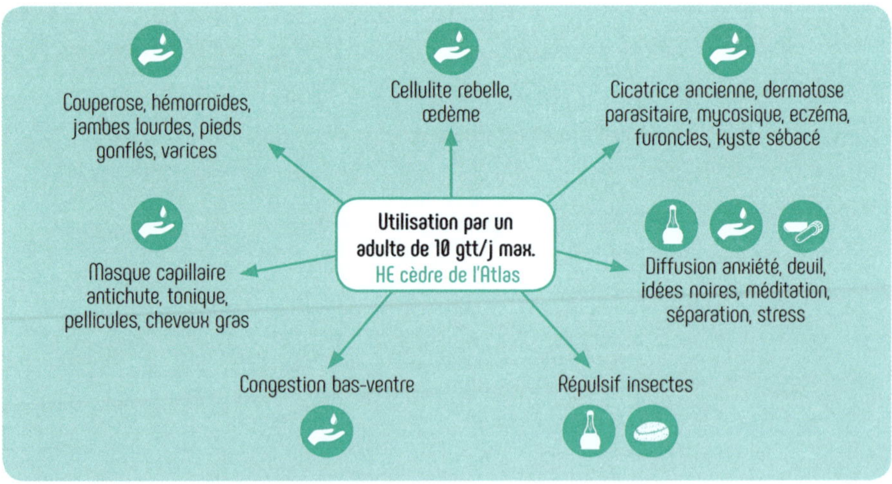

Attention ne pas confondre avec :
L'HE cèdre de Virginie ou **cèdre rouge** (*Juniperus virginiana*), aux propriétés décongestionnantes veineuses et à ne pas utiliser en cas de contre-indication aux œstrogènes. Elle est parfois appelée HE genévrier de Virginie.

Et l'HE thuya occidental ou **cèdre blanc** (*Thuya occidentalis*), aux propriétés décongestionnantes des voies respiratoires mais très neurotoxique. Cette HE n'est pas en vente libre, elle est délivrée en pharmacie sur prescription médicale.

Huiles essentielles possibles en synergie

Cellulite : cyprès, hélichryse italienne, lemongrass
Jambes lourdes : lavande vraie, lavandin, lentisque pistachier, menthe poivrée, niaouli
Cheveux gras : pamplemousse, romarin à camphre
Stress séparation : bergamote, PGB, vanille
Répulsif mites : giroflier, lavande vraie, vétiver, à déposer sur un objet poreux

Arom'histoires

Du latin *cedrus*, qui vient de l'arabe *kedron*, signifiant « force ». Originaire d'Afrique du Nord, le cèdre est un arbre majestueux considéré comme un symbole de force et de courage. Les trois grandes religions monothéistes le citent (quelque 70 fois pour la Bible !).
Le cèdre a été utilisé pendant des siècles pour la construction de navires, de palais et de meubles des anciennes civilisations du Moyen-Orient. Mais les Celtes le connaissaient et utilisaient sa résine pour embaumer les têtes de leurs ennemis les plus nobles ! Quant aux Égyptiens, ils utilisaient ce bois pour fabriquer les sarcophages et son HE pour embaumer les morts.

Ciste ladanifère

Cistus ladaniferus L.
Famille des *Cistaceae*

Organe producteur : rameaux et feuilles
Procédé d'obtention : distillation par entraînement à la vapeur d'eau
Origine : Espagne, Portugal, Maroc

Arom'biochimie

- **Monoterpènes (± 50 %) : α-pinène, camphène**
- **Esters (± 12 %) : acétate de bornyle**
- **Sesquiterpénols (± 5 %) : viridiflorol**

Voies d'administration

Voie cutanée à privilégier.

Contre-indications

Enfants moins de 7 ans, femmes enceintes et allaitantes (cétones), patients sous anticoagulant.

Arom'propriétés

Anti-hémorragique, hémostatique ++ (par composés di- et sesquiterpéniques), augmente l'élasticité des gros troncs dilatés, astringente, cicatrisante, antisclérosante, anti-artéritique, antivirale, immunomodulante, neurotonique, régule système nerveux parasympathique.

Arom'actions

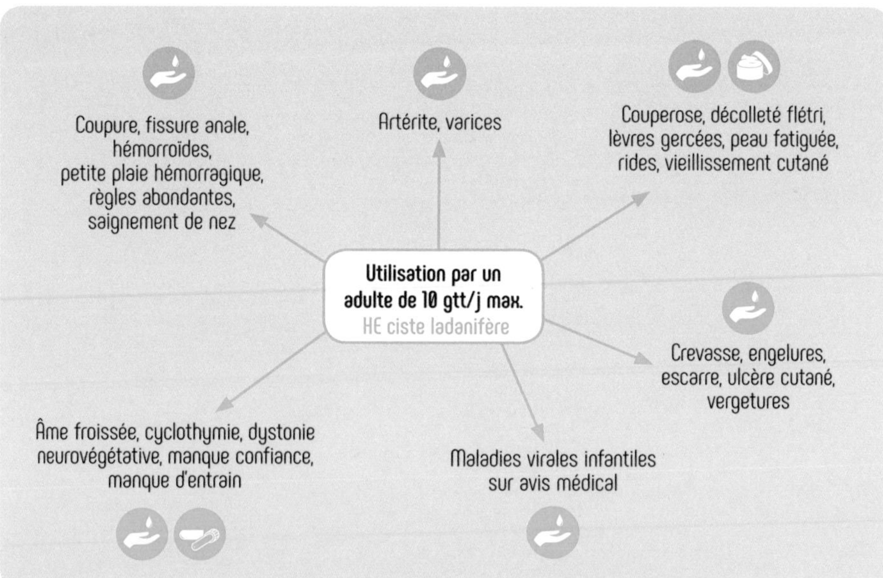

Huiles essentielles possibles en synergie

Cicatrice : carotte, lavande vraie, hélichryse italienne (dans un 2e temps), myrrhe
Crevasse : carotte, géranium rosat, lavande aspic, lavande vraie, myrrhe
Hémorroïdes : cyprès, lavandin, lentisque pistachier, menthe poivrée
Rides, vergetures : bois de rose, carotte, hélichryse italienne, lavande vraie, rose de Damas
Saignement : géranium rosat

Arom'histoires

Du grec *kistos*, « panier », en référence à la forme de son fruit.
Les célèbres 3 C : ciste, coagulant, cicatrisant. Son surnom est significatif : « fermeture éclair ». Un exsudat collant ou oléorésine ou labdanum s'écoule naturellement des poils de ses feuilles et rameaux, les protégeant ainsi de la déshydratation. L'HE est distillée à partir de ces rameaux à résine. Il y a bien longtemps, chez les Égyptiens et les Grecs anciens (- 450 av. J.-C.), on envoyait les chèvres se nourrir dans la garrigue, la résine se collait aux poils des animaux. Il ne restait plus qu'à brosser et à récupérer la précieuse résine pour la distiller ! La qualité n'étant peut-être pas optimale, on a alors arpenté les terres à cistes avec un râteau à lanières de cuir sur lesquelles se fixait la résine, que l'on grattait une fois rentré à la ferme. Ce labdanum très odorant aux odeurs animales donne un parfum fort et tenace des familles chyprées et ambrées. C'est une espèce particulière dans la garrigue, elle est pyrophyte donc se régénère après les incendies.
Plusieurs cistes mais 1 seul à gomme distillée : le ciste ladanifère à fleurs blanches, comme le ciste de Montpellier, très fréquent. Il existe des cistes à fleurs roses : le cotonneux, le crépu, le crétois de Corse. Des recherches sur l'utilisation de l'HE ciste en cas de MAI (maladie auto-immune) sont en cours.

Citron

Citrus limon (L.) Osbeck, synonyme *Citrus limon* (L.) Burm. F.
Famille des *Rutaceae* (agrumes)

Organe producteur : zeste
Procédé d'obtention : expression à froid
Origine : Italie, Espagne

Arom'biochimie

- **Monoterpènes (54 à 80 %) : limonène, α- et γ-terpinènes, paracymènes**
- **Aldéhydes : citrals (géranial et néral)**
- Coumarines et furocoumarines
- Fractions non volatiles (flavonoïdes, caroténoïdes qui peuvent tacher ou obturer les diffuseurs)

Voies d'administration

Voie orale, aérienne, cutanée avec précautions.

Contre-indications

Photosensibilisante : pas d'exposition au soleil de la partie massée pendant 8 heures. Oxydation d'HE dans flacon possible car riche en doubles liaisons, HE à protéger de la lumière et de la chaleur.

Arom'propriétés

Antiseptique générale et aérienne, vit. P-like (protège et renforce la paroi des capillaires sanguins), tonique circulatoire, fluidifiant sanguin léger (anti-vit. K-like), stomachique, décongestionnante et régulatrice hépatique, antinauséeuse, stimule et régularise les fonctions de l'estomac, laxatif doux, antioxydante, litholytique, tonique du système sympathique (antidéprime), bonne humeur.

Arom'actions

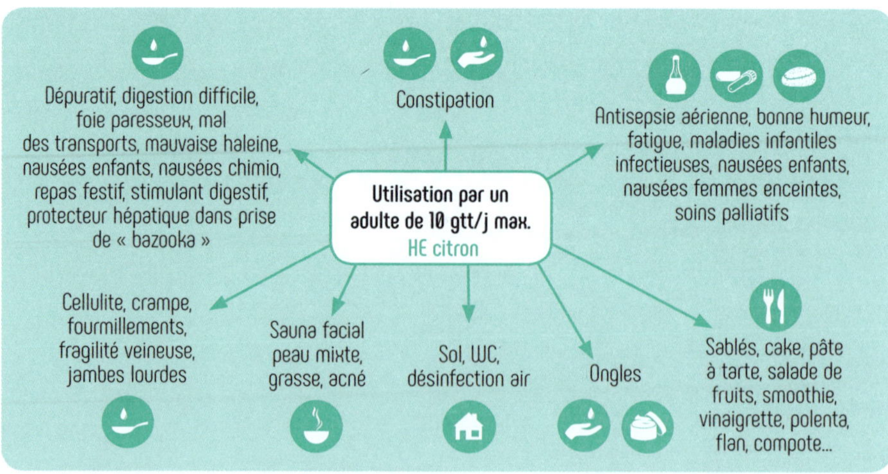

Huiles essentielles possibles en synergie

Tonique digestif, hépatique : carotte, estragon, menthe poivrée, romarin à verbénone
Antiseptique aérienne : eucalyptus radié, myrte vert, pin sylvestre, ravintsara, sapin, saro
Grippe (diffusion) : ravintsara
Diffusion bonne humeur : cardamome, eucalyptus radié, litsée citronnée, mandarine, pamplemousse, ravintsara
Circulation veineuse : cyprès, lentisque pistachier
Peau mixte, grasse, acné : arbre à thé, géranium rosat, lavande vraie, pamplemousse
Nausées chimio : basilic exotique, gingembre

Arom'histoires

Originaire du Sikkim arrivé au Maghreb au Xᵉ siècle, il est appelé *neemo* ou *leemo*, en persan *limoun*, en grec *kitron*, en latin *citrus*. Au XIᵉ les croisés le rapportent de Palestine (la Bible ne connaît que le cédrat) ; Christophe Colomb l'apporte aux Amériques : sur ses bateaux, il luttait contre le scorbut avec le citron et l'oignon. Au Japon, la diffusion d'HE citron a été testée pour améliorer la productivité des employés « pressés comme des citrons ! ».
L'HE citron est obtenue par expression à froid grâce à des pellatrices, râpes géantes actionnées sous un jet d'eau, ou par scarification du zeste et absorption de l'essence par des éponges. Deux récoltes par an, la récolte de l'hiver est plus particulièrement réservée à l'aromathérapie. Il faut 3 000 citrons pour 1 litre d'HE donc imaginez si les citrons ne sont pas issus de l'agriculture biologique ! La production d'HE citron est la plus importante au monde pour l'instant, elle entre dans la composition du Coca-Cola (source M. Faucon).

Citronnelles (les)

1– Citronnelle de Ceylan

Cymbopogon nardus (L.) Rendle
Famille des *Poaceae*

Organe producteur : herbe
Procédé d'obtention : distillation par entraînement à la vapeur d'eau
Origine : Sri Lanka

2– Citronnelle de Java

Cymbopogon winterianus Jowitt ex Bor
Famille des *Poaceae*

Organe producteur : herbe
Procédé d'obtention : distillation par entraînement à la vapeur d'eau
Origine : Vietnam

3– Citronnelle de Madagascar (Ahibero)

Cymbopogon giganteus Chiov.
Famille des *Poaceae*

Organe producteur : herbe
Procédé d'obtention : distillation par entraînement à la vapeur d'eau
Origine : Madagascar

Arom'biochimie

Biochimie	Citronnelle de Ceylan	Citronnelle de Java	Citronnelle de Madagascar
Monoterpénols	**Géraniol (20 à 25 %)**, citronellol (9 à 15 %), terpinéol	**Géraniol (15 à 20 %)**, citronellol (12 à 15 %)	**Cis-p-mentha-2,8-dien-1-ol (18 %)**, trans-p-mentha-2,8-dien-1-ol (9 %), cis-p-1,7-mentha-8,9-dien-2-ol (15 %), **trans-p-1,7-mentha-8,9-dien-2-ol (18 %)**
Aldéhydes	Citronellal 5 %	**Citronellal (30 à 40 %)**, citral (géranial, néral)	
Phénols méthyléthers	Méthylisoeugénols		
Esters terpéniques	Formiate de géranyle	Acétate de géranyle, acétate de citronellyle	
Monoterpènes		Limonène	Limonène 12 %
Sesquiterpènes	Nérolidol, caryophyllène		

Voies d'administration

Cutanée, aérienne, orale.

Contre-indications

Grossesse, allaitement, enfants moins de 3 ans, en voie cutanée HE peut être irritante surtout si appliquée toujours au même endroit : à diluer au 1/10.

Arom'propriétés

Propriétés	Citronnelle de Ceylan	Citronnelle de Java	Citronnelle de Madagascar
Anti-infectieuse	++	++	+++
Antifongique	++	++	+++
Anti-inflammatoire et antalgique musculaire	++	+++	
Déodorante et antiseptique atmosphérique	++	++	++
Répulsive moustiques	+++	+++	+++

Arom'actions

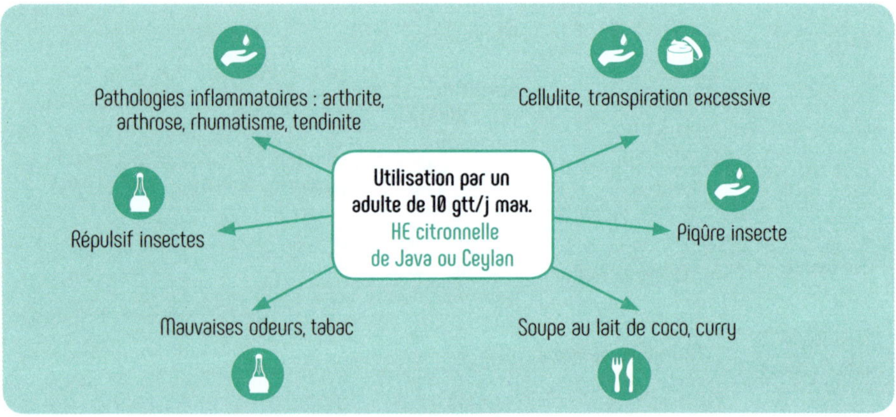

Huiles essentielles possibles en synergie

Piqûre insecte : basilic exotique, lavande aspic, lavande vraie, menthe poivrée
Répulsif insectes : géranium rosat, lavande vraie, lavandin, eucalyptus citronné
Tendinite : gaulthérie, menthe poivrée
Cellulite : cèdre, cyprès, romarin à cinéole
Transpiration : cyprès, palmarosa, pin, sauge sclarée

Arom'histoires

Du grec *kumbe*, « nacelle », et *pogon*, « barbe ». C'est une plante vivace récoltée 2 ou 3 fois/an. Elle est une source d'extraction du citral pour l'hémisynthèse de la vitamine A.

Coriandre

Coriandrum sativum L.
Famille des *Apiaceae*

Organe producteur : fruits mûrs (graines)
Procédé d'obtention : distillation par entraînement à la vapeur d'eau
Origine : Russie, Hongrie

Arom'biochimie

- **Monoterpénols (± 70 %) : linalol**
- **Monoterpènes (± 20 %) : α-pinène, γ-terpinène**
- **Cétones (± 10 %) : camphre** (bornéone)
- Esters (± 5 %) : acétate de géranyle

Voies d'administration

Aérienne, orale, cutanée.

Contre-indications

Femmes enceintes et allaitantes, enfants moins de 7 ans, allergie aux Apiacées. HE progestéronique (source M. Faucon).

Arom'propriétés

Antispasmodique, stomachique, carminative, digestive, apéritive, stimulante glandes salivaires et gastriques, anti-infectieuse, antivirale, antibactérienne, antimycosique (pied d'athlète à 5 %), antiparasitaire, antalgique, améliore mémoire (voie aérienne), euphorisante à faible dose.

Arom'actions

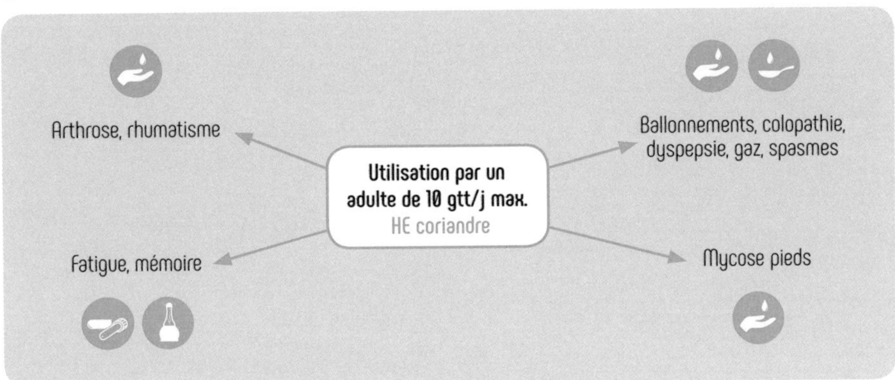

Huiles essentielles possibles en synergie

Digestion difficile : gingembre, laurier noble
Asthénie : citron, épinette noire, pin sylvestre
Mycose pieds : arbre à thé, géranium rosat, laurier noble

Arom'histoires

Du grec *koris*, « punaise », en référence à l'odeur forte de la plante entière et des fruits immatures rappelant l'odeur de l'insecte. Depuis l'âge de bronze, l'utilisation de la coriandre ne se dément pas : les Égyptiens pour l'embaumement des morts mais aussi pour conserver les aliments et les viandes, les Grecs pour la procréation ; mais les Romains étaient prudents pour sa consommation. Elle est toujours prisée lors de la pâque juive. Et elle est utilisée aussi en liquoristerie, pâtisserie et pour l'extraction du linalol.

Cumin

Cuminum cyminum L.
Famille des *Apiaceae*

Organe producteur : semences
Procédé d'obtention : distillation par entraînement à la vapeur d'eau
Origine : Sri Lanka, Espagne

Arom'biochimie

- **Aldéhydes aromatiques : cuminaldéhyde (± 30 %)**
- **Monoterpènes (± 50 %) : γ-terpinène (± 17 %), β-pinène (± 15 %), paracymène (± 16 %)**
- Aldéhydes terpéniques (± 5 %) : α-terpinen-7-al, γ-terpinen-7-al

Voies d'administration

Cutanée (à diluer), aérienne, orale.

Contre-indications

Ne pas utiliser pure. Pas d'utilisation pour les femmes enceintes et allaitantes, enfants moins de 7 ans, hypothyroïdie, cancer hormonodépendant, usage prolongé.

Arom'propriétés

Antispasmodique, parasympathicomimétique, carminative, apéritive, tonique et stimulante digestive, antispasmodique, action antidiabétique (source WikiPhyto J.-M. Morel), anti-inflammatoire, anticandidose, acaricide, insecticide, calmante, stupéfiante à haute dose, relaxante, sédative nerveuse, œstrogène-like (sources *ARC Journal of Pharmaceutical Sciences – AJPS* – et WikiPhyto J.-M. Morel).

Arom'actions

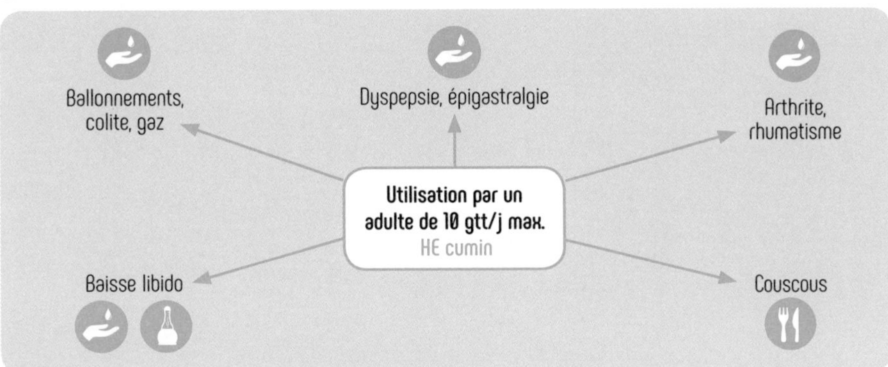

Huiles essentielles possibles en synergie

Relaxation : mandarine, orange
Réveils nocturnes : lavande vraie, PGB
Ballonnements, lourdeurs : basilic exotique, camomille romaine

Arom'histoires

Dénommé aussi « cumin blanc », il est cultivé en Orient et sur le pourtour méditerranéen. Ses graines étaient utiles au cours de la momification lors des rites égyptiens. Attention, d'autres appellations « cumins » : le carvi, *Carum carvi*, autre Apiacée appelée « cumin des prés », et la nigelle cultivée, *Nigella sativa*, Renonculacée, appelée aussi « cumin noir ».

Curcuma

Curcuma longa L.
Famille des *Zingiberaceae*

Organe producteur : rhizome
Procédé d'obtention : distillation par entraînement à la vapeur d'eau
Origine : Madagascar

Arom'biochimie

- **Cétones (± 60 %) : α-tumérone, ar-tumérone, β-tumérone**
- **Sesquiterpènes (± 25 %) : zingibérène, ar-curcumène,** β-sesquiphellandrène
- **Monoterpènes :** α-phellandrène

Voies d'administration

Cutanée, orale, aérienne.

Contre-indications

Grossesse, allaitement et enfants moins de 7 ans, épileptiques, irritante à l'état pur sur la peau.

Arom'propriétés

Antioxydante cutanée ++, stimulante hépatique, hépatoprotectrice, cholérétique, carminative, antalgique, emménagogue, vermifuge, positivante.

Arom'actions

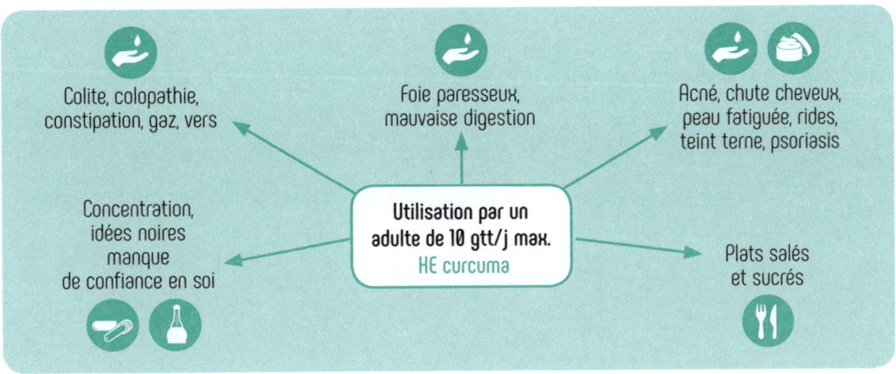

Huiles essentielles possibles en synergie

Anti-âge : bois de rose, ciste, rose
Idées noires : bergamote
Mauvaise digestion : basilic exotique camomille noble

Arom'histoires

Avec la conquête, les Maures débarquent en Espagne avec leur *kurkum*, terme arabe qui donnera « curcuma ». Ce « safran des pauvres » sera longtemps cantonné à la cuisine en Europe alors que la médecine ayurvédique l'emploie depuis 6 000 ans, que les médecines traditionnelles chinoise et d'Asie du Sud-Est le connaissent pour ses vertus thérapeutiques dans la sphère digestive. La prise en compte récente du curcuma en Occident dans le traitement des troubles digestifs lui vaut d'être reconnu par l'OMS et la commission E, commission scientifique allemande chargée de valider les propriétés médicinales des plantes.

Cyprès toujours vert

Cupressus sempervirens L., synonyme *Cupressus sempervirens* var. *stricta* Aiton
Famille des *Cupressaceae*

Organe producteur : rameaux feuillés
Procédé d'obtention : distillation par entraînement à la vapeur d'eau
Origine : France, Maroc

Arom'biochimie

- **Monoterpènes (± 70 %) : α-pinène, δ-3-carène**
- Sesquiterpénols (± 7 %) : cédrol
- Sesquiterpènes : cédrène, cadinène

Voies d'administration

Orale, cutanée, aérienne, rectale.

Contre-indications

Grossesse, allaitement, mastose, fibrome, cancer œstrogénodépendant, enfants moins de 7 ans.

Arom'propriétés

Vasoconstrictrice, décongestionnante et anti-inflammatoire veineuse et lymphatique, antitussive (toux sèche spasmodique), antispasmodique bronchique, antivirale, antibactérienne (antibiofilm), antimycosique, décongestionnante petit bassin et prostate, œstrogène-like, neurotonique, régulatrice sueur, parasympatholytique.

Arom'actions

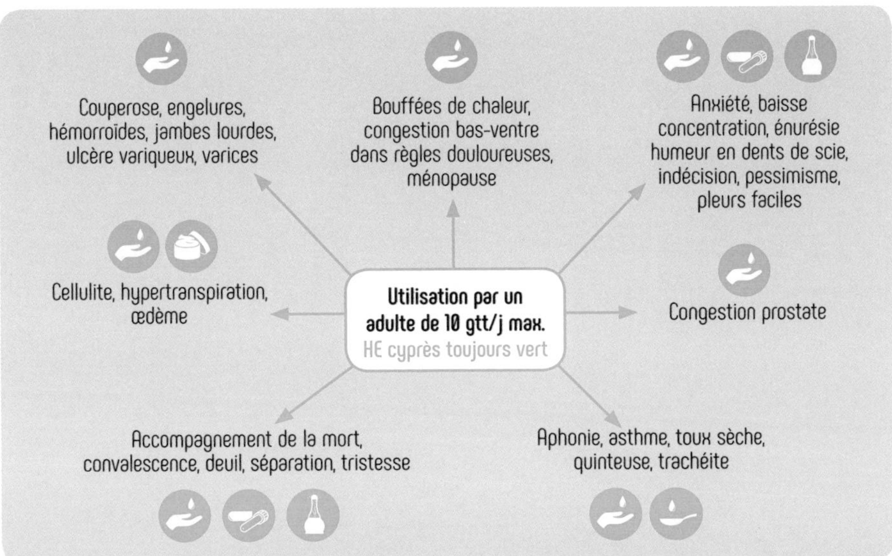

Huiles essentielles possibles en synergie

Toux sèche : basilic exotique, myrte rouge, PGB
Bouffées de chaleur : menthe poivrée, niaouli, PGB, sauge sclarée, ylang-ylang
Cellulite : citron, eucalyptus citronné, gaulthérie, genévrier, lemongrass
Congestion veineuse, fragilité capillaire, jambes lourdes : citron, hélichryse italienne, lentisque pistachier, niaouli, romarin à camphre, romarin à 1,8-cinéole
Tristesse, deuil : camomille romaine, encens, myrrhe
Hémorroïdes : ciste, lavandin, lentisque pistachier, menthe poivrée
Énurésie : marjolaine à coquilles
Hypertranspiration : citronnelles, palmarosa, pin sylvestre, sauge sclarée

Arom'histoires

Du latin *sempervirens*, « toujours vert ». Le jeune *Cyparissus* (cyprès en grec) gardait un cerf aux cornes d'or vénéré par les Nymphes ; s'entraînant avec un javelot, par mégarde il tua cet animal sacré. Condamné, il fut transformé en arbre, notre cyprès dans les cimetières, à écouter les autres pleurer ! Il est associé au dieu des Enfers Hadès (ou Pluton) et est devenu symbole de deuil, de vie éternelle. À Babylone, on le brûlait pour bénéficier des bienfaits de ses fumées, première forme d'aromathérapie, la diffusion. Son bois était utilisé par les Égyptiens pour façonner leurs sarcophages et par les Italiens pour leurs clavecins. En Orient c'est un arbre de l'immortalité, pont cosmique entre ciel et terre.

Encens (oliban)

Boswellia carteri Birdw., synonyme de *Boswellia sacra* Flueck.
Famille des *Burseraceae*

Organe producteur : résine
Procédé d'obtention : distillation par entraînement à la vapeur d'eau
Origine : Somalie

Arom'biochimie

- **Monoterpènes (± 70 %) : limonène, α-pinène, paracymène, limonène**
- Sesquiterpènes : β-caryophyllène, α gurjunène, α-guaiène
- Monoterpénols et sesquiterpénols : bornéol, farnesol

Voies d'administration

Cutanée, orale, diffusion, inhalation.

Contre-indications

Femmes enceintes et allaitantes, enfants moins de 7 ans.

Arom'propriétés

Anti-inflammatoire, antalgique, asséchante muqueuses respiratoires, cicatrisante, immunostimulante, anxiolytique.

Arom'actions

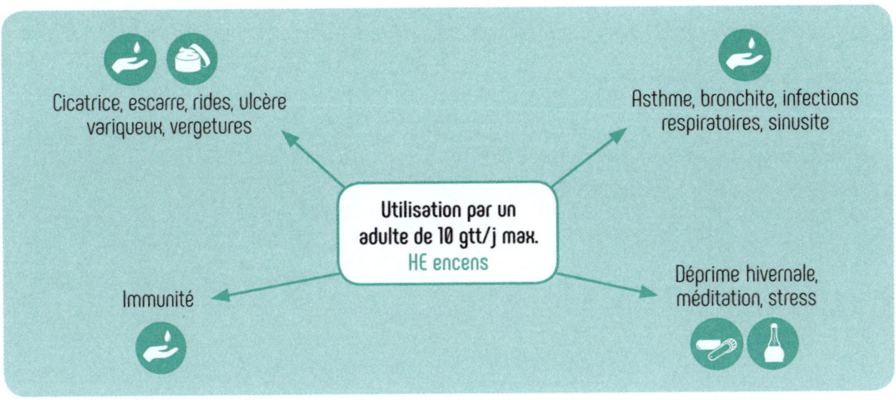

Huiles essentielles possibles en synergie

Cicatrice : ciste, hélichryse italienne, lavande officinale
Immunité : ravinstara
Méditation : bergamote, géranium rosat, myrrhe
Anxiété : bergamote, lavande vraie

Arom'histoires

Du latin *incendere*, « faire brûler, briller », l'encens désigne toute matière incinérable, telles les résines d'oliban, myrrhe ou benjoin. Précisément l'oliban ou encens désigne la résine séchée des arbres *Boswellia* de la corne de l'Afrique. Parmi la vingtaine d'espèces de *Boswellia* on distingue le « vrai de vrai » arbre à encens, le *Boswellia sacra* ou *Boswellia carteri*. Pour info : *Boswellia erythreae* donne l'opopanax, fixateur de parfum aux notes orientales, et *Canarium luzonicum* donne l'élémi de Manille. Dans l'Antiquité, l'encens, l'or et la myrrhe font des cadeaux somptueux tels ceux des rois mages. Les Égyptiens se servaient aussi de cette résine pour embaumer les morts.

Épinette noire

Picea mariana Britton, Sterns & Poggenb.
Famille des *Abietaceae*

Organe producteur : aiguilles
Procédé d'obtention : distillation par entraînement à la vapeur d'eau
Origine : Canada

Arom'biochimie

- **Monoterpènes (± 55 %) : α- et β-pinènes, camphène, δ-3-carène, limonène**
- **Esters (± 30 %) : acétate de bornyle**

Voies d'administration

Voie cutanée diluée, orale, aérienne.

Contre-indications

Grossesse, allaitement, enfants moins de 7 ans. Irritation cutanée possible à l'état pur. Hypothyroïdie.

Arom'propriétés

Antibactérienne, fongicide, parasiticide, anti-inflammatoire, antispasmodique (plexus solaire), sympathomimétique, positivante, adaptogène, cortisone-like, analgésique, antitussive, expectorante.

Arom'actions

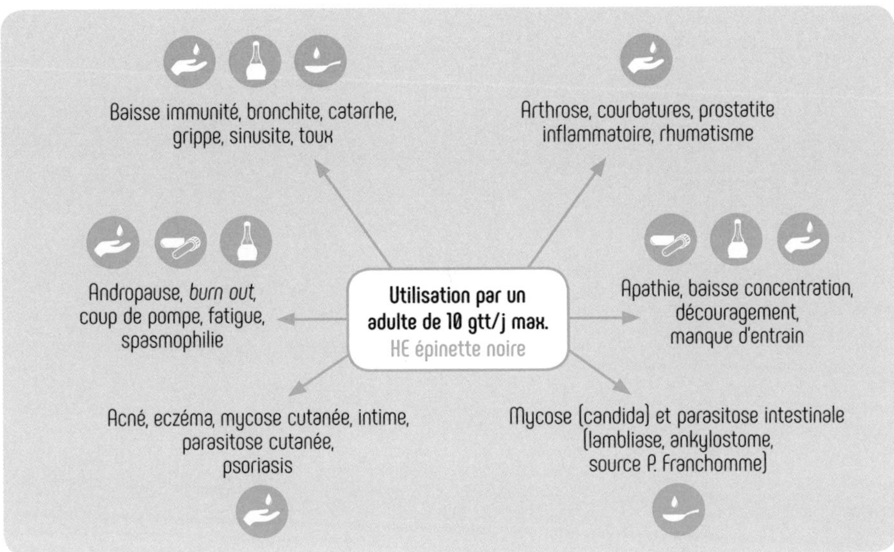

Huiles essentielles possibles en synergie

Concentration : eucalyptus radié, laurier noble, menthe poivrée, ravintsara
Fatigue : citron, gingembre, menthe poivrée, pin sylvestre, ravintsara
Grippe : ravintsara
Arthrose : gaulthérie couchée, laurier noble
Courbatures : lavandin, romarin à camphre

Arom'histoires

Du latin *spina*, « épine », parfois appelée sapinette noire, l'épinette faisait partie des rituels et de la médecine traditionnelle des Amérindiens du Canada. Son bois très résistant est utilisé pour les charpentes. On constate en olfactothérapie que la gente féminine penche pour la senteur HE épinette et la gente masculine pour celle de HE pin sylvestre.

Estragon

Artemisia dracunculus L.
Famille des *Asteraceae*

Organe producteur : parties aériennes
Procédé d'obtention : distillation par entraînement à la vapeur d'eau
Origine : Europe

Arom'biochimie

- **Éthers (± 80 %) : méthylchavicol**
- **Monoterpènes (± 20 %) : ocimènes** (trans-β-ocimène et cis-β-ocimène), γ-terpinène, limonène

Voies d'administration

Orale, cutanée diluée.

Contre-indications

Femmes enceintes et allaitantes, enfants moins de 7 ans. Irritation cutanée possible si utilisée à l'état pur sur la peau. **Pas d'usage prolongé**.

Arom'propriétés

Antispasmodique des muscles lisses ++, anti-inflammatoire, antalgique, antiallergique, antibactérienne, antiseptique intestinale, antifongique, stomachique, apéritive, carminative, anticonvulsivante, sédative, tonique psycho-émotionnelle, antistress, activité anticholinestérasique.

Arom'actions

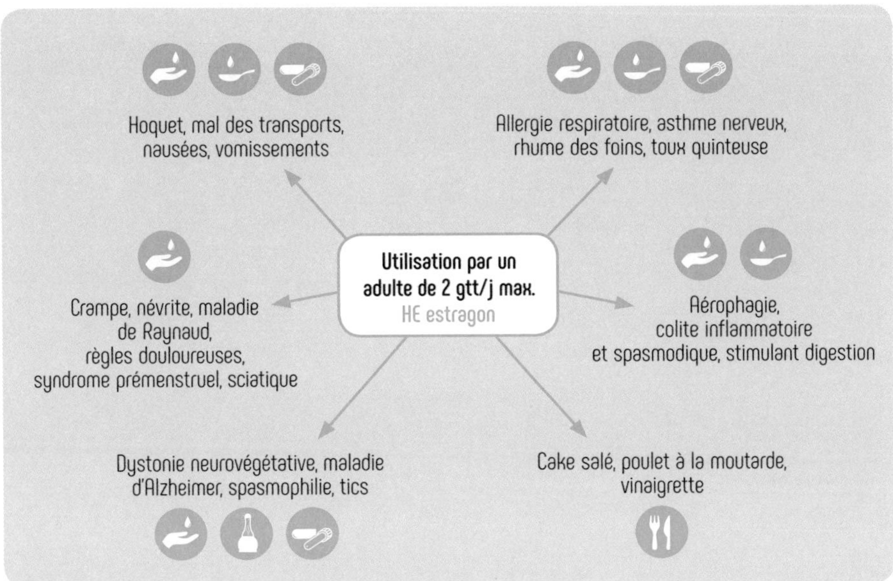

Huiles essentielles possibles en synergie

Allergie cutanée : camomille romaine, camomille matricaire, géranium rosat
Rhume des foins : camomille matricaire, eucalyptus radié, niaouli
Mal des transports : gingembre, menthe poivrée
Crampe musculaire : gaulthérie, laurier noble, lavandin
Règles douloureuses : menthe poivrée, PGB, sauge sclarée

Arom'histoires

Du latin *dracunculus*, « petit dragon », déformé au fil des siècles et des langues. Originaire de Mongolie et de l'Himalaya, l'estragon était reconnu comme l'herbe aux dragons par Dioscoride. Grecs et Romains lui accordent des vertus contre les morsures de serpents. On le trouve dans les jardins de simples des monastères dès le XVe siècle. Il aromatise de nombreux plats et préparations culinaires comme moutarde, vinaigre, sauce béarnaise et poulet.

Eucalyptus (les)

1- Eucalyptus citronné

Corymbia citriodora (Hook.) K. D. Hill & L. A. S. Johnson, anciennement *Eucalyptus citriodora* Hook.
Famille des *Myrtaceae*

Organe producteur : feuilles
Procédé d'obtention : distillation par entraînement à la vapeur d'eau
Origine : Australie, Madagascar

Arom'biochimie

- **Aldéhydes terpéniques (40 à 80 %) : citronellal**
- **Monoterpénols (15 à 20 %) : citronellol, géraniol**
- Esters (± 3 %) : acétate de citronellyle
- Monoterpènes : p-menthane-3,8-diol (PMD)

Voies d'administration

Voie aérienne, cutanée diluée dans HV, orale rare et diluée.

Contre-indications

Grossesse, allaitement, bébés.

Arom'propriétés

Anti-inflammatoire, antalgique (par son citronellal), relaxante musculaire, antivirale, antifongique, acaricide, rééquilibrante du système nerveux central, antihypertensive, anti-infectieuse, répulsive insectes et acariens (moustiques, tiques par son PMD).

Arom'actions

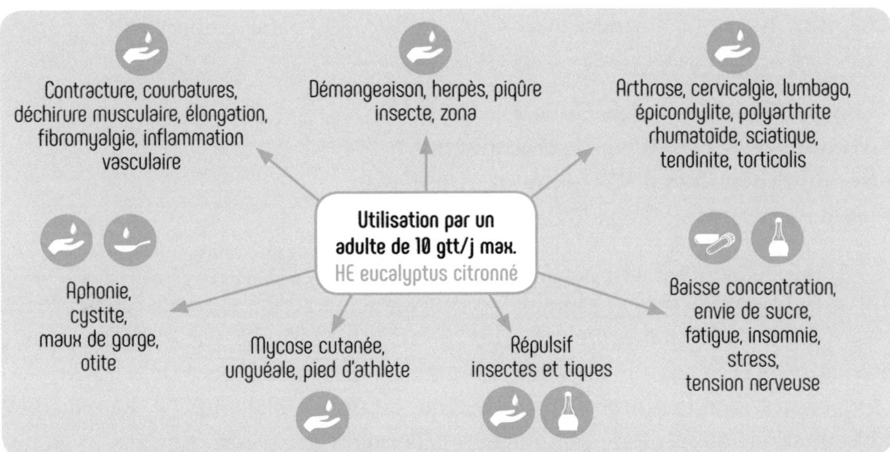

Huiles essentielles possibles en synergie

Inflammation tendons, articulations, muscles : gaulthérie, hélichryse italienne, lavandin, menthe poivrée, romarin à camphre
Névralgie : camomille romaine, gaulthérie, genévrier, giroflier
Maux de gorge, aphonie : arbre à thé, cyprès, thym à thujanol
Diffusion ou massage relaxant : bergamote, encens, lavande vraie, mandarine, nard de l'Himalaya, orange douce
Anti-insectes : eucalyptus radié, géranium rosat, lavande vraie, lavandin, menthe poivrée

Arom'histoires

On ne confond pas les divers eucalyptus parmi les plus fréquemment rencontrés. Pour vous aider à différentier les 4 principaux, citronné, globuleux, radié et *smithii*, passez par la biochimie : leur concentration en 1,8-cinéole va vous guider.

E. smithii	*E. radiata*	*E. globulus*	*C. citriodora*
84 % 1,8-cinéole	70 % 1,8-cinéole	70 % 1,8-cinéole	Traces
2 % cétones 5 % monoterpénols	10 % monoterpènes 20 % monoterpénols	10 % monoterpènes	Aldéhydes Citronellal
Antiseptique aérien	Aérien pédiatrique	Aérien adultes	Anti-inflammatoire

2- Eucalyptus globuleux

Eucalyptus globulus Labill.
Famille des *Myrtaceae*

Organe producteur : feuilles adultes lancéolées
Procédé d'obtention : distillation par entraînement à la vapeur d'eau
Origine : Espagne, Portugal, Amérique du Sud, Australie, Chine

Arom'biochimie

- **Oxydes (70 à 75 %) : 1,8-cinéole**
- **Monoterpènes (± 10 %) : α- et β-pinènes**
- **Sesquiterpénols (± 8 %) : globulol**, viridiflorol
- Sesquiterpènes (± 6 %) : aromadendrène

Voies d'administration

Cutanée toujours diluée préférable*, rectale, orale et aérienne (avec d'autres HE).
* La pénétration cutanée de cette HE est très rapide, elle sert « d'entraîneur » aux autres HE dans un mélange aromatique. Essayez 1 gtt HE sous le pied et quelques minutes après votre haleine sentira l'eucalyptol (= 1,8-cinéole). L'élimination est en partie pulmonaire. Elle migre des pieds jusqu'aux bronches

où elle est particulièrement active. HE est plus active que la molécule de cinéole seule (principe du totum).

Contre-indications

Grossesse, allaitement, enfants moins de 7 ans, massage grande surface corporelle car pénétration ultrarapide. Crise d'asthme.

Arom'propriétés

Antiseptique (infections voies respiratoires basses, cutanées, gynéco-urinaires), mucolytique, expectorante, diurétique légère, tonique, immunostimulante, tropisme pancréatique, antalgique, anti-inflammatoire, fébrifuge, antioxydante, insectifuge, insecticide (puces et coléoptères de la farine).

Arom'actions

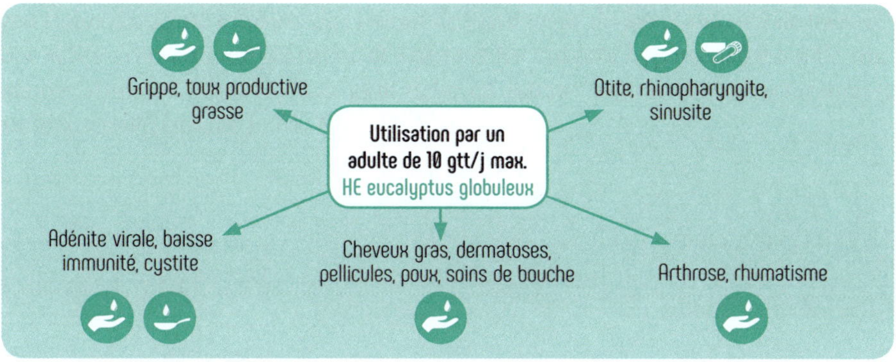

Huiles essentielles possibles en synergie

Bronchite : arbre à thé, pin sylvestre, sapin baumier
Toux grasse : citron, myrte vert, pin sylvestre
Rhumatisme : lavande vraie, gaulthérie
Pellicules : cèdre, lemongrass

Arom'histoires

Du grec *eu*, « bien », et *kalyptos*, « fermé ». Admirez le réceptacle floral ligneux (calice et corolle soudés) bien fermé, sorte de toupie d'où à maturité s'échapperont les étamines !

La légende du koala : Au temps du rêve, une tribu des terres arides australiennes recueillit un orphelin mais le négligea très vite. Toujours servi en dernier, il était régulièrement assoiffé, obligé de mastiquer des feuilles d'eucalyptus humides de rosée. Un jour, les gens partis à la chasse, l'enfant s'empara des seaux d'eau, but jusqu'à plus soif et les emporta sur un eucalyptus. Il entonna un chant magique, l'arbre grandit démesurément, le mettant à l'abri des représailles. Revenus de la chasse, les gens le supplièrent de rendre les seaux, lui promettant un meilleur traitement. Convaincu, il descendit de son arbre, mais ils commencèrent aussitôt à le molester. Il se tassa alors sous leurs coups, se couvrit de poils, devenant ainsi le koala, qui regagna en toute hâte son eucalyptus pour ne plus jamais en redescendre !

On utilise le bois d'eucalyptus pour fabriquer le didgeridoo, instrument de musique des aborigènes australiens. On l'appelle parfois « **gommier bleu** » pour la couleur de son feuillage. Il est utilisé pour la fabrication de pâte à papier, et est introduit au XIXe siècle pour assécher les marais de Camargue dans la lutte contre le paludisme. Sa sylviculture appauvrit les sols, ne fournissant qu'un faible humus. L'HE du *globulus* est très facilement falsifiée par ajout d'eucalyptol, soit 1,8-cinéole de synthèse, donc ne s'adresser qu'aux laboratoires d'aromathérapie reconnus. Cette HE confère aux urines une odeur de violette… La production commerciale d'HE débute en 1860 en Australie. Actuellement l'Australie, le Maroc, l'Espagne et certains pays de l'ex-URSS sont au coude à coude.

3- Eucalyptus radié

Eucalyptus radiata A. Cunn ex D. C.
Famille des *Myrtaceae*

Organe producteur : feuilles
Procédé d'obtention : distillation par entraînement à la vapeur d'eau
Origine : Australie

Arom'biochimie

- **Oxydes (± 70 %) : 1,8-cinéole**
- **Monoterpénols (± 20 %) : α-terpinéol**
- **Monoterpènes (± 10 %) : α- et β-pinènes**

Voies d'administration

Orale, cutanée, aérienne, rectale.

Contre-indications

1er trimestre de grossesse.

Arom'propriétés

Antiseptique, expectorante, antitussive, anticatarrhale (nez qui coule), mucolytique, décongestionnante, immunostimulante, anti-inflammatoire, antifatigue, aide à la concentration en diffusion, insectifuge.

Arom'actions

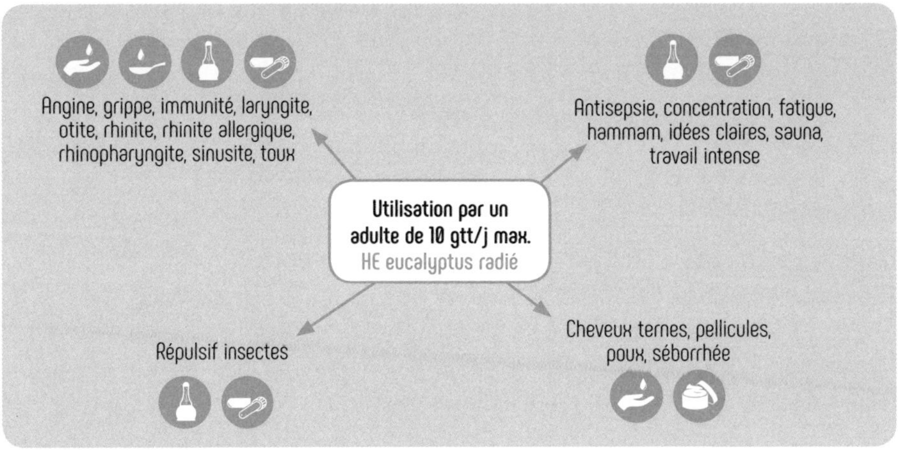

Huiles essentielles possibles en synergie

Infections ORL et bronchiques, grippe : arbre à thé, bois de rose, citron, laurier noble, lavande vraie, pin sylvestre, thym à thujanol, thym à linalol (enfants)
Diffusion antiseptique, inhalation : citron, pin sylvestre, sapin baumier, arbre à thé, saro ou ravintsara
Cheveux ternes, pellicules : cèdre de l'Atlas, romarin à camphre, ylang-ylang
Diffusion concentration : basilic tropical, citron, épinette noire, menthe poivrée, pin sylvestre, ravintsara, romarin à camphre et à 1,8-cinéole
Sauna, hammam : pin sylvestre

Arom'histoires

Voir « Arom'histoires » de l'eucalytus globuleux.

Gaulthérie couchée (wintergreen)

Gaultheria procumbens L.
Famille des *Ericaceae*

Organe producteur : feuilles
Procédé d'obtention : distillation par entraînement à la vapeur d'eau
Origine : Canada, Chine
Il existe aussi la gaulthérie odorante (*Gaultheria fragrantissima* Wall.), venant du Népal, de plus en plus utilisée, aux mêmes propriétés.

Arom'biochimie

Esters (± 99 %) : salicylate de méthyle

Voies d'administration

Cutanée diluée, aérienne.

Contre-indications

Grossesse, allaitement, enfants moins de 7 ans, allergie aux salicylés (aspirine), sa teneur élevée en salicylate de méthyle implique une application cutanée peu étendue et diluée à 10 %. Voie interne. Prise de fluidifiants sanguins.

Arom'propriétés

Anti-inflammatoire +++, antalgique, antispasmodique, anticoagulante, antiagrégante plaquettaire, vasodilatatrice, rubéfiante, hépatostimulante, décongestionnante pelvienne.

Arom'actions

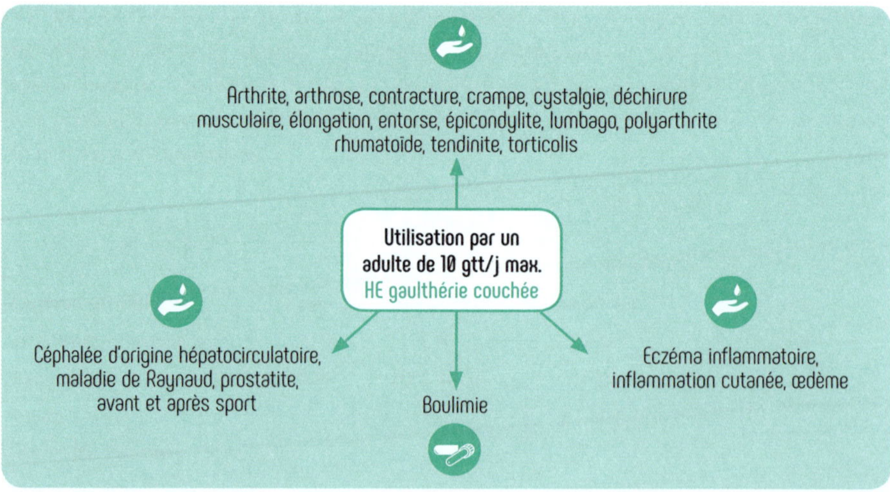

Huiles essentielles possibles en synergie

Arthrose, douleurs articulaires et musculaires : eucalyptus citronné, hélichryse italienne, katrafay, laurier noble, lavande vraie, lavandin, lemongrass, menthe poivrée, pin sylvestre
Goutte : genévrier
Céphalée : camomille noble, eucalyptus citronné, lavande vraie, menthe poivrée
Prostate : cyprès, lentisque pistachier (en suppo)

Arom'histoires

Gaulthier, médecin botaniste du Canada, auteur au XVIIIe siècle d'une flore canadienne, lui a donné son nom. Autres dénominations : thé de Terre-Neuve ou thé du Canada.
Attention, HE falsifiable par le salicylate de méthyle de synthèse, bien connaître son fournisseur.
HE venue du froid : Canada, Alaska, Terre-Neuve, Rocheuses. Pousse dans les terres acides (riches en silice) des Inuits. Bel exemple d'ethnopharmacologie, la gaulthérie était la panacée des Iroquois au XIXe : le savoir des Amérindiens sur l'utilisation de cette plante nous a permis son utilisation. Actuellement, pour un moindre coût, elle est récoltée surtout au Népal et en Chine. Elle peut être utilisée comme promoteur de défenses et antifongique pour les plantes cultivées, car son salicylate de méthyle est métabolisé dans les tissus végétaux en acide salicylique, phytohormone induisant chez les plantes une immunité contre les pathogènes microbiens (source S. Vergnes).

Genévrier

Juniperus communis L.
Famille des *Cupressaceae*

Organe producteur : rameaux à baies
Procédé d'obtention : distillation par entraînement à la vapeur d'eau
Origine : France

Arom'biochimie

- **Monoterpènes (70 à 90 %) : α- et β-pinènes, limonène**
- **Sesquiterpènes (10 à 15 %) : β-caryophyllène, cadinène, germacrène D**
- Monoterpénols : terpinène-4-ol, cédrol

Voies d'administration

Cutanée (diluée), orale, aérienne, rectale.

Contre-indications

Grossesse, allaitement, enfants moins de 7 ans, il est conseillé d'éviter la prise prolongée d'HE genévrier pour des patients en insuffisance rénale.

Arom'propriétés

Anti-inflammatoire, antalgique, antiseptique (pulmonaire, intestinale, urinaire), diurétique, antifermentations intestinales, décongestionnante de la prostate, draineur sous-cutané, antioxydante, tonique générale, expectorante.

Arom'actions

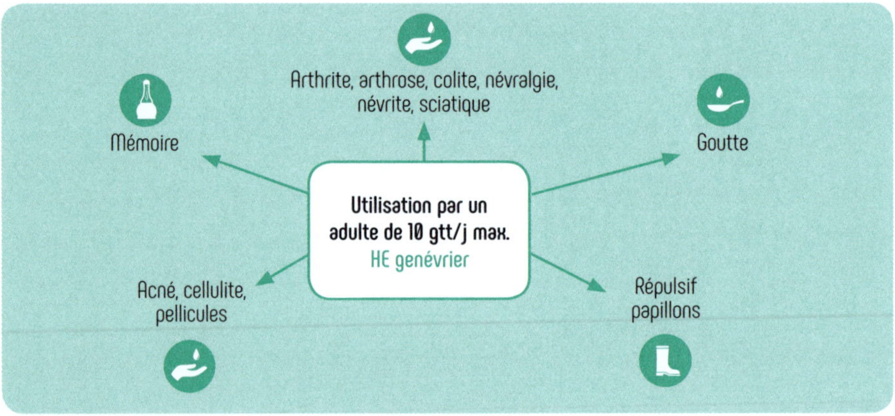

Huiles essentielles possibles en synergie

Acné : arbre à thé, géranium rosat, lavande vraie
Arthrose, douleurs articulaires : eucalyptus citronné, gaulthérie couchée, laurier noble
Colite : basilic tropical, menthe poivrée
Goutte : gaulthérie couchée

Arom'histoires

Juniperus, du celte *gen*, « buisson », et *prus*, « âcre » ou « âpre » (saveur des fruits), *communis*, « commun », vit de 800 à 1 000 ans, exceptionnellement 2 000 ans. Arbuste utilisé dès la préhistoire en fumigations aseptisantes, et dans l'Antiquité, où Hippocrate à Athènes combat les miasmes de la peste. C'est un gymnosperme, ses baies ne sont pas des fruits mais des galbules, cônes composés de couches d'écailles soudées enfermant les 3 ovules. Un même pied porte des baies à différents stades de maturité car elles mûrissent en deux ans. Elles parfument et aident à la digestion de bien des plats, comme la choucroute, le gibier, les pâtés. Pour bien digérer, n'oubliez pas de croquer ces baies, comme le recommandait le Dr Valnet, ne les laissez pas sur le bord de l'assiette ! Selon Pierre Lieutaghi, ce sont ces « baies » confites au sucre qui donnent les dragées de Saint-Roch, prises après le repas pour aider à la digestion, au goût d'abord doux puis résineux pour finir âpre et persistant. Au Tibet, les pèlerins brûlent les rameaux pendant leurs rites. Particularités botaniques : pas de canaux à HE le long des rameaux, les molécules odorantes sont réparties dans le parenchyme. Odeur de violette des urines après absorption de son HE.

Géranium rosat cv Bourbon

Pelargonium graveolens L'Hér., synonyme *Pelargonium* × *asperum* Ehrh.
Famille des *Geraniaceae*

Organe producteur : feuilles
Procédé d'obtention : distillation par entraînement à la vapeur d'eau
Origine : Réunion, Madagascar

Arom'biochimie

- **Monoterpénols (60 à 68 %) : citronellol, géraniol, linalol**
- **Esters (20 à 30 %) : formiate citronellyle** et géranyle
- Aldéhydes : géranial, néral, citronellal
- Cétones (± 7 %) : menthone et isomenthone

Voies d'administration

Cutanée, aérienne, orale (rare).

Contre-indications

1er trimestre de grossesse.

Arom'propriétés

Bienfaitrice de la peau : tonique, astringente, hémostatique, antiseptique (bactéries G+ et G-, champignons ++), cicatrisante, tonique générale adaptogène, anti-inflammatoire, antalgique, lymphotonique, antispasmodique, stimule le pancréas, insectifuge.

Arom'actions

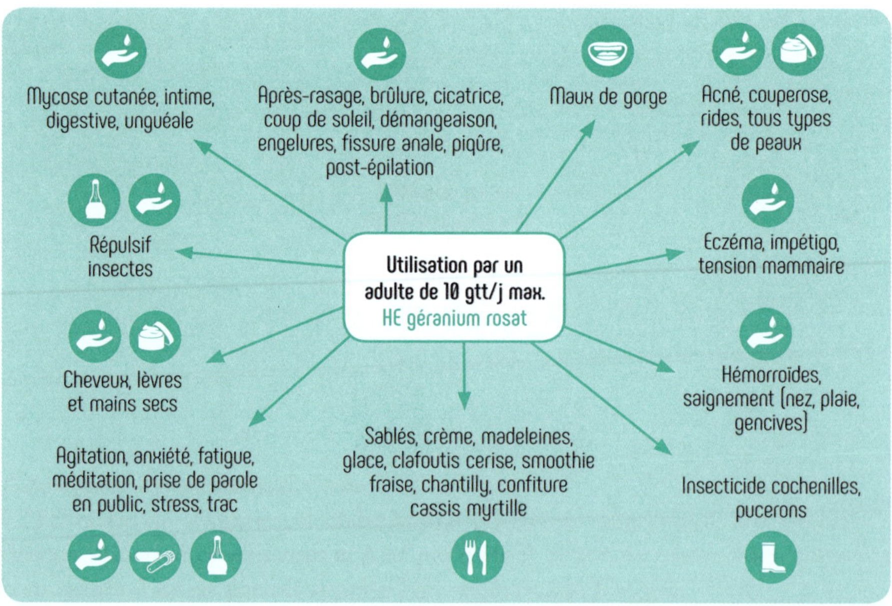

Huiles essentielles possibles en synergie

Fatigue : citron, épinette noire, pin, romarin à camphre
Rides, cicatrices, vergetures : bois de rose, ciste, hélichryse italienne, lavande vraie, rose
Saignement : ciste
Mycose : arbre à thé, laurier noble, sarriette, vétiver
Diffusion antimoustiques : citronnelles, eucalyptus citronné, lavande vraie, lavandin, menthe poivrée

Arom'histoires

Le cultivar (cv) du géranium rosat Bourbon est issu de l'île de la Réunion (anciennement île Bourbon), étalon de qualité pour les autres *Pelargonium*, grâce à un bel équilibre entre ses monoterpénols (linalol, géraniol et citronellol).
Pelargonium, du grec *pelargo*, « cigogne », pour sa capsule allongée en bec de cet oiseau, et géranium, de *geranos*, « grue » au long bec, pour la même raison. On trouve aussi *Erodium*, autre Géraniacée signifiant « héron », que d'échassiers !
2 à 4 coupes par an sur les pélargoniums introduits d'Afrique du Sud en Europe au XVIIe siècle comme plantes ornementales. Le langage usuel prête à confusion : en botanique, le genre « géranium » est attribué à des plantes à fleurs régulières et à symétrie radiale alors que les fleurs du genre *Pelargonium* sont à symétrie bilatérale… Regardez le « géranium » en pot sur votre balcon, c'est un pélargonium ! On utilise divers *Pelargonium* en aromathérapie : *P. roseum*, *graveolens*, *odoratissimum*, *radula*, tous regroupés sous la dénomination géranium rosat (« rosat » car il possède des molécules identiques à l'HE rose). Aromatisez des petits sablés avec HE géranium rosat cv Bourbon et votre goûter prend une autre dimension !

Gingembre

Zingiber officinale Roscoe
Famille des *Zingiberaceae*

Organe producteur : rhizome
Procédé d'obtention : distillation par entraînement à la vapeur d'eau
Origine : Sri Lanka

Arom'biochimie

- **Sesquiterpènes (50 %) : zingibérène, α-bisabolène, curcumène**, germacrène D
- **Monoterpènes (20 %) : camphène**, limonène, α- et β-pinènes
- Monoterpénols : linalol, citronellol

Voies d'administration

Cutanée, orale, aérienne.

Contre-indications

Grossesse, enfants moins de 7 ans, irritante à l'état pur sur la peau. Prudence si grande dose avec prise d'anticoagulant et si obstruction biliaire.

Arom'propriétés

Antalgique, anti-inflammatoire, antifongique, immunostimulante, tonique digestive, stomachique, légèrement laxative, carminative, apéritive, antinausées, anti-ulcère, tonique sexuelle, aphrodisiaque, antispasmodique, expectorante et anticatarrhale.

Arom'actions

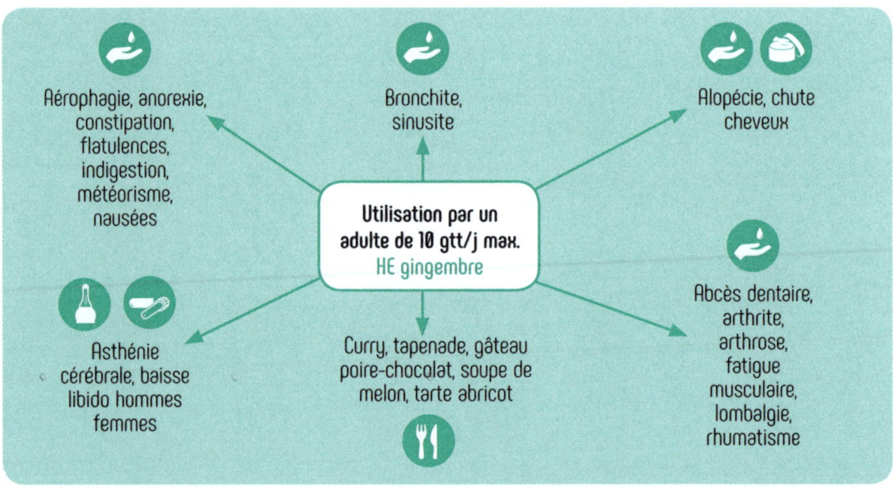

Huiles essentielles possibles en synergie

Aphrodisiaque fatigue sexuelle : bois de rose, cannelle (écorce), cumin, ylang-ylang
Alopécie : cèdre, géranium rosat, pamplemousse, romarin à 1,8-cinéole
Nausées : basilic tropical, citron, estragon, menthe poivrée
Fatigue : citron, épinette noire, menthe poivrée, pin sylvestre
Ballonnements : basilic tropical, citron, coriandre, cumin, curcuma, menthe poivrée

Arom'histoires

Le sanskrit *shringavera*, « en forme de bois de cerf », donne *ziggiberis* en grec et *zingiber* en latin, d'où gingibre puis gingembre. Suivant l'état des rhizomes lors de la distillation, l'HE sera olfactivement différente : extraite du rhizome frais, son odeur sera fraîche, légèrement citronnée, et extraite de rhizome sec elle sera plus boisée et musquée. Pour qui veut « exotiser » sa gastronomie, l'HE gingembre est incontournable pour ses apéritifs, ses glaces et ses plats.

Giroflier (clou de girofle)

Syzygium aromaticum L., anciennement *Eugenia caryophyllus* (C. Spreng.) Bull. et Harr.
Famille des *Myrtaceae*

Organe producteur : bouton floral sec = clou de girofle
Procédé d'obtention : distillation par entraînement à la vapeur d'eau
Origine : Madagascar, Sri Lanka

Arom'biochimie

- **Phénols (± 80 %) : eugénol**
- **Esters (± 20 %) : acétate d'eugényle**, salicylate de méthyle

Voies d'administration

Toutes très diluées et limitées dans le temps : voie orale, cutanée (faible dose, 2 gtt pour 1 c. c. d'HV) et aérienne.

Contre-indications

Grossesse (sauf terme), allaitement, enfants moins de 7 ans. Attention aux patients sous fluidifiants sanguins si prise de HE girofle sur le long court ainsi que pour les hypertendus. HE potentiellement hépatotoxique si forte dose (30 gtt/j) sur plusieurs semaines (prescription inutile et dangereuse). HE dermocaustique à utiliser diluée au 1/10.

Arom'propriétés

Anti-infectieuse puissante large spectre (1 des « bazooka » contre bactérie G+ et G-, *Staphylococcus aureus*, *Pseudomonas*, etc., virus, champignons), acaricide, antiparasitaire, antiputride, parasiticide (poux, acariens, vers), immunostimulante, antalgique voire anesthésiante locale, anti-inflammatoire (anti-COX-2 par son eugénol), régulatrice flore intestinale, neurotonique, stimulante, parasympathomimétique, antioxydante, gastroprotectrice (+ mucus gastrique), antispasmodique par ses acétates et bloquante des canaux calciques par son eugénol, tonique utérine et sexuelle, insectifuge.

Huiles essentielles possibles en synergie

Infections importantes : citron, origan, romarin à verbénone, sarriette, thym à thymol
Œdème des parotides : camomille noble, hélichryse italienne
Accouchement : palmarosa
Gingivite, parodontose : arbre à thé, laurier noble
Flore intestinale : cannelle, cardamome, citron, thym à thymol

Arom'actions

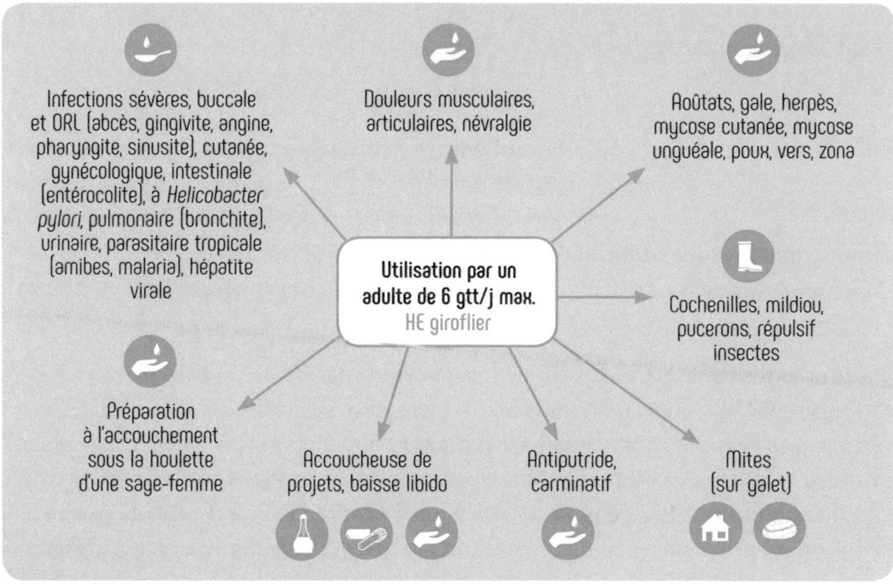

Arom'histoires

Sygyzium, de son ancien nom *Eugenia*, du grec *eu*, « bien », et *genia*, « naissance » Eugenia est la sainte patronne des sages-femmes. Observons le bouton floral du giroflier, le clou, on y voit la tête de l'enfant sortant de la matrice, d'où son usage approprié suivant la théorie des signatures de Paracelse. L'HE, utérotonique, renforce les contractions de l'accouchement ; à utiliser donc seulement au moment du terme sur prescription de la sage-femme. Les célèbres cigarettes indonésiennes **Kretek** au tabac mélangé à du clou de girofle doivent leur nom au bruit fait par la combustion du clou ! Vous pouvez fabriquer votre boule « d'ambre » en fichant des clous de girofle espacés dans une orange, elle se dessèche en quelques semaines et embaumera votre armoire de longues années tout en éloignant les mites. Le clou de girofle est connu pour ses usages culinaires et médicinaux dès l'Antiquité en Inde (le curry en comporte), en Chine, chez les Grecs et les Romains, mais devient une vraie mode en Europe au Moyen Âge. La plante est originaire des Moluques (îles aux divers noms charmants comme Zubu, Miaou et Babar), les Portugais s'en assurent le monopole en 1511 en brûlant les arbres sur les autres îles que celle de Ternate, dont s'emparent à leur tour les Hollandais au XVIIe siècle. Leur Compagnie hollandaise des Indes orientales fait monter vertigineusement le cours. Un petit botaniste français futé, Pierre Poivre, en dérobe alors quelques plants, qu'il acclimate sur l'île de France, maintenant île Maurice, c'est la fin du monopole.

Hélichryse italienne (immortelle)

Helichrysum italicum (Roth) G. Don
Famille des *Asteraceae*

Organe producteur : sommités fleuries
Procédé d'obtention : distillation par entraînement à la vapeur d'eau
Origine : Corse, Balkans

Arom'biochimie

- **Esters (± 55 %) : acétate de néryle**
- **Monoterpènes (± 17 %) : limonène**, pinènes
- **Cétones : diones (± 10 %) : italidiones**
- Sesquiterpènes : curcumène
- Monoterpénols : nérol, linalol

Voies d'administration

Cutanée, orale (à toute petite dose, réservée médecin), aérienne (stick inhalateur).

Contre-indications

Femmes enceintes ou allaitantes, enfants moins de 7 ans, patients sous antiagrégant. Pas de prise prolongée ni à plus de 6 gtt/j.

Arom'propriétés

Anti-hématome, action supérieure à celle de l'arnica en local (sa molécule italidione avec son H de l'hydroxyle près du O de la cétone prend en pince le caillot de fibrine, permet son évacuation, en massage léger, centrifuge et dans le sens des aiguilles d'une montre pour chasser le sang vers l'extérieur), anticoagulante, lymphotonique (fait dégonfler les tissus tuméfiés), anti-inflammatoire, antiphlébitique, antalgique, antispasmodique, cicatrisante corps et âme, désclérosante préventivement et curativement (freine les proliférations conjonctives anormales, cicatrices, chéloïdes, maladie de Dupuytren, cellulite), mucolytique, hypocholestérolémiante (Apo A et B), antirides, antiallergique.

Huiles essentielles possibles en synergie

Bourdonnement d'oreille : basilic tropical, cyprès, estragon, PGB
Hématome : lavande vraie
Cicatrice fine, rides, vergetures : bois de rose, carotte, géranium rosat, lavande vraie, myrrhe, rose de Damas
Cellulite : citron, cyprès, eucalyptus citronné, gaulthérie, lemongrass
Varices, jambes lourdes : cyprès, lavande vraie, lavandin, menthe poivrée, niaouli
Maladie de Raynaud : basilic tropical, lentisque pistachier, thym à thujanol

Arom'actions

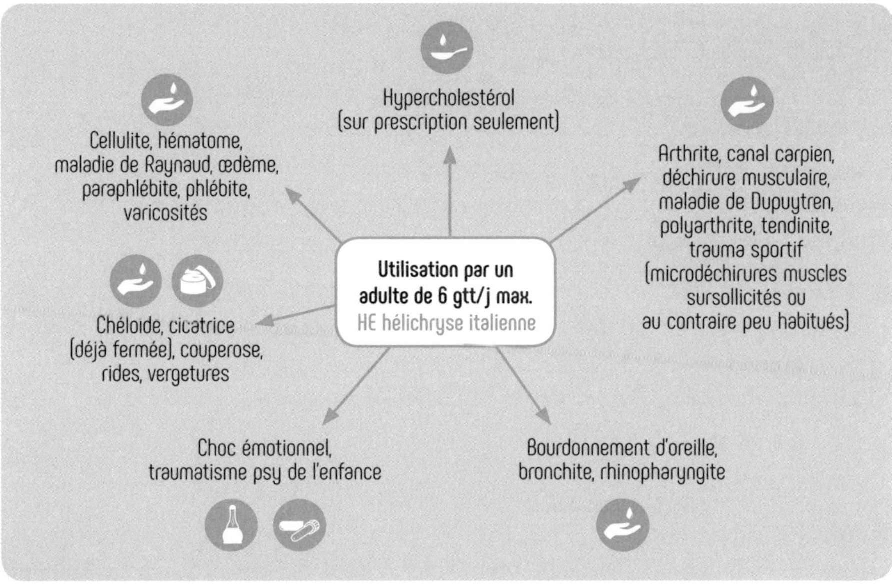

Arom'histoires

En Corse, on trouve la sous-espèce *Helichrysum italicum* subsp. *italicum* (Roth) G. Don, et dans les Balkans une autre sous-espèce, *Helichrysum italicum* subsp. *serotinum* (Boiss.) P. Fourn., qui se distingue de l'espèce type par des capitules plus ovoïdes et des akènes dépourvus de glandes. Moins précieuse que la subsp. *italicum*.

Du grec *hélios*, soleil, et *chrysos*, cresus = « or », pour ses jolies sommités fleuries cueillies début juillet, elle pousse sur un sol siliceux. Le genre compte quelque 400 espèces, dont *Helichrysum italicum*, *litoreum*, *gymnocephalum*, *bracteiferum*.

L'hélichryse italienne est dite l'« **huile du boxeur** », et pour cause ! Le moindre bleu ne « fleurira » pas. Nausicaa à la beauté célèbre due à l'huile d'immortelle trouve Ulysse naufragé sur son île de Corfou, elle lui redonne vigueur et beauté en lui offrant cette huile, il peut ainsi poursuivre son voyage.

Autrefois, les charcutiers faisaient des bouquets d'hélichryse pour brûler les soies des porcs, maintenant on utilise des chalumeaux !

Katrafay

Cedrelopsis grevei Baill. & Courchet
Famille des *Ptaeroxylaceae*, sous-famille des *Rutaceae*

Organe producteur : écorce
Procédé d'obtention : distillation par entraînement à la vapeur d'eau
Origine : Madagascar

Arom'biochimie

- **Sesquiterpènes (± 50 %) : iswharane, α-copaène**, δ-cadinène, α-sélinène, β-caryophyllène
- Sesquiterpénols (± 3 %) : α-bisabolol, lédol, épi-cubénol

Voies d'administration

Cutanée, aérienne.

Contre-indications

Grossesse, allaitement, enfants moins de 7 ans, ne pas utiliser de manière prolongée, peut être irritante si employée à l'état pur sur la peau.

Arom'propriétés

Antalgique, anti-inflammatoire, tonique générale, stimulante, tonique, régénératrice cutanée.

Arom'actions

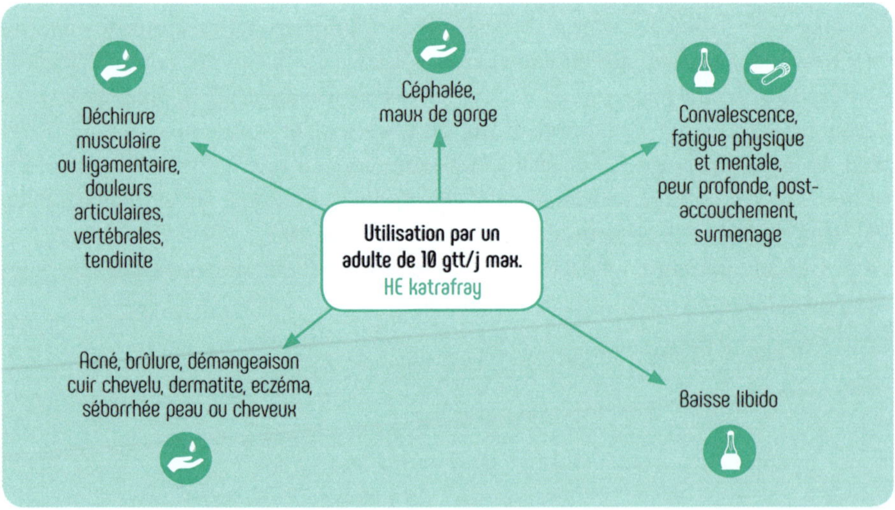

Huiles essentielles possibles en synergie

Articulation douloureuse : eucalyptus citronné, gaulthérie, hélichryse italienne, romarin à camphre
Migraine ou céphalée : camomille romaine, lavande vraie, menthe poivrée
Convalescence, fatigue : épinette noire, pin sylvestre, ravintsara

Arom'histoires

Arbre endémique des zones arides du sud-ouest de Madagascar, il est utilisé en médecine traditionnelle malgache comme le ravintsara. Son écorce est découpée en longues lanières roulées ensuite en pelotes, distillées ou vendues en l'état sur les marchés. Les guérisseurs les réduisent en poudre cicatrisante, les font infuser pour soulager les douleurs rhumatismales et musculaires ou encore réparer la matrice des femmes après un accouchement difficile. Son HE est riche en sesquiterpènes dont l'iswharane, qui lui est spécifique.

Laurier noble (laurier-sauce)

Laurus nobilis L.
Famille des *Lauraceae*

Organe producteur : feuilles
Procédé d'obtention : distillation par entraînement à la vapeur d'eau
Origine : France, Maroc, Portugal

Arom'biochimie

- **Oxydes (± 40 %) : 1,8-cinéole**
- **Monoterpénols (± 15 %)** : linalol, terpinéol-4
- **Monoterpènes (± 20 %)** : α- et β-pinènes, sabinène
- Esters (± 5 %) : acétate d'α-terpényle
- Éthers (6 %) : méthyleugénol

Voies d'administration

Orale, cutanée, aérienne, rectale.

Contre-indications

1er trimestre de grossesse, enfants moins de 7 ans, attention allergie possible par voie cutanée.

Arom'propriétés

Antiseptique puissante (bactéries, virus, champignons), antalgique, mucolytique, expectorante, antispasmodique, régulatrice lymphatique, équilibrante nerveux cérébral, stimulante neurotonique, équilibrante sympa- et parasympathique, insecticide et acaricide (acariens, poux, mites, teignes alimentaires)

Arom'actions

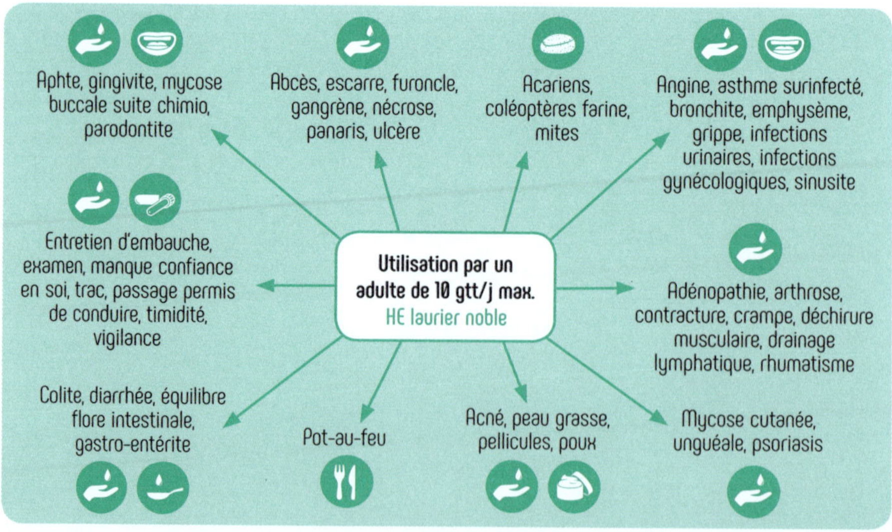

Huiles essentielles possibles en synergie

Abcès, furoncle : arbre à thé, giroflier, lavande vraie
Aérophagie, ballonnements : basilic tropical, citron, coriandre, cumin, curcuma, menthe poivrée
Angine : arbre à thé, eucalyptus citronné, romarin à 1,8-cinéole ou à verbénone, thym à thujanol
Aphte, gingivite, parodontose : arbre à thé, giroflier, myrte vert
Douleurs articulaires : eucalyptus citronné, gaulthérie, myrrhe, pin sylvestre
Flore intestinale : cannelle (écorce), citron, giroflier, thym à thymol
Herpès : arbre à thé, lemongrass, menthe poivrée, niaouli, ravintsara
Mycose : arbre à thé, géranium rosat, palmarosa
Trac : basilic exotique, camomille noble, lavande vraie, PGB

Arom'histoires

C'est une des rares Lauracées européennes à avoir survécu aux glaciations. Daphnée, nymphe de l'Olympe, donc sans pouvoirs, fille de Pénée dieu des Fleuves, étant pourchassée par Apollon dont elle refusait les avances, supplia son père de la sauver : pour cela, il la transforma en laurier ! Dès lors Apollon, peiné, séjourna dans son temple de Delphes la tête ceinte d'une couronne de laurier. Devenu l'arbre d'Apollon, le laurier est désormais consacré aux triomphes, chants et poèmes, c'est l'arbre de la réussite. Les Romains en couronnent la tête des vainqueurs, en entouraient les porches des empereurs, les Grecs en couronnaient les vainqueurs aux Olympiades. Le Moyen Âge distingue par cette couronne ses savants universitaires, ses docteurs dans les écoles de médecine. N'oubliez pas que le nom de notre diplôme principal « baccalauréat » vient de ces fameuses couronnes : *bacca* (« baie ») *laurea* (laurier). 1 gtt HE représente à peu près la distillation de 5 feuilles de laurier.

Lavandes (les)

1– Lavande aspic

Lavandula latifolia Medik., synonyme *Lavandula spica* var. *latifolia* L.
Famille des *Lamiaceae*

Organe producteur : sommités fleuries
Procédé d'obtention : distillation par entraînement à la vapeur d'eau
Origine : France

Arom'biochimie

- **Monoterpénols (± 50 %)** : **linalol**, α-terpinéol, terpinène-1-ol-4
- **Oxydes (± 30 %) : 1,8-cinéole**
- **Cétones (± 10 %) : camphre**, carvone (attention, selon le pays de culture, cétones jusqu'à 30 %)
- Monoterpènes : α- et β-pinènes

Voies d'administration

Cutanée, aérienne.

Contre-indications

Grossesse, allaitement, enfants moins de 7 ans, personnes épileptiques.

Arom'propriétés

Cicatrisante (plaie, piqûre), antalgique, antinévralgique, anti-inflammatoire, expectorante, mucolytique, anti-infectieuse (virus, champignons, bactéries), tonique, tonique cutanée (eczéma).

Arom'actions

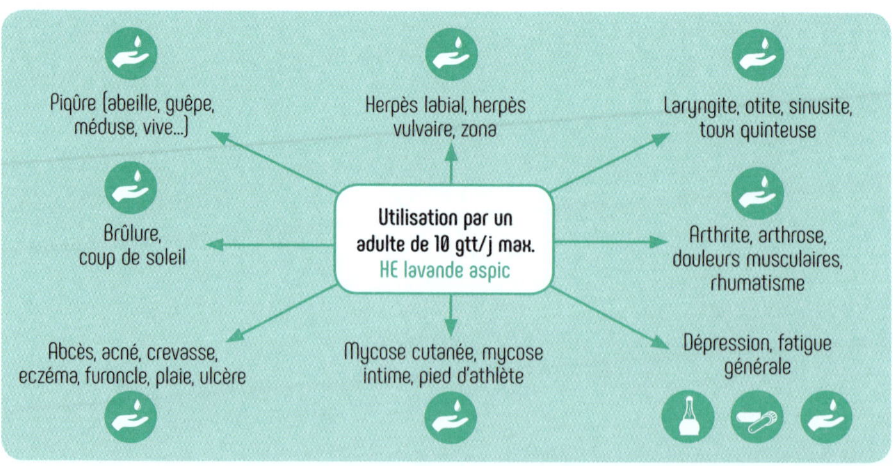

Huiles essentielles possibles en synergie

Acné, furoncle : arbre à thé, laurier noble
Brûlure, coup de soleil : géranium
Articulations, rhumatisme : eucalyptus citronné, gaulthérie couchée, romarin à camphre
Voies respiratoires : romarin à verbénone, myrte vert
Mycose : arbre à thé, géranium rosat, laurier noble, palmarosa
Vigilance : eucalyptus radié, menthe poivrée

Arom'histoires

La lavande aspic est une lavande à hampe florale ramifiée et à feuilles larges (***latifolia***) poussant jusqu'à 800 mètres d'altitude. La fée **Lavandula** aux grands yeux bleu lavande décida d'habiter la Provence, mais, en découvrant ce pays si sec, elle se mit à pleurer : ses larmes bleutées baignèrent les montagnes provençales, donnant la lavande.

2- Lavande vraie (lavande fine)

Lavandula angustifolia Mill., synonyme *Lavandula vera* DC.
Famille des *Lamiaceae*

Organe producteur : Sommités fleuries
Procédé d'obtention : distillation par entraînement à la vapeur d'eau
Origine : France, Europe

Arom'biochimie

- Esters (± 51 %) : acétate de linalyle, de lavandulyle et de terpényle
- Monoterpénols (± 45 %) : linalol, terpinéol, géraniol, nérol, lavandulol
- Monoterpènes (± 5 %) : cis- et trans-β-ocimène
- Sesquiterpènes : β-caryophyllène

Voies d'administration

À privilégier voie cutanée, aérienne, vulvaire (diluée).

Contre-indications

Aucune aux doses physiologiques.

Arom'propriétés

Antispasmodique, antalgique, anesthésiante localement, antiseptique (ORL, urinaire, cutané), antifongique, anti-inflammatoire, tonique gastrique, tonique intestinale, antirhumatismale, cicatrisante, insectifuge, antioxydante par inhibition de la peroxydation lipidique, anti-allergique par inhibition de la dégranulation mastocytaire, parasympatholytique et sympatholytique (hypotensive, source

Lapraz & Duraffourd), anxiolytique +++, sédative, cicatrisante, régénératrice cutanée soins peau, cheveux, action sur hypophyse et hypothalamus par son acétate de linalyle.
Le (-) linalol de l'HE lavande vraie a une action anesthésiante locale sur les récepteurs muscariniques et opioïdes (source J.-M. Morel) et a la capacité de stimuler les systèmes opioïdes cholinergiques et dopaminergiques, entraînant des effets antihyperalgésiques et antinociceptifs.
Le tandem linalol-acétate de linalyle inhibant la libération d'acétylcholine est anti-inflammatoire. L'HE lavande est parasympatholytique (anticholinergique par inhibition de la cholinestérase) et sédative même par inhalation (par inhibition des courants GABA-induits, source J.-M. Morel).
Ne pas négliger l'effet favorable du massage sur le plan psychologique et immunologique, qui augmente le taux des lymphocytes CD8.

Arom'actions

HE dite « polychreste » (qui sert beaucoup) ; si vous ne devez en avoir qu'une, c'est celle-ci !

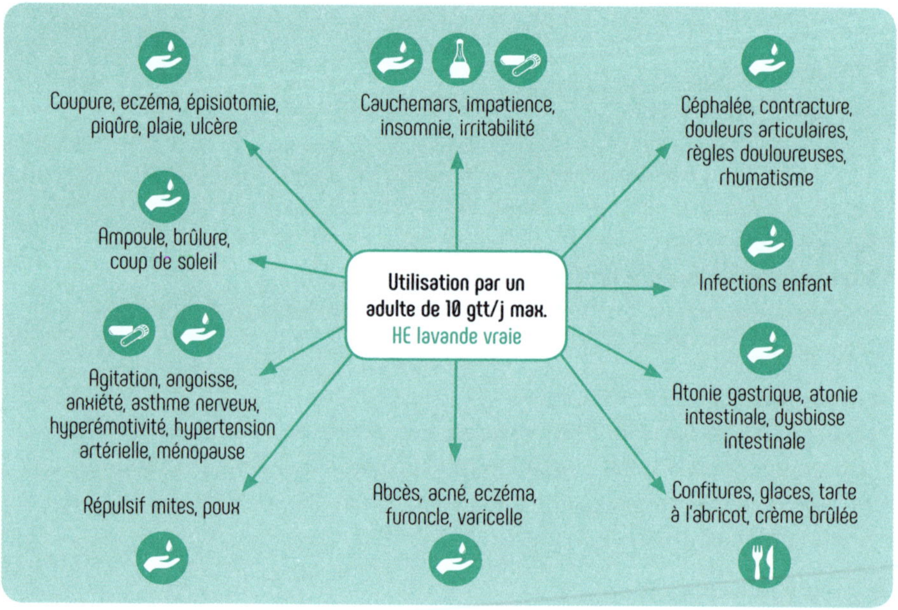

Huiles essentielles possibles en synergie

Stress, troubles du sommeil : bergamote, camomille noble, mandarine, orange douce, PGB, ylang-ylang
Infections enfants : arbre à thé, eucalyptus radié, ravintsara
Aphonie : eucalyptus citronné
Choc, hématome : hélichryse italienne
Veines : cyprès, hélichryse italienne, lentisque pistachier, menthe poivrée, niaouli, romarin à camphre
Soleil, piqûre : camomille matricaire, géranium rosat, menthe poivrée

Problèmes cutanés : arbre à thé, camomille matricaire, géranium rosat
Règles douloureuses : basilic exotique, giroflier, marjolaine, rose, sauge sclarée
Bouffées de chaleur : hélichryse italienne, menthe poivrée, sauge sclarée, ylang-ylang

Arom'histoires

Lavandula, du latin *lavare*, puis de l'ancien français du XIIIe *lavende*, « lavage » ou « toilette ». Les Phocéens l'apportent de Perse avec les vignes et l'olivier. Elle se répand à travers toute l'Europe. Catherine de Médicis, grande amatrice, lança la mode de son parfum d'où la réussite des parfums de Grasse. Madame de Sévigné en parfumait sa correspondance. On fit grande utilisation de son HE pendant la guerre de 1914-1918 dans les infirmeries et hôpitaux. L'HE lavande de Haute-Provence est protégée par une AOC depuis 1981.

3– Lavandin

Lavandula × *intermedia* Emeric ex Loisel., synonymes *Lavandula hybrida* E. Rev. ex Briq. ou *Lavandula* × *burnatii* Briq ; plusieurs clones : Grosso, Super, Abrialis, Reydovan
Famille des *Lamiaceae*

Organe producteur : sommités fleuries
Procédé d'obtention : distillation par entraînement à la vapeur d'eau
Origine : France, Espagne

Arom'biochimie

- **Esters (30 à 50 %) : acétate de linalyle**
- **Monoterpénols (25 à 40 %) : linalol**
- **Cétones (2 à 10 %) : camphre**, variations selon les clones :
  - Lavandin clone Grosso (env. 80 % des lavandins) à 8 % de camphre = cétone
  - Lavandin clone Super (env. 8 %), le plus proche de la lavande vraie, avec acétate ++
  - Lavandin clone Abrialis (env. 8 % à 10 % de camphre = cétone)

Voies d'administration

Cutanée, aérienne.

Contre-indications

Grossesse, allaitement, enfants moins de 7 ans.

Arom'propriétés

Anti-inflammatoire, antispasmodique, cicatrisante, antalgique.

Arom'actions

C'est l'HE du sportif !

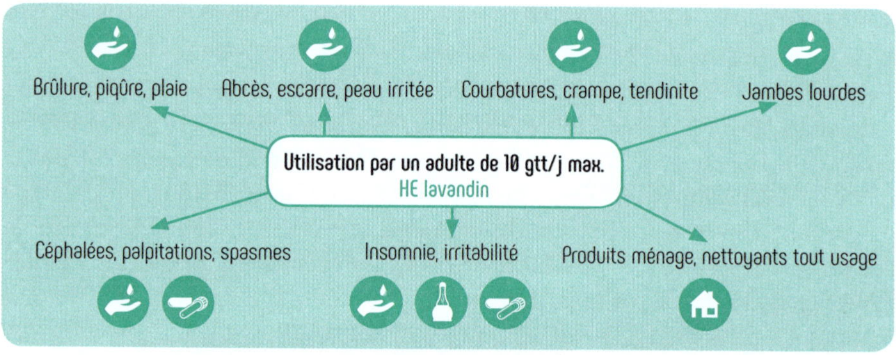
Brûlure, piqûre, plaie
Abcès, escarre, peau irritée
Courbatures, crampe, tendinite
Jambes lourdes
Utilisation par un adulte de 10 gtt/j max.
HE lavandin
Céphalées, palpitations, spasmes
Insomnie, irritabilité
Produits ménage, nettoyants tout usage

Huiles essentielles possibles en synergie

Varices, jambes lourdes : cyprès, hélichryse italienne, menthe poivrée

Diffusion moustiques : citronnelles, eucalyptus citronné, lavande vraie, menthe poivrée

Crampe : basilic exotique, gaulthérie

Arom'histoires

Le lavandin est le résultat d'une hybridation entre lavande vraie et lavande aspic, c'est leur « bébé ». Il a donc hérité des gênes des deux lavandes, d'où présence accrue de cétones héritées de son « papa » lavande aspic, mais aussi assez d'acétate de linalyle venu de sa « maman » lavande vraie, pour ainsi être l'HE reine des sportifs, à qui elle apporte le relax des acétates dans les crampes, et le côté stimulant respiratoire et cardiaque, et le côté anti-inflammatoire du camphre (cétone).

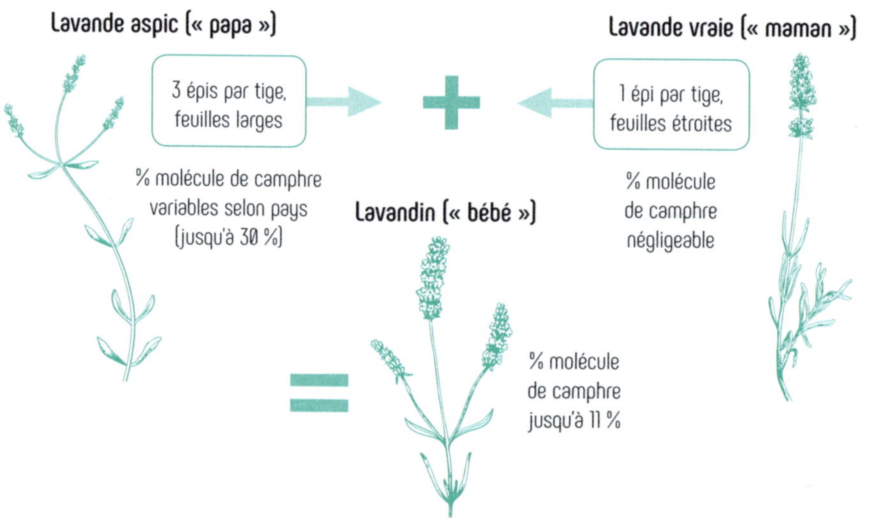

Le % de camphre présent dans HE lavande aspic et les lavandins est un risque de convulsion et abortif. On interdira donc ces HE aux enfants de moins de 7 ans, aux femmes enceintes, allaitantes et aux épileptiques.

Lemongrass (verveine des Indes orientales)

Cymbopogon flexuosus (Nees ex Steud.) W. Wats.
Famille des *Poaceae*

Organe producteur : herbe
Procédé d'obtention : distillation par entraînement à la vapeur d'eau
Origine : Inde

Arom'biochimie

- **Aldéhydes terpéniques (± 75 %) : citrals (géranial + néral)**
- Monoterpénols (± 6 %) : α-terpinéol, bornéol, géraniol
- Aldéhydes sesquiterpéniques (± 3 %) : farnésal

Voies d'administration

Cutanée, aérienne, orale.

Contre-indications

Grossesse, allaitement, enfants moins de 7 ans ; en voie cutanée HE irritante si appliquée pure toujours au même endroit : à diluer au 1/10.

Arom'propriétés

Anti-inflammatoire (inhibition de COX-2 et de cytokines, utilisées par voie externe ou voie interne sans production de lésions gastriques), stimulante digestive, antiseptique, inhibe la multiplication du virus herpès, anti-allergique, négativante (chargée en ions négatifs), calmante du système nerveux central, insectifuge, fébrifuge, vasodilatatrice.

Arom'actions

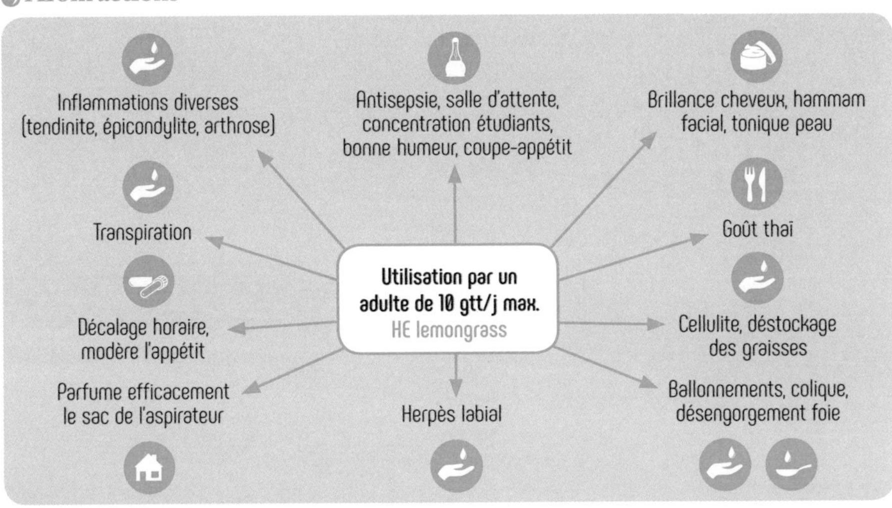

Huiles essentielles possibles en synergie

Articulations : gaulthérie, laurier noble, lavande vraie, menthe poivrée
Rougeurs cutanées : camomille matricaire, ciste, hélichryse italienne
Muscles : gaulthérie, lavandin
Idées noires : bergamote, bois de rose, ylang-ylang
Cellulite : citron, cyprès, hélichryse italienne, pamplemousse
Répulsif insectes : eucalyptus citronné, géranium rosat, lavande vraie, menthe poivrée
Herpès bouton : arbre à thé, menthe poivrée, niaouli, ravintsara
Cheveux pellicules : niaouli, romarin à camphre

Arom'histoires

Il existe deux espèces de *Cymbopogon* qui produisent l'HE nommée lemongrass :

- **La citronnelle ou verveine des Indes orientales**, *Cymbopogon flexuosus* (Nees ex Steud.), venant du sud de l'Inde.
- **La citronnelle ou verveine des Indes occidentales**, *Cymbopogon citratus* (D. C. Stapf), originaire de Malaisie et cultivée sous les tropiques.

Attention, en cuisine, ayez la main légère sur le nombre de gouttes, 1 à 2 selon la grandeur du plat !
Petite précision chimique : les aldéhydes terpéniques que l'on regroupe sous le terme « citrals » sont l'ensemble de 2 stéréoisomères, le **géranial**, ou citral A (trans), et le **néral**, ou citral B (cis).
Par l'utilisation concomitante d'anti-inflammatoire allopathique et d'HE lemongrass, on augmente l'efficacité de l'allopathie et on protège la muqueuse digestive.

Lentisque pistachier

Pistacia lentiscus L.
Famille des *Anacardiaceae*

Organe producteur : rameaux feuillés
Procédé d'obtention : distillation par entraînement à la vapeur d'eau
Origine : Maroc

Arom'biochimie

- **Monoterpènes (55 à 80 %) : α-pinène, β-myrcène, limonène**, γ-terpinène
- **Sesquiterpènes (10 à 15 %) : cadinène**, phéllandrène
- Monoterpénols (5 à 10 %) : terpinène-4-ol

Voies d'administration

Cutanée (diluée), aérienne (diffusion).

Contre-indications

Grossesse, enfants moins de 7 ans. Utilisée pure irritation cutanée possible.

Arom'propriétés

Reine de la circulation veineuse et lymphatique : décongestionnante veineuse, décongestionnante lymphatique, anti-œdème, drainante locale dans la cellulite, phlébotonique, antispasmodique, antimicrobienne, antifongique, antibactérienne, décongestionnante de la prostate, anti-inflammatoire, antimicrobienne (surtout *Helicobacter pylori*, *Klebsiella pneumoniae*) (source J.-M. Morel) et antifongique.

Arom'actions

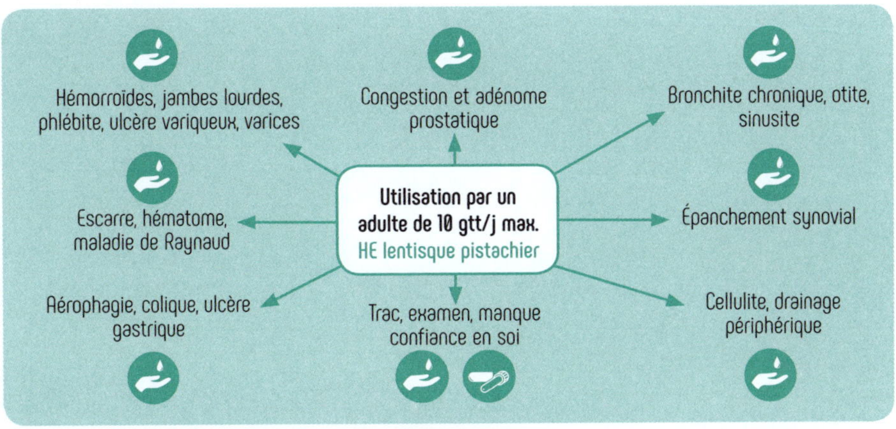

Huiles essentielles possibles en synergie

Varices : citron, menthe poivrée, niaouli, patchouli
Hémorroïdes : ciste, cyprès, lavandin, menthe poivrée
Œdème congestion veineuse : cèdre, cyprès, genévrier, hélichryse italienne, lavandin
Maladie de Raynaud : basilic exotique, hélichryse italienne, thym à thujanol

Arom'histoires

Arbuste dioïque : certains portent les fleurs mâles, d'autres les fleurs femelles. Son cousin le pistachier vrai donne les pistaches que nous mangeons. En incisant le tronc et les branches principales, le lentisque fournit une substance résineuse, le mastic : c'était le ***chewing-gum*** de l'Antiquité ! Il garantissait une haleine à toute épreuve aux habitants de l'île de Chios.

Litsée citronnée

Litsea cubeba (Lour.) Pers., synonyme *Litsea citrata* Blume
Famille des *Lauraceae*

Organe producteur : fruit
Procédé d'obtention : distillation par entraînement à la vapeur d'eau
Origine : Chine, Vietnam

Arom'biochimie

- **Aldéhydes terpéniques (75 %) : citrals (géranial 40 %, néral 34 %)**
- **Monoterpènes :** myrcène, limonène
- **Monoterpénols (16 %) : linalol**, géraniol, nérol, α-terpinéol
- Cétones

Voies d'administration

Aérienne, orale.

Contre-indications

Grossesse, allaitement, enfants moins de 7 ans.

Arom'propriétés

Anti-inflammatoire, antiseptique (bactérie, champignons), digestive, eupeptique, calmante, sédative, anxiolytique, antidépressive, insectifuge (moustiques).

Arom'actions

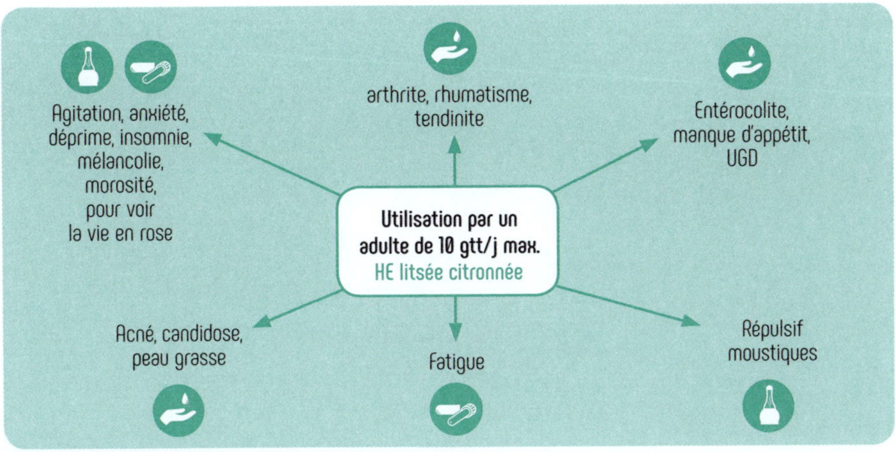

Huiles essentielles possibles en synergie

Dépression saisonnière : basilic exotique, bergamote
Déprime : mandarine, vanille, vétiver
Diffusion bonne humeur : cardamome, citron, encens, épinette noire, mandarine, pamplemousse, PGB, pin sylvestre
Rhumatisme : gaulthérie couchée, laurier noble, lavandin
Cellulite : cyprès, hélichryse italienne, lentisque pistachier
Peau grasse, acné : arbre à thé, laurier noble

Arom'histoires

Ses fruits ayant la forme de grains du poivre à queue de cubèbe (*Piper cubeba*), son nom latin d'espèce est *cubeba.* On ne doit pas confondre la litsée citronnée ou verveine exotique et la verveine odorante (*Aloysia citriodora*), de la famille des Verbénacées, aux vertus différentes ! Le parfum de l'HE litsée est frais, citronné légèrement piquant, dû au fruit de cet arbre tropical toujours vert.

Mandarine

Citrus reticulata Blanco
Famille des *Rutaceae*

Organe producteur : zeste
Procédé d'obtention : expression à froid
Origine : Italie

Arom'biochimie

- Parties volatiles :
  - **Monoterpènes (65 à 94 %) : limonène, γ-terpinène, α- et β-pinènes**
  - Monoterpénol : linalol, α-terpinéol
- Parties non volatiles : flavonoïdes, caroténoïdes, coumarines, furocoumarines

Voies d'administration

Orale, aérienne, cutanée avec précaution.

Contre-indications

1er trimestre de grossesse, précautions d'emploi HE photosensibilisante : exposition au soleil déconseillée jusqu'à 8 heures après son application.

Arom'propriétés

Calmante du système nerveux central, sympatholytique, relaxante, sédative, anxiolytique, antispasmodique, antiseptique, tonique digestive, laxative douce.

Arom'actions

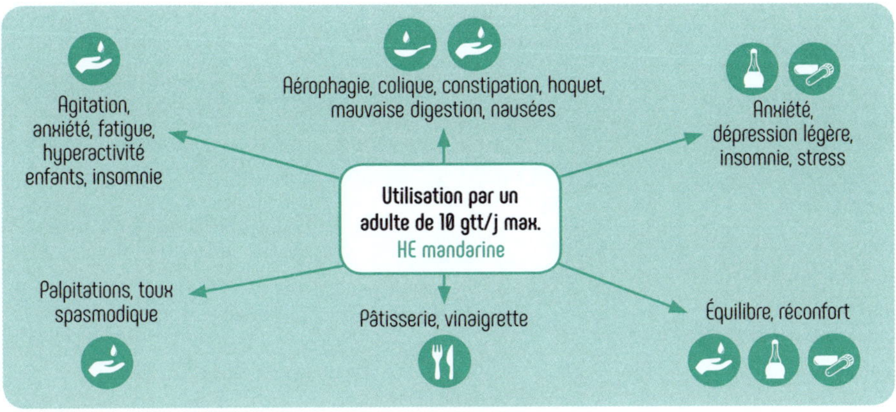

Huiles essentielles possibles en synergie

Sommeil : camomille noble, lavande vraie, PGB, vanille
Constipation : basilic exotique, citron, gingembre
Nervosité : camomille noble, marjolaine, ravintsara
Déprime : bergamote, encens, orange douce, pamplemousse
Hyperactivité enfants : lavande vraie, ravintsara

Arom'histoires

En Chine, les mandarines auraient été offertes en cadeau aux mandarins, d'où leur nom. Ce fruit arrive d'Asie à l'île Maurice *via* l'Égypte. Bernardin de Saint-Pierre, dans son livre *Paul et Virginie*, la nomme à partir de l'espagnol *mandarina* ou *naranja mandarina* (« orange des mandarins »).

Le fruit, suivant sa maturité, est vert, jaune ou orange. Les HE, aux propriétés quasi identiques, prendront des odeurs et des couleurs différentes. Le fruit est une baie dont la chair n'adhère pas à la peau. L'hybridation du mandarinier et de l'oranger amer donne le clémentinier.

Marjolaine à coquilles

Origanum majorana L.
Famille des *Lamiaceae*

Organe producteur : sommités fleuries
Procédé d'obtention : distillation par entraînement à la vapeur d'eau
Origine : Égypte, France

Arom'biochimie

- **Monoterpénols (± 50 %) : terpinène-1-ol-4, cis- et trans-thujanol, sabinène**
- **Monoterpènes (± 40 %) : α- et γ-terpinène, paracymène**, sabinènes, α- et β-pinènes
- Esters (± 3 %) : acétate de linalyle
- Sesquiterpènes : β-caryophyllène

Voies d'administration

Orale, cutanée (diluée), aérienne.

Contre-indications

Grossesse, allaitement, enfants moins de 7 ans. Attention aux doses : à faible dose elle a un effet tranquillisant, à forte dose elle a un effet stupéfiant. Irritante cutanée : à diluer.

Arom'propriétés

Anti-infectieuse, neurotonique, parasympathomimétique + (antidépressive, relaxante, tranquillisante, antispasmodique, digestive, hypotensive, vasodilatatrice), antalgique, sédative, calmante, anaphrodisiaque selon dose.

Arom'actions

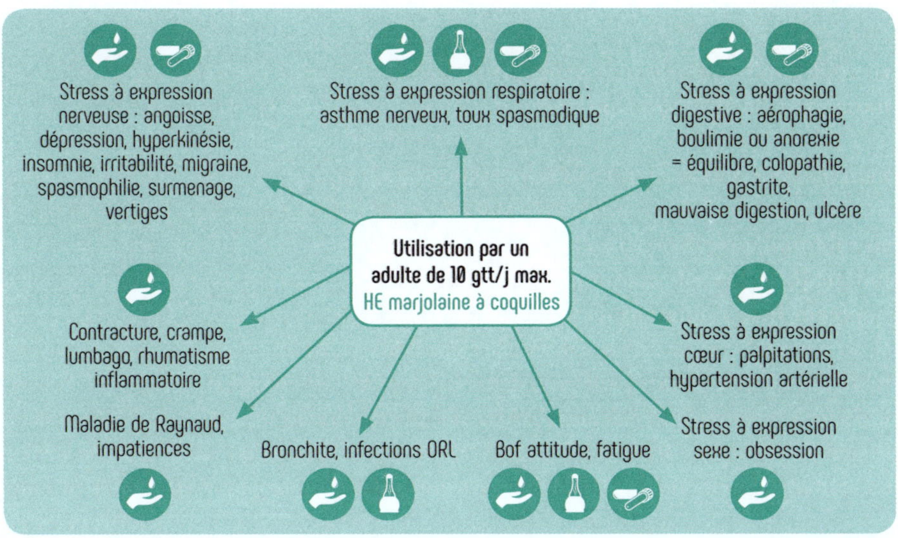

Huiles essentielles possibles en synergie

Crampe : basilic exotique, lavandin
Impatiences (jambes) : basilic exotique, lavandin, lentisque pistachier
Diffusion calmante : lavande vraie, orange douce, ylang-ylang
Maladie de Raynaud : basilic exotique, hélichryse italienne, lentisque pistachier, thym à thujanol
Digestion : basilic exotique, camomille matricaire, camomille romaine, menthe poivrée
Agitation : camomille romaine, lavande vraie, néroli, PGB, ylang-ylang
Aphonie : cyprès, eucalyptus citronné
Fatigue mentale : basilic exotique, épinette noire, menthe poivrée, romarin à 1,8-cinéole

Arom'histoires

Ne pas confondre avec la marjolaine d'Espagne, en réalité un thym, *Thymus mastichina*, riche en 1,8-cinéole. La marjolaine à coquilles (voir forme de la bractée) est la marjolaine des jardins.
En arabe, la marjolaine se dit *mardaqush*, du persan *marzan-gush* (« oreille de souris », voir ses feuilles). Le terme « marjolaine » est apparu vers 1400 du mot latin *amaracum*, lui-même du grec *amarakos*. Selon une légende, Amarakos, domestique du roi de Chypre, brisa par mégarde un flacon de parfum très précieux. Pour le punir, les dieux le transformèrent en herbe, la marjolaine ! En Égypte ancienne, herbe d'Osiris, elle servait à embaumer les morts. Pour Pline, c'est une digestive, pour les Grecs elle rentre dans la composition de baumes contre les douleurs articulaires ! On ajoute volontiers des feuilles de marjolaine ou d'origan d'Espagne (curieux nom pour un plat italien !) sur une pizza à base de tomates, et voilà de quoi aider à la digestion de ce complexe difficilement assimilable : pâte à pain/sauce tomate ! La prochaine fois, n'oubliez pas la marjolaine ou l'origan d'Espagne ! (Voir les différences sur la fiche des origans.)

Menthe poivrée

Mentha × piperita L.
Famille des *Lamiaceae*

Organe producteur : plante entière
Procédé d'obtention : distillation par entraînement à la vapeur d'eau
Origine : France, Inde

Arom'biochimie

- **Monoterpénols (± 50 %) : menthol**
- **Cétones (± 40 %) : menthone, isomenthone**, piperitone, pulégone
- **Oxydes (± 5 %) : 1,8-cinéole**
- Monoterpènes (± 5 %) : limonène, sabinène, camphène, pinènes
- Esters (± 5 %) : acétate de menthyle

Voies d'administration

Orale, aérienne (peu de gouttes), cutanée.

Contre-indications

Par ses cétones abortives et neurotoxiques : grossesse (donc surtout pas les nausées de la femme enceinte), allaitement (passe dans le lait !), enfants moins de 7 ans, épilepsie. Penser à ne traiter que de petites surfaces, de façon à éviter une vasoconstriction importante, et à réduire la dose pour les patients âgés au métabolisme hépatique ralenti. Pas d'usage prolongé. 2 grammes d'HE menthe poivrée conduisent à l'abolition des réflexes et à une paralysie bulbaire.

Arom'propriétés

2 axes principaux : la douleur et la digestion !

Lutte contre *la douleur* par son menthol, qui abaisse le seuil de perception des récepteurs thermiques de la peau ; cet effet hypothermisant réduit jusqu'à 80 % les messages douloureux par inhibition de la conduction et de la propagation le long des circuits nerveux, de plus ce menthol stoppe les phénomènes de l'inflammation (congestion, stase, épanchement), et enfin il stimule **TRPM8** (Transient Receptor Potential Melastatin 8), thermorécepteur détectant l'action du froid (antiprurit).

Aide à *la digestion*, car l'action stimulante, tonique du menthol provoque la sécrétion et le brassage des sucs gastriques, action carminative et favorisante de la digestion. Sans oublier les autres effets du menthol : dépuratif par stimulation des fonctions hépatiques (filtration des toxines présentes dans le sang et leur élimination par la bile dans l'intestin) et pancréato-stimulant par stimulation de la sécrétion des bicarbonates ainsi que des enzymes comme les lipases, amylases et trypsine par le nerf n° X. La menthone et ses amies cétones favoriseront l'excrétion et l'élimination de la bile, actions cholagogues et cholérétiques.

Autres propriétés de cette HE : antispasmodique et antinauséeuse par ses esters, anti-inflammatoire (par ces cétones). Tonique, stimulante, anti-infectieuse (bactérie, virus, mycose), utérotonique, favorise les règles, antiprurit, décongestionnante.

Arom'actions

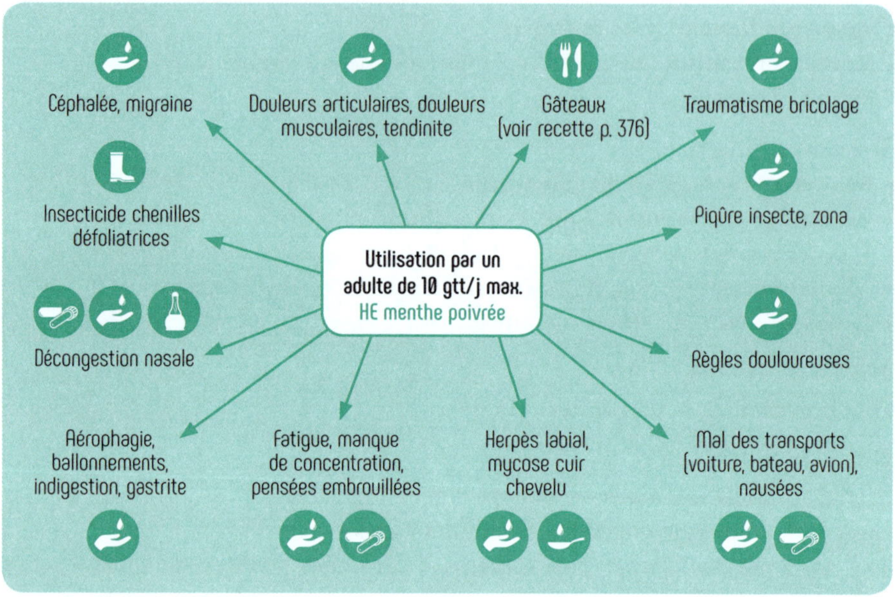

Huiles essentielles possibles en synergie

Varices, jambes lourdes : cyprès, hélichryse italienne, lavandin, lentisque pistachier
Herpès : arbre à thé, lemongrass, niaouli, ravintsara
Nausées : basilic exotique, citron, gingembre
Fatigue : citron, épinette noire, gingembre, pin sylvestre
Colite : aneth, basilic exotique, genévrier
Ballonnements : basilic exotique, citron, cumin, coriandre, curcuma, gingembre
Mycose cuir chevelu : cannelle de Ceylan, citronnelle de Java
Piqûre insecte : lavande aspic, lavande vraie

Arom'histoires

Du grec *menos*, « soin », et *theon*, « dieu », soins des dieux. Dans les légendes de l'Olympe, Mintha était une jeune et jolie nymphe de l'Olympe. Hadès, dieu des Enfers, en tomba amoureux, mais sa femme Perséphone, jalouse, la transforma en plante. Hadès, pour adoucir la peine de Mintha, l'imprégna de cet excellent parfum attirant. Mais pour en finir, Déméter, la mère de Perséphone (donc la belle-mère d'Hadès, vous suivez ?), mécontente, lui supprima ses semences pour l'empêcher de se reproduire. C'est ainsi que cette petite histoire expliquerait pourquoi la menthe se multiplie par rejets souterrains. La menthe poivrée est un hybride entre la menthe aquatique et la menthe verte.

Myrrhe

Commiphora myrrha (Nees) Engl., synonyme *Commiphora molmol* Engl.
Famille des *Burseraceae*

Organe producteur : gomme résine
Procédé d'obtention : distillation par entraînement à la vapeur d'eau
Origine : Somalie

Arom'biochimie

- **Sesquiterpènes (± 90 %) : β-élémène, furanoeudesma-1,3-diène, curzèrène, lindestrène**, germacrène
- Cétones (± 5 %)
- Hydrocarbures

Voies d'administration

Cutanée, orale, aérienne (attention HE assez épaisse, visqueuse, donc difficile avec diffuseur par nébulisation).

Contre-indications

Femmes enceintes et allaitantes, enfants moins de 7 ans.

Arom'propriétés

Antalgique +++, anesthésiante (les 3 sesquiterpènes bloquent le courant entrant Na^+ des membranes, source M. Dolora), anti-inflammatoire (bloque anti-interleukine 1, source M. Faucon), antifongique (candida), antivirale (herpès), immunostimulante, cicatrisante cutanée, régulatrice de la thyroïde, harmonisante.

Arom'actions

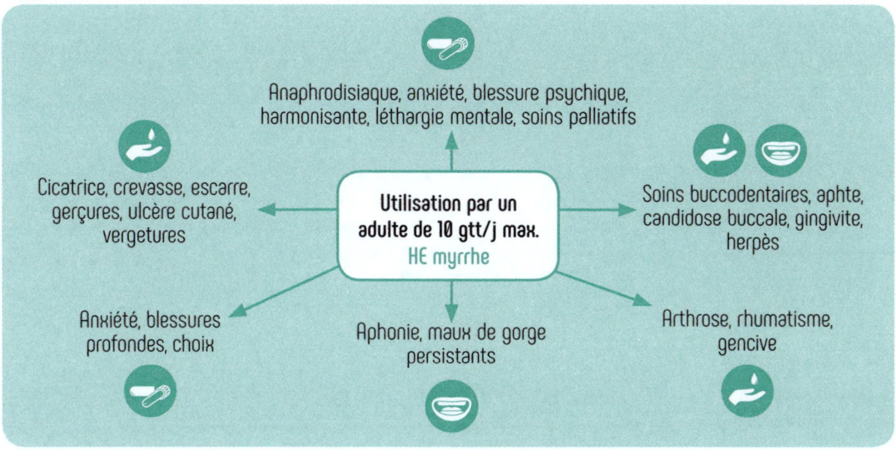

Huiles essentielles possibles en synergie

Assainissant atmosphère : lavande vraie
Douleurs articulaires : eucalyptus citronné, gaulthérie, laurier noble, pin sylvestre
Ulcère cutané : arbre à thé, camomille matricaire, ciste, lavande vraie
Rite de passage : encens, giroflier, rose de Damas
Aphte : arbre à thé
Maux de gorge : arbre à thé, thym à thujanol

Arom'histoires

Du grec ancien *murra*, « parfum », la myrrhe produit une résine utilisée depuis l'Antiquité comme parfum sacré. La Bible, le Coran, les Védas, les papyrus égyptiens, tous en parlent. À la naissance de Jésus, Balthazar, un des Rois mages, apporta la myrrhe, signe d'une souffrance future, Melchior l'or, symbole de royauté, et Gaspard l'encens, symbole de divinité. Du vin mêlé de myrrhe fut proposé à Jésus sur la croix pour diminuer ses souffrances, il le refusa. La myrrhe était également utilisée pour la momification des corps et était brûlée dans les temples pour purifier l'air. L'HE sert de fixateur de parfum.
La princesse **Myrrha**, fille du roi de Chypre, poussée par les Gorgones, eut des relations incestueuses. Pour la punir, elle fut transformée en arbre, qui se fendit pour donner naissance à Adonis. Et son père fut juste réprimandé !

Myrte

Myrtus communis L.
Famille des *Myrtaceae*

Organe producteur : rameaux feuillés
Procédé d'obtention : distillation par entraînement à la vapeur d'eau
Origine : Corse, Maroc

Voir les 2 chémotypes principaux en tableau.

Myrte vert (Corse) CT 1,8-cinéole	Myrte rouge (Maroc) CT acétate de myrténylе
Arom'biochimie • **Monoterpènes (± 60 %) : α-pinène**, limonène • **Oxydes (± 30 %) : 1,8-cinéole** • Monoterpénol : α-terpinéol, linalol • Lactones, traces d'esters, aldéhydes, sesquiterpènes **Arom'propriétés** Expectorante, mucolytique, anti-infectieuse (α-terpinéol, 1,8-cinéole), antibiotique (lactones), anticatarrhale (inflammation et sécrétion des muqueuses), anti-inflammatoire (lactones, pinène), antitussive, décongestionnante veineuse et prostatique, tonique et astringente cutanée, inductrice du sommeil, stimulante hormonale (ovaire, thyroïde). **Arom'actions** Améliore la communication, angine, bronchite, emphysème, prostatite, psoriasis, rides, sinusite, stase veineuse.	**Arom'biochimie** • **Esters (± 20 %) : acétate de myrténylе**, bornyle, linalyle • **Oxydes (± 30 %) : 1,8-cinéole** • Monoterpènes (± 3 %) : α-pinène, limonène • Monoterpènols : linalol **Arom'propriétés** Antispasmodique, décongestionnante veineuse, lymphatique et prostatique, antitussive. **Arom'actions** Hémorroïdes, migraine, toux mixte et toux du fumeur ; en « sniff », elle peut aider à la désaccoutumance de la cigarette : il faut avoir son flacon dans sa poche et « sniffer » directement au flacon dès que l'envie de fumer se fait sentir (pas de massage ni de prise orale dans ce cas précis) ; troubles du sommeil ; HE des grands virages (adolescence, milieu de vie), car redonne confiance en soi.

Voies d'administration

Cutanée, orale, aérienne.

Contre-indications

Grossesse, allaitement, enfants moins de 7 ans.

Huiles essentielles possibles en synergie

Myrte vert

Bronchite, bronchite chronique : pin sylvestre, ravintsara, sapin baumier
Rendez-vous tendu : pamplemousse

Myrte rouge

Insomnie : camomille noble, lavande vraie, mandarine, orange douce, ylang-ylang
Arrêt du tabac : pamplemousse, poivre noir
Toux du fumeur : pin
Toux sèche, quinteuse : basilic exotique, cyprès, PGB, thym CT linalol

Arom'histoires

La tradition populaire dit que les randonneurs de Saint-Jacques-de-Compostelle devraient porter un rameau de myrte pour randonner sans se fatiguer. L'insertion de ses trois feuilles en un même point rappelle les trois patriarches, Abraham, Isaac et Jacob, provenant de la même source, Dieu. Aphrodite, alias Vénus, amante d'Adonis, cache parfois sa nudité avec les feuillages du myrte, son emblème. La couronne de myrte a précédé la couronne de fleurs d'oranger pour orner la tête des mariées. Si vous parlez de prendre un verre de myrte à un Corse, il vous servira une liqueur à base de ces fruits. Son hydrolat, appelé « **eau d'Ange** » depuis le Moyen Âge, est réputé pour les peaux fatiguées, il est très utilisé en Grèce et Italie. Des tests cutanés *in vitro* montrent que l'application d'HE myrte pousse les fibroblastes à produire davantage de protéines présentes dans les peaux jeunes, les sirtuines, d'où son utilisation dans les baumes antirides.

Niaouli

Melaleuca quinquenervia (Cav.) S. T. Blake, synonyme *Melaleuca viridiflora* Sol. ex Gaertn.
Famille des *Myrtaceae*

Organe producteur : feuilles
Procédé d'obtention : distillation par entraînement à la vapeur d'eau
Origine : Australie, Nouvelle-Calédonie, Madagascar

Arom'biochimie

- **Oxydes (38 à 58 %) : 1,8-cinéole**
- **Sesquiterpénols (± 20 %) : viridiflorol, nérolidol**
- **Monoterpènes (± 17 %) : α- et β-pinènes, limonène**
- **Monoterpénols (± 15 %) : α-terpinéol, linalol**
- Sesquiterpènes (± 2 %) : β-caryophyllène

Voies d'administration

Aérienne, orale, cutanée.

Contre-indications

Grossesse, allaitement, enfants moins de 7 ans, cancer œstrogénodépendant.

Arom'propriétés

Antiseptique (bactérie, virus +++, champignons, parasites), anti-inflammatoire, expectorante, immunostimulante, décongestionnante veineuse, radioprotectrice après les séances, hormon-like (axe hypophyse-ovaires et hypophyse-testicules), tonique, cicatrisante, fébrifuge, tonique mentale (1,8-cinéole, le chémotype **nérolidol** a une action sur la fatigue +++ axe hypophyse corticosurrénales, aphrodisiaque axe hypophyse-testicules, zona, polyarthrite).

Arom'actions

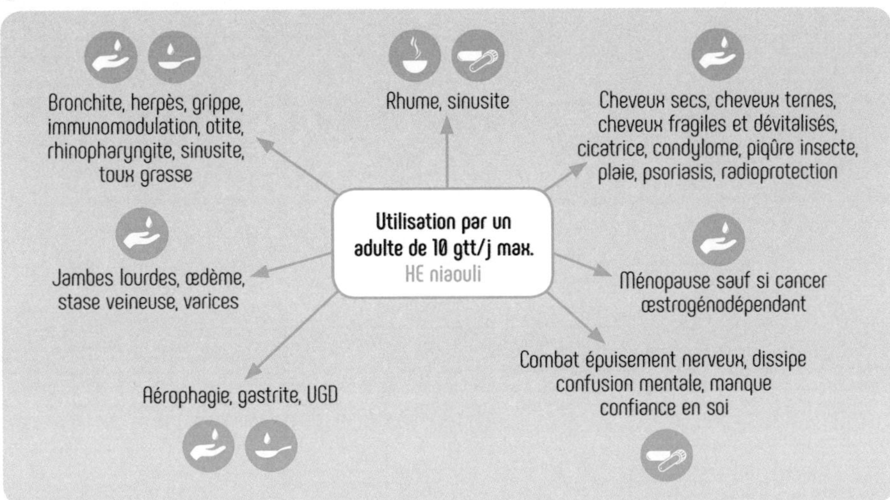

Huiles essentielles possibles en synergie

Cicatrice : bois de rose, carotte, ciste, encens, hélichryse italienne, patchouli, rose de Damas
Herpès : arbre à thé, lemongrass, menthe poivrée, ravintsara
Bronchite : eucalyptus globuleux, laurier noble, pin sylvestre, ravintsara, sapin baumier
Rhume : eucalyptus radié, menthe poivrée, sapin baumier, thym à linalol
Ménopause : hélichryse italienne, lavande vraie, lentisque pistachier, marjolaine à coquilles, menthe poivrée, sauge sclarée, ylang-ylang
Assainissant : citron, eucalyptus globuleux, pamplemousse, ravintsara
Sinusite : menthe poivrée, pin sylvestre

Arom'histoires

Melaleuca, du latin *mela*, « noir », et *leuca*, « blanc », car le tronc est comme brûlé, noir en bas et blanc en haut. Cette description est due au botaniste allemand Joseph Gaertner au XVIIIe siècle. C'est un arbre qui résiste aux incendies de brousse ; la couche supérieure de l'écorce s'enflamme, créant ainsi une couche protectrice pour le tronc. Ce qui explique sa grande extension : il couvre aujourd'hui la moitié de la Grande Terre de Nouvelle-Calédonie. Un de ses noms d'espèces est *quinquenervia* car ses feuilles comportent le plus souvent 5 nervures, et *viridiflora* car ses fleurs sont vertes.

Le 2 mai 1893, madame Granjean dépose la marque **Gomenol** (contraction de Gomen et oil, Gomen étant un port de Nouvelle-Calédonie d'où partent les bateaux chargés d'essence vers la métropole), sa fortune est faite : le niaouli est abondant dans les terres de Gomen entre les rivières Temala et Youanga.

Orange douce

Citrus sinensis L.
Famille des *Rutaceae*

Organe producteur : zeste
Procédé d'obtention : expression à froid
Origine : Italie

Arom'biochimie

- **Monoterpènes (± 80 %) : limonène**
- Monoterpénols (± 6 %) : linalol
- Aldéhydes terpéniques (± 3 %) : n-octanal, décanal, citronellal
- **Coumarines furocoumarines**
- Fractions non volatiles (flavonoïdes, caroténoïdes)

Voies d'administration

Aérienne, orale, cutanée sous conditions.

Contre-indications

Photosensibilisante (pas d'exposition au soleil en partie découverte après massage, rémanence 8 heures), 1er trimestre de grossesse.

Arom'propriétés

Antiseptique (bactéries, champignons), anti-inflammatoire, calmante, anxiolytique, digestive, carminative, antinauséeuse, astringente, antioxydante, insecticide.

Arom'actions

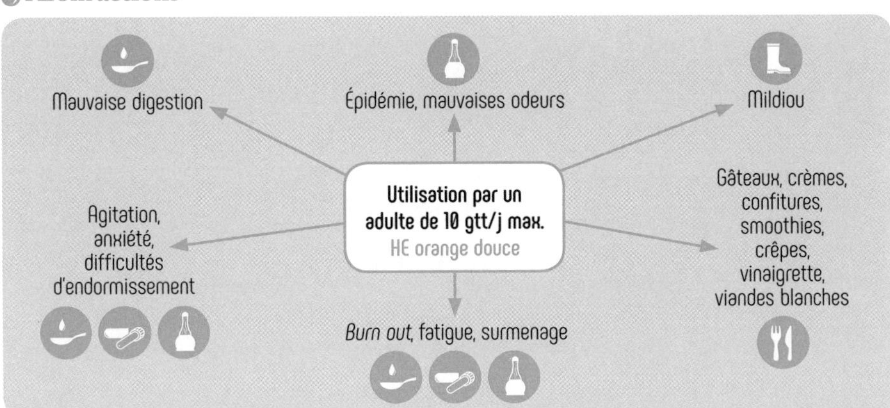

Huiles essentielles possibles en synergie

Relaxation : cèdre, lavande vraie, ylang-ylang
Soins palliatifs : cèdre, vétiver
Séparation : cyprès, PGB, vanille
Maux de ventre : basilic exotique, camomille noble, menthe poivrée
Fatigue : épinette noire, pin sylvestre, ravintsara
Désinfection des locaux : arbre à thé, citron, ravintsara

Arom'histoires

Les tribulations d'une orange de Chine : depuis plus de 4 000 ans, alors qu'elle s'épanouit en terre chinoise, elle décide de s'aventurer plus à l'ouest ; ainsi, en passant par la Mésopotamie et l'Égypte, elle arrive en Afrique du Nord. Elle pousse au XVe siècle jusqu'en Europe grâce aux Portugais (d'où son nom « orange du Portugal ») et s'acclimate fort bien dans l'orangeraie de Versailles sous Louis XIV. En posséder reste un luxe jusque dans les années 1950. On dit que Ninon de Lenclos, courtisane libérée du XVIIe siècle, devait sa beauté à la consommation quotidienne d'une orange.

Oranger amer

2 HE différentes suivant la partie de la plante que l'on distille.

1- Petit grain bigaradier (PGB)

Citrus × aurantium L., synonyme *Citrus aurantium* var. *amara* L.
Famille des *Rutaceae*

Organe producteur : feuilles
Procédé d'obtention : distillation par entraînement à la vapeur d'eau
Origine : Paraguay

Arom'biochimie

- **Esters (± 60 %) : acétate de linalyle**, de géranyle, de terpényle et de néryle
- **Monoterpènols (± 30 %) : linalol**, terpinéol, nérol, géraniol
- Monoterpènes (± 5 %) : myrcène
- Traces d'antranilate de méthyle

Voies d'administration

Cutanée, orale, aérienne (diffusion).

Contre-indications

1er trimestre de grossesse, bébés.

Arom'propriétés

Antispasmodique (vasculaire, nerveux, thoracique, gynécologique), anti-inflammatoire (par son linalol et acétate de linalyle), régule système cardiaque et respiratoire, régénératrice de la peau, calmante, équilibrante du système nerveux central, anxiolytique (le linalol inhibe la libération d'acétylcholine et réduit le temps d'ouverture des canaux ioniques de la jonction neuromusculaire, source J.-M. Morel), somnifère léger ; en olfactothérapie : agit sur les hypersensibles et dans les séparations, harmonisante affectif.

Huiles essentielles possibles en synergie

Toux spasmodique : basilic exotique, cyprès
Bourdonnement d'oreille : hélichryse italienne
Palpitations : ylang-ylang
Oppression thoracique, asthme nerveux : marjolaine
Cheveux gras : laurier noble

Arom'actions

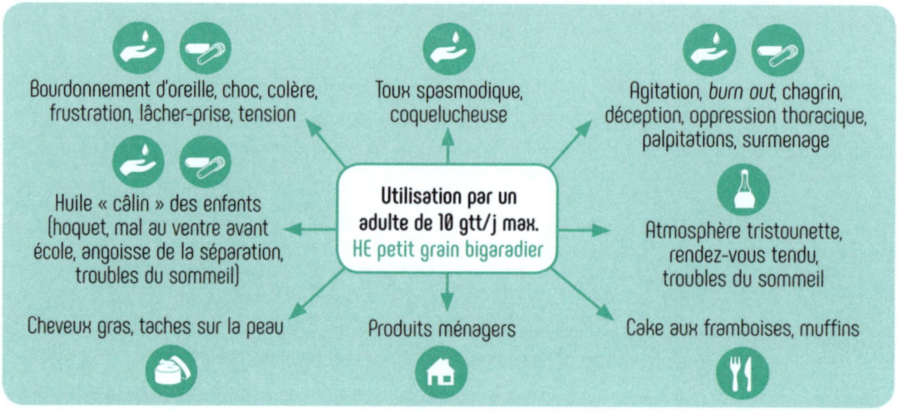

Arom'histoires

Bigarade, du provençal *bigarrado* : espèce d'orange aigre, amère. Ici, l'organe producteur est la feuille, donc pas de risque de photosensibilisation comme avec une HE zeste de citrus. En Chine, offrir des oranges amères à une jeune fille équivaut à une demande en mariage. L'arbre serait originaire des pentes méridionales de l'Himalaya et aurait été rapporté par les navigateurs arabes au Moyen-Orient. Ses feuilles sont plus foncées que celles de l'oranger à fruits doux et la pulpe de ses fruits est acide ; l'écorce est utilisée pour la confiture et la composition du Cointreau et du Curaçao.

2– Néroli

Citrus × aurantium L., synonyme *Citrus aurantium* var. *amara* L.
Famille des *Rutaceae*

Organe producteur : fleurs
Procédé d'obtention : distillation par entraînement à la vapeur d'eau
Origine : Tunisie

Arom'biochimie

- **Monoterpénols (± 40 %) : linalol**
- **Monoterpènes (± 35 %) : α- et β-pinènes, limonène**
- Sesquiterpénols (6 %) : **nérolidol**, géraniol, nérol
- **Esters (± 6 à 20 %) : acétate de linalyle**, de géranyle et de néryle

Voies d'administration

Cutanée, orale, aérienne (diffusion).

Contre-indications

Aucune connue aux doses physiologiques.

Arom'propriétés

Neurotonique, équilibrante, tranquillisante, anticonvulsivante, antidépressive, pour les personnes HYPER (-sensibles, -stressées, -réactives), aphrodisiaque, antibactérienne, digestive, antiprurigineuse, antispasmodique, anti-inflammatoire.

Arom'actions

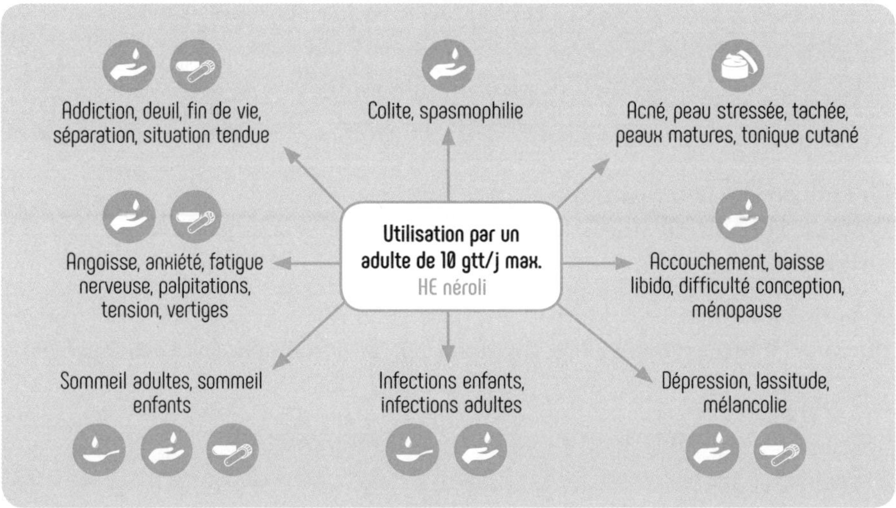

Huiles essentielles possibles en synergie

Agitation : camomille romaine, lavande, marjolaine, PGB, ylang-ylang
Mélancolie, dépression saisonnière : bergamote, basilic exotique, cèdre, vétiver
Anxiété : bergamote, encens, lavande vraie, PGB

Arom'histoires

Récolte des fleurs fin avril-début juin en Méditerranée. Il faut au moins 1 tonne de fleurs pour obtenir 1 kg d'HE par distillation. En France, la couronne de fleurs d'oranger a détrôné la couronne de fleurs de myrte (dédiée à Aphrodite) des jeunes mariées, la fleur présentant un excellent parfum et le fruit beaucoup de pépins, signe de fécondité. Anne Marie de La Tremoille, princesse de Nérola au XVIIe siècle, lance la mode de son utilisation, et ce contre l'épidémie de peste ! Son hydrolat vrai, l'eau de fleur d'oranger, est utilisé pour les coliques des bébés, la cosmétique et la pâtisserie.

Origans (les)

1- Origan vert de Grèce

Origanum heracleoticum L.
Famille des *Lamiaceae*

Organe producteur : parties aériennes fleuries
Procédé d'obtention : distillation par entraînement à la vapeur d'eau
Origine : Grèce

Arom'biochimie
Phénols 70 % (carvacrol 70 %, thymol 5 %), monoterpènes (paracymène 5 %)

Arom'propriétés
« Bazooka » : anti-infectieux puissant à large spectre d'activités, tonique.

Arom'actions
Toutes infections, parasitose, fatigue.

2- Origan d'Espagne

Thymbra capitata (L.) Cav., synonyme *Coridothymus capitatus* L.
Famille des *Lamiaceae*

Organe producteur : parties aériennes fleuries
Procédé d'obtention : distillation par entraînement à la vapeur d'eau
Origine : Espagne

Arom'biochimie
Phénols (carvacrol 75 %, thymol 10 %), monoterpènes (γ-terpinène), sesquiterpène (β-caryophyllène)

Arom'propriétés
« Bazooka » : anti-infectieux puissant à large spectre d'activités, tonique.

Arom'actions
Toutes infections, parasitose, fatigue.

3- Origan compact

Origanum compactum Benth.
Famille des *Lamiaceae*

Organe producteur : parties aériennes fleuries
Procédé d'obtention : distillation par entraînement à la vapeur d'eau
Origine : Espagne

Arom'biochimie

Phénols 70 %, (carvacrol, thymol), monoterpènes 25 % (myrcène, γ-terpinène, α- et β-pinènes, paracymène), monoterpénols (linalol, terpinène-1-ol-4, α-terpinéol), cétone = camphre, éthers = carvacrol méthyléther.

Arom'propriétés

« Bazooka » anti-infectieux puissant (dont papillomavirus, *E. coli*), antiparasitaire fièvres tropicales, tonique.

Arom'actions

Toutes infections.

Même **précautions d'emploi** : ne pas utiliser si grossesse, allaitement, enfants moins de 15 ans, gastrite (si voie orale). Attention HE dermocaustique à diluer au moins à 5 % dans une HV pour application locale. Nous vous conseillons 2 gtt pour 1 c. c. HV accompagnées de 2 gtt HE citron (voir fiche « Infections »).

HE	*O. compactum* Origan compact	*O. heracleoticum* Origan vert de Grèce	*Coridothymus capitatus* Origan d'Espagne	*O. majorana* Marjolaine à coquilles
Biochimie majoritaire	Carvacrol	Carvacrol	Carvacrol	Terpinéol-4
Précautions d'emploi	Dermocaustique, diluez à 5 %, grossesse, allaitement, enfants moins de 15 ans, gastrite si voie orale			Grossesse, allaitement, enfants moins de 7 ans
Propriétés	Anti-infectieuse puissante à large spectre (bactéries, champignons, virus, parasites, mycobactéries), immunostimulante, sympathomimétique			Anti-infectieuse, neurotonique, équilibrante, antispasmodique, parasympato-mimétique
Indications	Infections de l'adulte (bronchopulmonaires, urinaires, digestives, gynécologiques, ganglions, tropicales), fatigue			Digestion, manifestations du stress (digestif, cardiaque, migraine, vertiges, respir), fatigue des ados, maux de gorge

Arom'histoires

Origanum vient du grec *oros*, « montagne », et *ganos*, « joie », « beauté » ; joli nom poétique : montagne de la joie ou beauté de la montagne. Il est important de bien lire l'étiquette d'HE origan pour savoir auquel on a affaire ! HE prometteuse en agroalimentaire sur la listériose en charcuterie, elle possède une odeur forte de phénols à action antioxydante. En Grèce, sa terre d'élection, les jeunes mariés en portaient des couronnes comme symbole de bonheur et joie, et d'autres l'utilisaient en bain de pieds revitalisant corps et esprit. Nos aïeuls astiquaient les meubles avec du jus frais d'origan dont ils extrayaient une teinture pourprée pour la laine.

Palmarosa

Cymbopogon martinii var. *motia* Stapf.
Famille des *Poaceae*

Organe producteur : plante entière
Procédé d'obtention : distillation par entraînement à la vapeur d'eau
Origine : Madagascar, Inde

Arom'biochimie

- **Monoterpénols (± 80 %) : géraniol, linalol**
- **Esters (± 15 %) : acétate de géranyle, formiate de géranyle**
- Sesquiterpènes : β-caryophyllène

Voies d'administration

Cutanée, orale, aérienne.

Contre-indications

Grossesse (sauf terme), allaitement, enfants moins de 7 ans.

Arom'propriétés

Anti-infectieuse, potentialiserait les antibiotiques (bactéries, virus, champignons – le géraniol modifie la structure de la membrane cellulaire des *Saccharomyces*), tonique (cardio-, neuro-, utéro- – régule contractions au moment de l'accouchement avec une sage-femme –, veino-, lympho-), antalgique drainante, cicatrisante, cosmétique, régule sébum, aphrodisiaque.

Arom'actions

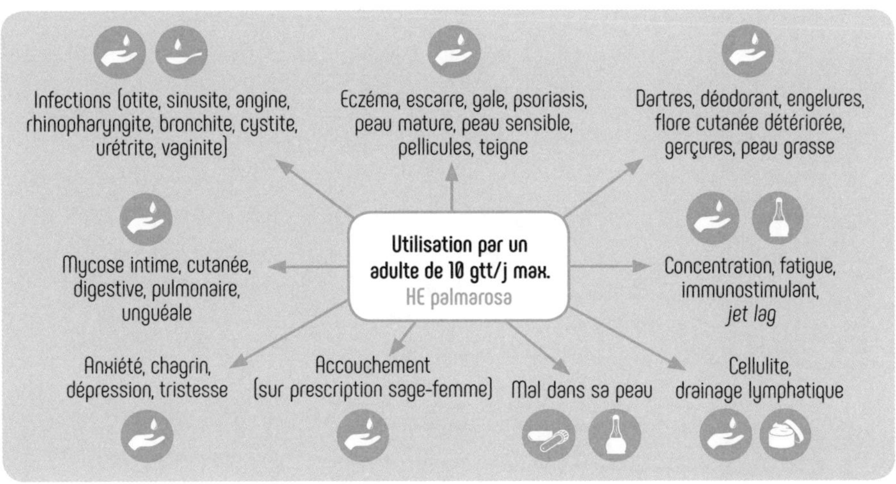

Huiles essentielles possibles en synergie

Gale : giroflier, laurier noble, origan, vétiver
Jet lag : bergamote
Angoisse : camomille noble, néroli, ylang-ylang
Saute d'humeur : gingembre, menthe poivrée, pamplemousse, sauge sclarée
Tristesse : agrumes, cyprès, litsée citronnée
Drainage lymphatique : bois de rose, genévrier

Arom'histoires

Autre nom : géranium des Indes. Ne pas le confondre avec le **gingergrass**, *Cymbopogon martinii* var. *sofia* (attention présence de cétones).

Le parfum de fleur de rose de cette HE peu chère a décidé certains parfumeurs peu regardants à falsifier l'HE rose, onéreuse, nécessitant quelque 5 tonnes de fleurs pour obtenir 1 malheureux kilo d'HE. On peut aussi falsifier l'HE géranium rosat avec cette HE, toujours pour une histoire de prix. Elle est utilisée par les médecines orientales : elle renforce le yin et rafraîchit en calmant le feu, en ayurvédique elle soulage les lumbagos, sciatiques et autres douleurs rhumatismales.

Pamplemousse

Citrus paradisi Macf.
Famille des *Rutaceae*

Organe producteur : zeste
Procédé d'obtention : expression à froid
Origine : Israël

Arom'biochimie

- **Monoterpènes (± 95 %) : limonène, myrcène**
- Aldéhydes terpéniques (± 2 %) : citrals, citronellal
- Fraction non volatile : caroténoïdes, flavonoïdes, coumarines et furocoumarines

Voies d'administration

Aérienne, orale, cutanée diluée sous conditions.

Contre-indications

Photosensibilisante : pas d'application locale 8 heures avant exposition au soleil en partie découverte. Attention : d-limonène potentiellement allergisant.

Arom'propriétés

Propriétés du d-limonène : hypolipémiant, digestif, cholagogue, cholérétique, drainant détoxifiant du foie et des reins, tonique, bonne humeur, peau grasse.

Arom'actions

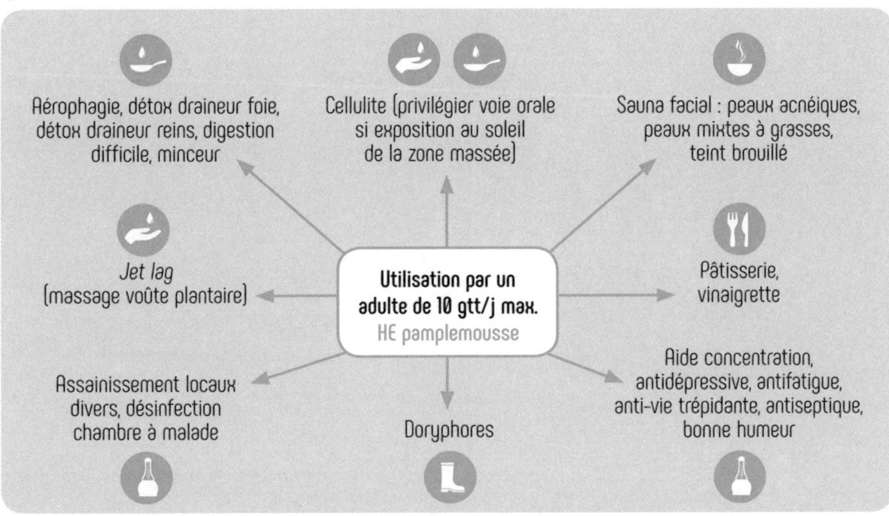

Huiles essentielles possibles en synergie

Assainissant : citron, eucalyptus radié, niaouli, pin, ravintsara
Diffusion bonne humeur : cardamome, citron, épinette noire, eucalyptus radié, litsée citronnée, mandarine, pin sylvestre, ravintsara
Cellulite : cèdre, cyprès, lentisque pistachier
Cheveux gras : cèdre, romarin à camphre
Peau mixte, grasse, acné : arbre à thé (en sauna facial), citron, géranium rosat, lavande vraie

Arom'histoires

Devant l'étal du fruitier et en choisissant notre HE, ne confondons pas 2 agrumes : le pamplemousse et le pomelo, mais *Le Latin de mon jardin* (Larousse) rétablit la vérité : *Citrus paradisi*, ***grapefruit*** en anglais, **le pomelo**, hybride du pamplemousse et de l'orange douce à fructification en grappe ; et *Citrus maxima* ou synonyme *Citrus grandis*, **pamplemousse** en Malaisie, du néerlandais *pomplemoes*, « gros citron », agrume beaucoup plus gros que le pomelo, peu riche en jus et peu courant sous nos latitudes. Le langage commun français a en fait consacré indûment le mot « pamplemousse » au pomelo ! Ainsi, sur votre flacon d'HE, le nom latin *paradisi*, plus précis, vous rassurera sur ses qualités. Il est symbole de prospérité en Chine, pour les Grecs et les Romains. On lui prête la vertu de l'intuition.

Patchouli

Pogostemon cablin (Blanco) Bentham
Famille des *Lamiaceae*

Organe producteur : herbe fleurie, feuilles séchées
Procédé d'obtention : distillation par entraînement à la vapeur d'eau
Origine : Indonésie, où il est appelé ***nilam***

Arom'biochimie

- **Sesquiterpénols (± 40 %) : patchoulol**
- **Sesquiterpènes (± 35 %) : α-gaiène, α-bulnésène, patchoulène**

Voies d'administration

Cutanée, aérienne, orale.

Contre-indications

Grossesse, allaitement, enfants moins de 7 ans.

Arom'propriétés

Tonique veineuse et lymphatique, anti-inflammatoire cutanée, cicatrisante cutanée, antifongique, insectifuge, digestive, équilibrante psychique, tonique, aphrodisiaque.

Arom'actions

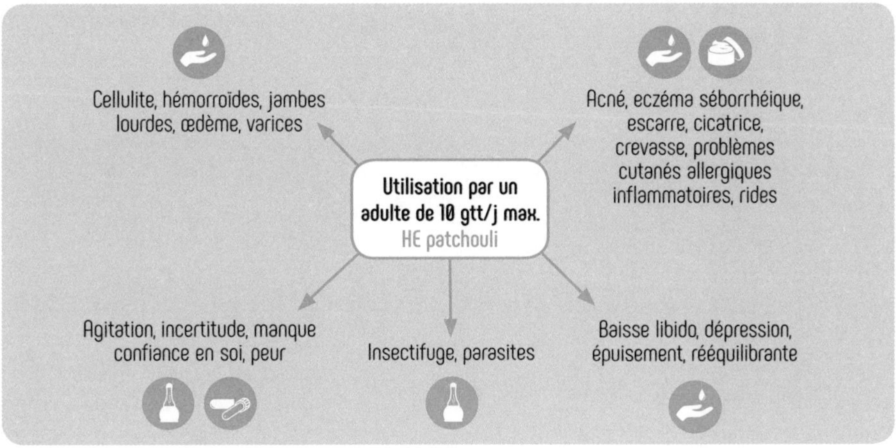

Huiles essentielles possibles en synergie

Peaux sèches : bois de rose, carotte, lavande vraie, palmarosa, santal
Stress, déprime : lemongrass, litsée citronnée
Acné : arbre à thé, géranium rosat, laurier noble, lavande vraie

Arom'histoires

Du tamoul *patchouli*, « feuille verte ». Utilisé en parfumerie et en médecine traditionnelle, le patchouli assainit la peau, cicatrise les blessures et renforce le système immunitaire. Au XIXe siècle, en Inde, il protégeait les textiles des mites. Ainsi, à leur parfum, on reconnaissait les authentiques vêtements et tissus importés d'Inde. La *hippie trail*, voyage de près de 20 000 kilomètres sac au dos depuis Istanbul et à travers l'Iran, l'Afghanistan, le Pakistan, l'Inde et le Népal, marque les années de gloire du patchouli dans les années 1960-1970, époque hippie de l'amour libre où les voyageurs rapportaient comme souvenir de leurs aventures l'HE patchouli.

Pin sylvestre

Pinus sylvestris L.
Famille des *Abietaceae*

Organe producteur : aiguilles
Procédé d'obtention : distillation par entraînement à la vapeur d'eau
Origine : France

Arom'biochimie

- **Monoterpènes (± 80 %) : α- et β-pinènes, limonène, β-myrcène**
- **Esters (± 10 %) : acétate de bornyle**
- **Sesquiterpènes (8 %) : β-caryophyllène**
- Monoterpénols : α-cadinol, bornéol

Voies d'administration

Aérienne, orale, cutanée (diluée), rectale.

Contre-indications

Grossesse, allaitement, enfants moins de 7 ans, prudence chez les hypertendus (traitement court). Diluer dans HV si massage.

Arom'propriétés

Sympathomimétique, anti-infectieuse, fluidifiante et expectorante bronchique (limonène et pinène fluidifient les sécrétions en agissant sur l'épaisseur, l'élasticité du mucus, tout en augmentant le déplacement sur le tapis mucociliaire altéré des bronches, facilitant ainsi l'expulsion = expectoration), tonique (cortisone-like par monoterpènes), régulatrice de la production de corticoïdes naturels, anti-inflammatoire locale (pinènes), aide à lutter contre le phénomène allergique, hypertensive, adaptogène, neurotonique, stimulante, analgésique centrale et périphérique (par acétate de bornyle), oxygénante, décongestionnante du système lymphatique et du petit bassin, antitranspirante, insectifuge.

Arom'actions

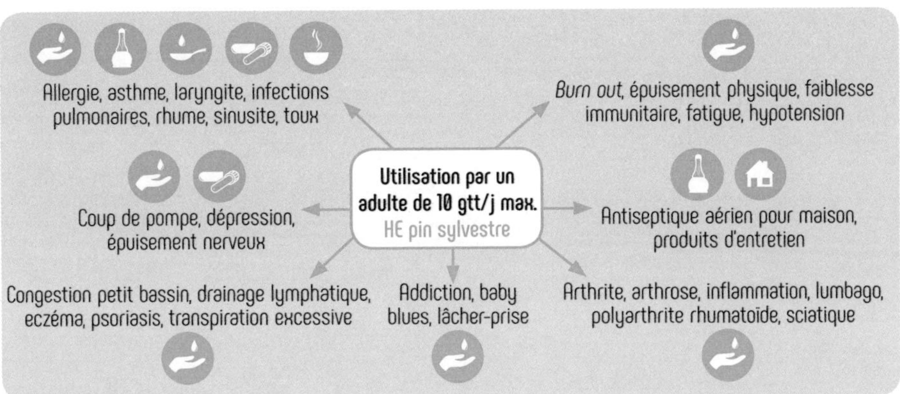

Huiles essentielles possibles en synergie

Sinusite, rhinopharyngite : eucalyptus radié, laurier noble, menthe poivrée, niaouli, ravintsara, (inhalation humide)
Épuisement : ravintsara
Bronchite : eucalyptus globuleux, laurier noble, niaouli, ravintsara
Diffusion antigrincheux : citron, pamplemousse
Hypertranspiration : cyprès, sauge sclarée
Arthrose : gaulthérie, laurier noble

Arom'histoires

Du latin *sylva*, « forêt ». En prévision ou en cas de grande fatigue ou de stress, c'est l'huile qu'il vous faut. Masser le matin 3 gtt HE pin sylvestre diluées dans ½ c. c. HV sur la zone des surrénales, soit le milieu du dos, sous les dernières côtes. L'alliance des terpènes et de l'acétate de bornyle vous remettra sur pieds. Ces terpènes fixés gentiment sur l'hémoglobine vous aideront à mieux assimiler l'oxygène respiré en le rendant plus disponible, et l'acétate de bornyle apaisera votre humeur. Diffusion à la fois antiseptique et antigrognons, pensez-y, cela peut détendre l'atmosphère !

Pruche

Tsuga canadensis (L.) Carrière
Famille des *Abietaceae*

Organe producteur : aiguilles
Procédé d'obtention : distillation par entraînement à la vapeur d'eau
Origine : Canada

Arom'biochimie

- **Monoterpènes (35 à 50 %) : α-pinène (± 20 %), camphène (± 15 %)**, limonène (± 6 %)
- **Esters (35 à 45 %) : acétate de bornyle (± 30 %)**
- Monoterpénols (< 2 %)
- Sesquiterpènes
- Cétones sesquiterpéniques : pipéritone

Voies d'administration

Aérienne, cutanée diluée.

Contre-indications

Grossesse, allaitement, enfants moins de 7 ans.

Arom'propriétés

Anti-infectieuse, mucolytique, immunostimulante, vasoconstrictrice, régulatrice système nerveux autonome, neurotonique, anxiolytique, calmante, antiprocrastination, examens

Arom'actions

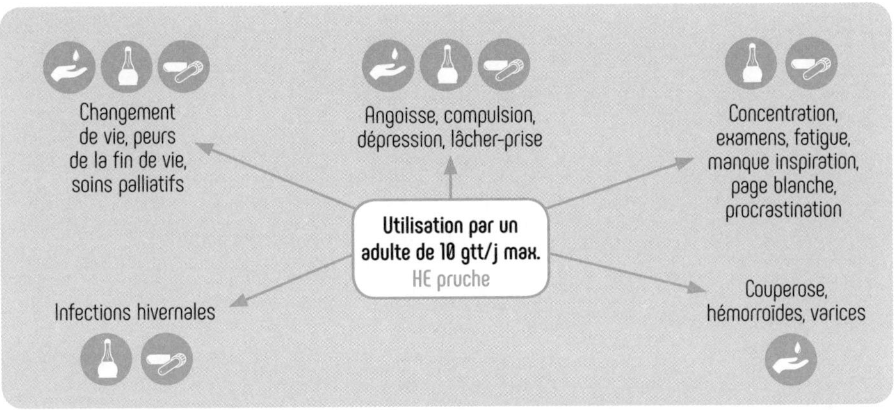

Huiles essentielles possibles en synergie

Grippe : citron, eucalyptus radié, ravintsara
Angoisse : camomille noble, encens
Dépendance tabac : myrte rouge, pamplemousse, poivre noir
Inspiration : bergamote
Concentration : eucalyptus radié, menthe poivrée, romarin à 1,8-cinéole
Examens : laurier noble

Arom'histoires

Pruche est dérivé du vieux français *prusse*, désignant des conifères à aiguilles, mot apporté au Canada par les colons normands, qui avaient pour habitude de remplacer le double « s » par un « ch ». ***Tsuga*** est son nom en japonais.

Ravintsara

Cinnamomum camphora L.
Famille des *Lauraceae*

Organe producteur : feuilles
Procédé d'obtention : distillation par entraînement à la vapeur d'eau
Origine : Madagascar

Arom'biochimie

- **Oxydes (50 à 65 %) : 1,8-cinéole**
- **Monoterpènes (± 30 %) : sabinène (15 %)**, α- et β-pinènes
- **Monoterpénols (± 10 %) : α-terpinéol (10 %)**, linalol, thujanol
- Esters : acétate de terpényle, de linalyle

Les actions du **1,8-cinéole** : si ≥ 30 %, donne des HE « nettoyantes » car mucolytiques, expectorantes, tensioactif empêchant les plaques de mucus de rester collées dans les alvéoles (non ciliées). De plus ces HE luttent contre l'inflammation de la muqueuse bronchique.

Voies d'administration

Orale, cutanée, aérienne, rectale.

Contre-indications

1er trimestre de grossesse, asthmatiques.

Arom'propriétés

Antiseptique (virus, bactéries, par actions conjointes du 1,8-cinéole et des terpènes), immunostimulante, fluidifiante, expectorante, neurotonique, stimulante, décontractante musculaire, inductrice du sommeil.
Considérée aussi comme chauffante, hyperémiante, adoucissante de la peau, elle agit sur le mental en augmentant la résistance psychologique, stimulant le métabolisme cérébral, augmentant la concentration.

Arom'actions

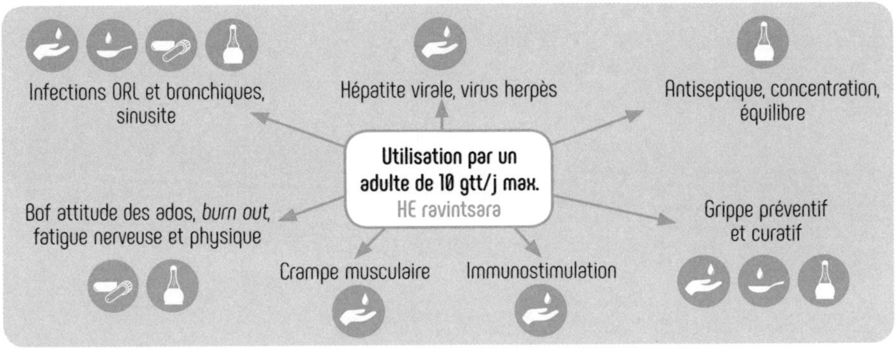

Huiles essentielles possibles en synergie

Herpès : arbre à thé, lemongrass, menthe poivrée, niaouli
Fatigue : géranium rosat, épinette noire, PGB, pin sylvestre
Sommeil : basilic exotique, camomille romaine, lavande vraie, mandarine, orange douce, PGB, ylang-ylang
Sinusite : arbre à thé, menthe poivrée, pin sylvestre

Arom'histoires

À Madagascar, *ravina*, « feuille », et *tsara*, « bien », « bon », donc ravintsara, la bonne feuille. Son HE a une odeur fraîche d'eucalyptol (1,8-cinéole).
Ne pas confondre HE ravintsara avec HE ***Ravensara aromatica*** OP feuilles (odeur terpénique plus douce) et HE **havozo** OP écorce du *Ravensara aromatica* (méthylchavicol dominant donnant odeur anisée). En bref, ravintsara *Cinnamomum camphora* CT cinéole et *Ravensara aromatica* (riche en monoterpènes : limonène, myrcène, sabinène) sont 2 arbres différents donnant une HE aux principes actifs différents mais au but identique, l'antisepsie.

De plus, bien regarder les étiquettes : *Cinnamomum camphora* comporte plusieurs chémotypes :
- à cinéole : **ravintsara**
- à safrole : sassafras de Chine
- à linalol (90 %) : **bois de Hô** ou de Shiu OP bois
- à camphre : **bois de camphre** ou camphrier du Japon Hon-sho (pour les baumes du tigre).

Romarins (les)

Rosmarinus officinalis L.
Famille des *Lamiaceae*

Organe producteur : rameaux
Procédé d'obtention : distillation par entraînement à la vapeur d'eau
Origine : France, Corse, Maroc

Arom'biochimie

3 chémotypes différents à connaître pour acheter à bon escient : pour un même aspect physique de la plante selon son lieu de pousse, des molécules seront plus présentes que d'autres et influenceront les propriétés thérapeutiques de l'HE :

Chémotype	Romarin CT camphre	Romarin CT verbénone	Romarin CT 1,8-cinéole
Provenance	Provence	Corse	Maroc
Oxyde = 1,8-cinéole	1,8-cinéole ± 30 %	1,8-cinéole ± 10 %	**1,8-cinéole ± 50 %**
Cétone	**Camphre ± 30 %**	**Verbénone 5 % à 10 %** Camphre ± 2 %	Camphre ± 10 %
Monoterpènes (pinènes, etc.)	± 30 %	± 50 %	± 25 %
Propriétés	Décontractante, tonicardiaque, antalgique, anti-inflammatoire, décongestionnante veineuse, muco-, lipo-, urolytique	Cholagogue, cholérétique, détox, draineuse cholestérol, immunostimulante, mucolytique, parasympatho-mimétique, antidépressive	Infections broncho-pulmonaires, tonique circulatoire, régulatrice hépatique pour enfants
Contre-indications	Femmes enceintes et allaitantes, enfants moins de 7 ans, personnes épileptiques, précautions personnes âgées, personnes asthmatiques		
Cible d'actions	MUSCLES	FOIE	POUMONS
Actions	Lumbago, contracture musculaire, crampe, courbatures, tendinite, rhumatisme, crise de goutte, maux de dents, jambes lourdes, varices, toux grasse, cellulite, aménorrhée, durillon, chéloïde	Drainage hépatique, mauvaise haleine, hépatite virale, douleurs biliaires, migraines hépatiques, assistant des « bazookas », leucorrhée, vaginite, sinusite, toux quinteuse, congestion pulmonaire, ménopause, fatigue nerveuse, dépression, mémoire, contrôle des émotions, angoisse, acné, séborrhée, chute cheveux	Bronchite, rhume, sinusite, otite, infections diverses, douleurs tête, douleurs musculaires, varices, stimulant concentration, fatigue, surmenage, chute cheveux, pellicules, cheveux gras, peau grasse

Voies d'administration

Cutanée, orale (peu), aérienne (diffusion, aromastick).

Contre-indications

Voir tableau page précédente.

Arom'propriétés

Voir tableau page précédente.

Arom'actions

Voir tableau page précédente.

Huiles essentielles possibles en synergie

Romarin CT 1,8-cinéole

Concentration, mémoire : basilic exotique, eucalyptus radié, laurier noble, marjolaine à coquilles, menthe poivrée, pruche

Bronchite : laurier noble, pin sylvestre, sapin baumier

Romarin CT verbénone

Détox hépatique : basilic exotique, carotte, citron, livèche

Contenir cholestérol : carotte, citron

Bouffées de chaleur : cyprès, menthe poivrée, niaouli, PGB

Romarin CT camphre

Circulation veineuse : cyprès, lavande vraie, lentisque pistachier, menthe poivrée, niaouli

Romarin CT camphre ou 1,8-cinéole

Crampe : basilic exotique, épinette noire, gaulthérie couchée, lavande vraie, sapin

Cellulite : cyprès, gaulthérie, hélichryse italienne, lemongrass, lentisque pistachier

Arom'histoires

Pline le nomme en latin *ros*, « écume » et *mar* car il pousse près de la mer.

Les dieux grecs le portaient en couronne. C'est un stimulant de la mémoire, et les étudiants en portaient une aussi pendant les examens. Ophélie, dans *Hamlet*, dit : « Voici du romarin, c'est pour le souvenir. » À la fin du XIVe siècle, la reine de Hongrie, Isabella, âgée de 70 ans se retrouvait infirme et goutteuse. Un ermite lui prépara une potion à base de romarin, qui après quelques temps lui fit miraculeusement recouvrer vigueur et beauté. Cette prodigieuse « **eau de la reine de Hongrie** » marcha si bien que le roi de Pologne l'aurait… demandée en épousailles !

Rose de Damas

Rosa × *damascena* Herrm.
Famille des *Rosaceae*

Organe producteur : fleurs
Procédé d'obtention : distillation par entraînement à la vapeur d'eau
Origine : Turquie, Bulgarie, Chine, Iran, Inde

Arom'biochimie

- **Monoterpénols (jusqu'à 70 %) : citronellol (15 à 35 %), géraniol (8 à 20 %), nérol (4 à 12 %)**
- **Nonadécane (7 à 10 %)**
- **Nonadécène (± 3 %)**
- Esters (± 3 %) : acétate de géranyle
- **β-damascénone (0,14 %)** : très faible quantité mais contribue à 70 % de son odeur caractéristique (avec le géraniol et le nérol)
- Autres : eugénol, farnésol
- Hydrocarbures : paraffine qui se fige à basse température

Voies d'administration

Cutanée, aérienne.

Contre-indications

1er trimestre de grossesse, bébés. Attention aux personnes allergiques, faire un test allergique au pli du coude avant toute utilisation.

Arom'propriétés

Sympatholytique, antispasmodique, décontractante, tonique cutanée astringente, régénérante de la peau, antirides, cicatrisante (eczéma, plaie, aphte), hémostatique, neurotonique, tonique générale (céphalée), anti-infectieuse, aphrodisiaque, équilibre féminin.

Arom'actions

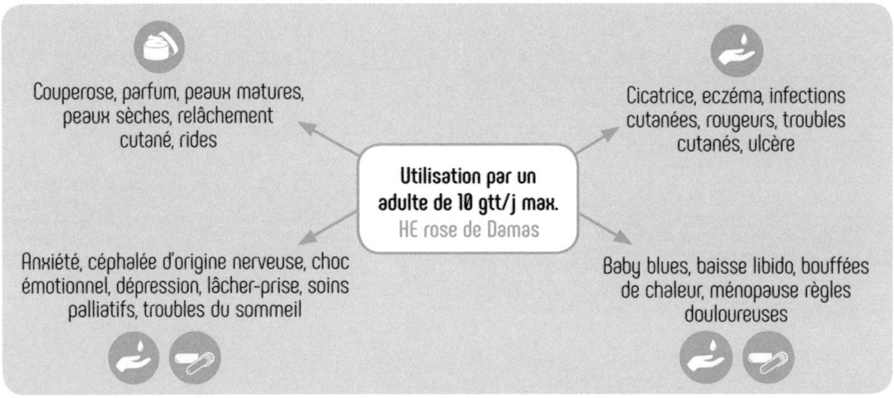

Huiles essentielles possibles en synergie

Rides : bois de rose, carotte, ciste, géranium rosat, hélichryse italienne, myrte vert
Couperose : cyprès, géranium rosat, hélichryse italienne
Vergetures : bois de rose, carotte, ciste, lavande vraie
Cicatrice : bois de rose, ciste, hélichryse italienne, myrrhe, niaouli
Stress : palmarosa, patchouli, PGB, ylang-ylang
Rite de passage : giroflier, encens, myrrhe, nard de l'Himalaya
Soins palliatifs : vétiver
Ménopause : cyprès, sauge sclarée, ylang-ylang

Arom'histoires

Une autre espèce de rose produit une HE également très appréciée, aux propriétés proches de celles de l'HE rose de Damas : **la rose de mai** ou **le rosier « cent-feuilles »** (*Rosa centifolia* L., synonyme *Rosa gallica* var. *centifolia* (L.) Regel). Cette rose originaire du Caucase oriental aurait transité par la Perse avant d'arriver en Europe à la fin du XVIe siècle. La récolte a lieu en mai et début juin (France, Maroc, Égypte). La rose de mai possède une odeur riche et sucrée, profondément rosée et très tenace. La note rosée est l'une des notes les plus utilisées en parfumerie. Elle est encore cultivée à Grasse pour les parfumeurs comme Dior et Chanel. Il ne faut pas confondre l'HE rose de Damas avec l'HV rose musquée du Chili (*Rosa moschata* ou *rubiginosa*). Cette HV n'a pas l'odeur de la rose de Damas, elle est produite à partir des graines du fruit de la plante.

Sapin baumier

Abies balsamea (L.) Mill.
Famille des *Abietaceae*

Organe producteur : aiguilles
Procédé d'obtention : distillation par entraînement à la vapeur d'eau
Origine : Canada

Arom'biochimie

- **Monoterpènes (75 à 90 %) : α- et β-pinènes, δ-3-carène**, camphène, limonène
- **Esters (5 à 25 %) : acétate de bornyle**
- Monoterpénols : α-terpinéol, terpinène-4-ol
- Sesquiterpènes : α-humulène, β-phellandrène

Voies d'administration

Voie cutanée diluée, aérienne.

Contre-indications

Grossesse, allaitement, enfants moins de 7 ans, irritant cutané si utilisé à l'état pur sur la peau, attention cortisone-like.

Arom'propriétés

Antiseptique respiratoire, anti-inflammatoire, balsamique, antalgique (rubéfiante), antispasmodique, tonique et stimulante générale, antioxydante.

Arom'actions

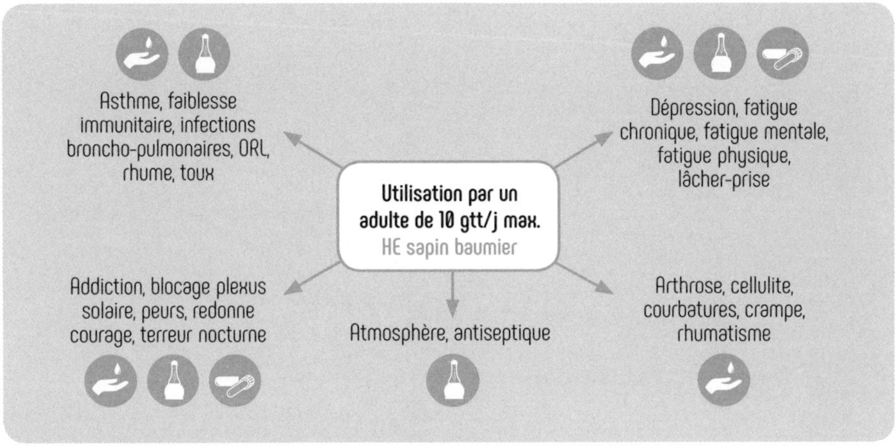

Huiles essentielles possibles en synergie

Rhume : eucalyptus radié, niaouli, thym à linalol
Asthme : estragon, marjolaine, PGB
Ambiance de Noël : cannelle (écorce), orange (en diffusion)
Diffusion antiseptique : citron, eucalyptus radié, ravintsara, saro

Arom'histoires

Arbre emblématique des forêts boréales du Canada, le sapin baumier, comme l'indique son nom, produit un baume, résine visqueuse, le baume du Canada. Son indice de réfraction, proche de celui du verre, le fait utiliser en optique comme colle à verre et pour fabriquer des lamelles de microscope. Tout est bon dans le sapin baumier : les Amérindiens utilisaient ses branches pour construire leurs campements, et rameaux, aiguilles et gomme comme base de préparations médicinales traditionnelles pour réaliser décoctions, baumes et pommades.

Sarriette des montagnes

Satureja montana L.
Famille des *Lamiaceae*

Organe producteur : sommités fleuries
Procédé d'obtention : distillation par entraînement à la vapeur d'eau
Origine : France

Arom'biochimie

- **Phénols (± 40 %) : carvacrol**, thymol
- **Monoterpènes (± 50 %) : paracymène, α- et β-terpinènes**
- Monoterpénols 7 % : linalol, thujanol

Voies d'administration

Orale diluée, cutanée diluée.

Contre-indications

Grossesse, allaitement, enfants moins de 15 ans. Dermocaustique à diluer à 10 %. Hépatotoxique à long terme par voie orale, donc accompagner avec HE citron ou HE romarin à verbénone comme protecteur hépatique.

Arom'propriétés

Anti-infectieuse +++ (bactéries G+ et -, champignons, virus, parasites), fait partie des 5 « bazookas » (HE particulièrement tueuses de germes = sarriette, thym CT thymol, origan, cannelle et giroflier), immunostimulante +++, antalgique percutanée ++, antioxydante, stimulante digestive (sécrétions), sympathotonique, tonique générale et sexuelle.

Arom'actions

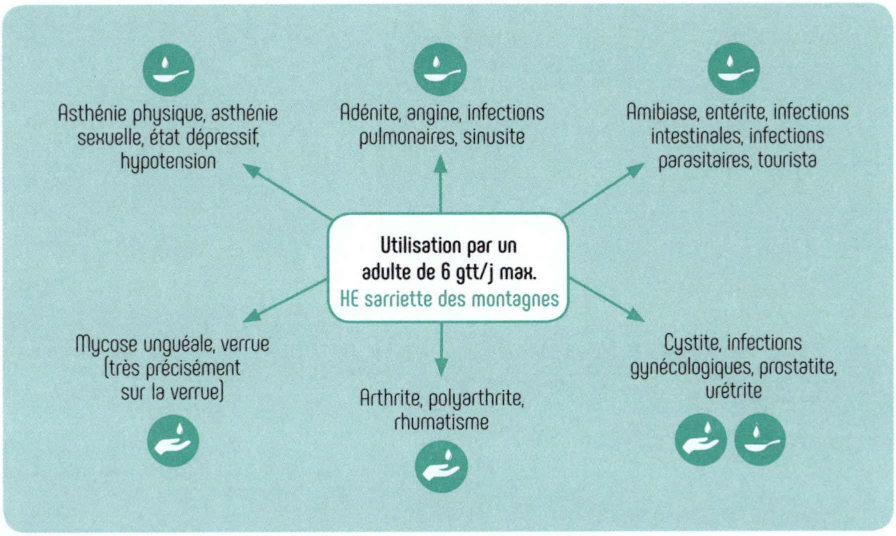

Huiles essentielles possibles en synergie

Épuisement : épinette noire, pin sylvestre, ravintsara
Infections : citron, romarin à verbénone
Prévention tourista = HE du trek : citron

Arom'histoires

Pour la petite histoire, le mot « sarriette » est associé au latin *satyrus*, « satyre » en français. La sarriette est connue depuis l'Antiquité, et réputée magique et aphrodisiaque ; on concocte avec elle des philtres d'amour. Le marquis de Sade aurait offert à ses conquêtes des chocolats fourrés à la poudre de sarriette… En botanique, la sarriette des jardins, contrairement à la sarriette des montagnes, possède de nombreux poils tecteurs sur sa tige.

Sauge sclarée

Salvia sclarea L.
Famille des *Lamiaceae*

Organe producteur : plante fleurie
Procédé d'obtention : distillation par entraînement à la vapeur d'eau
Origine : France

Arom'biochimie

- **Esters (± 80 %) : acétate de linalyle**
- **Monoterpénols (± 15 %) : linalol**
- **Diterpénols (± 5 %) : sclaréol**
- Sesquiterpènes : germacrène D

Remarque importante : L'HE sauge sclarée ne contient pas de **thujone,** contrairement à celle de la sauge officinale.

Voies d'administration

Cutanée, orale, aérienne.

Contre-indications

Grossesse, allaitement, enfants moins de 7 ans, mastose, fibrome et cancer œstrogénodépendant (sein, ovaire, utérus).

Arom'propriétés

Œstrogène-like +++ (sclaréol sur récepteurs alpha), calmante, relaxante ++ (linalol), antispasmodique ++ (linalol, acétate de linalyle), anti-infectieuse + (alcools, sesquiterpénes), anti-inflammatoire, anticholestérol, antimycosique, cicatrisante, tonique circulatoire, phlébotonique, anxiolytique, antidépressive, aphrodisiaque.

Arom'actions

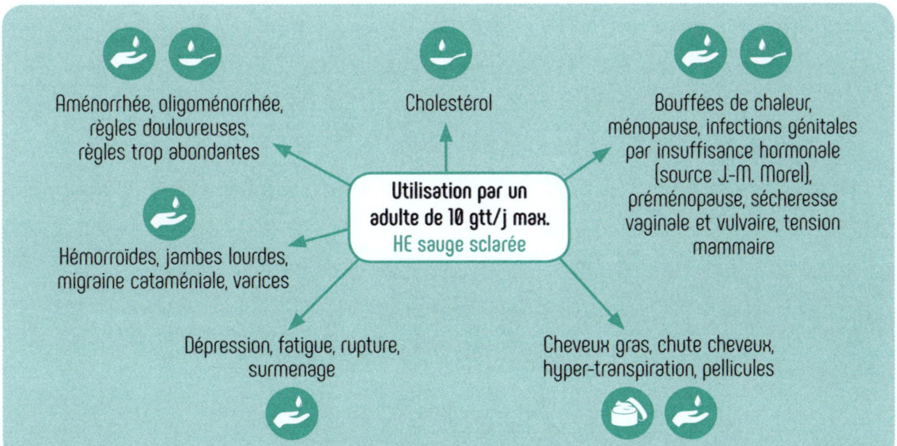

Huiles essentielles possibles en synergie

Aménorrhée : giroflier, PGB, romarin à verbénone
Règles douloureuses : basilic exotique, menthe poivrée
Ménopause : lentisque pistachier, marjolaine à coquilles, menthe poivrée, niaouli, ylang-ylang,
Transpiration excessive : cyprès, palmarosa, pin sylvestre
Tension mammaire : genévrier, géranium
Baisse libido : myrrhe, ylang-ylang

Arom'histoires

Du latin *salvus*, « sain », c'est la « **toute bonne** » du Moyen Âge. Son HE intéresse surtout la femme, que ce soit au moment des règles ou quand il n'y en a plus… Sa molécule la plus lourde, le sclaréol, un diterpène à 20 atomes de carbone, sert de fixateur en parfumerie.

Thyms (les)

Thymus vulgaris L. ET *Thymus zygis* L.
Famille des *Lamiaceae*

Organe producteur : sommités fleuries
Procédé d'obtention : distillation par entraînement à la vapeur d'eau
Origine : France (*T. vulgaris*), Espagne (*T. zygis*)

Deux espèces, *Thymus vulgaris* et *Thymus zygis*, avec chacune selon leur lieu de croissance plusieurs chémotypes distingués par un examen biochimique uniquement. Ces deux espèces sont regroupées par la pharmacopée européenne ; ainsi, pour un même chémotype (thymol, linalol, thujanol, géraniol, carvacrol, paracymène), vous pourrez compter sur les mêmes vertus, de *vulgaris* ou de *zygis*.

Thymus vulgaris :
- Thym à thymol (*Thymus vulgaris* CT thymol)
- Thym à linalol (*Thymus vulgaris* CT linalol)
- Thym à thujanol (*Thymus vulgaris* CT thujanol)
- Thym à géraniol (*Thymus vulgaris* CT géraniol)
- Thym à carvacrol (*Thymus vulgaris* CT carvacrol)
- Thym à paracymène (*Thymus vulgaris* CT paracymène)

Thymus zygis :
- Thym à thymol (*Thymus zygis* CT thymol)
- Thym à linalol (*Thymus zygis* CT linalol)
- Thym à paracymène (*Thymus zygis* CT paracymène)

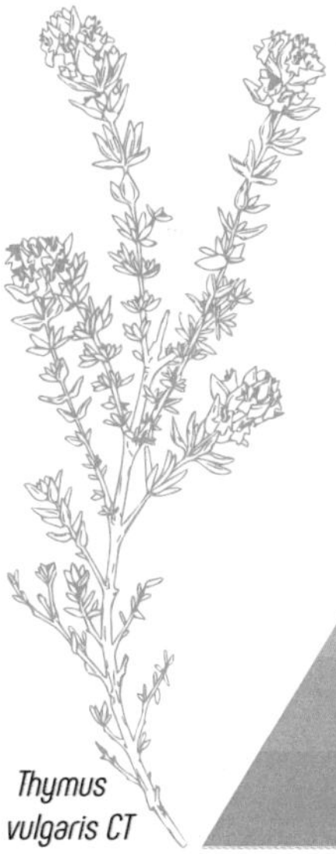

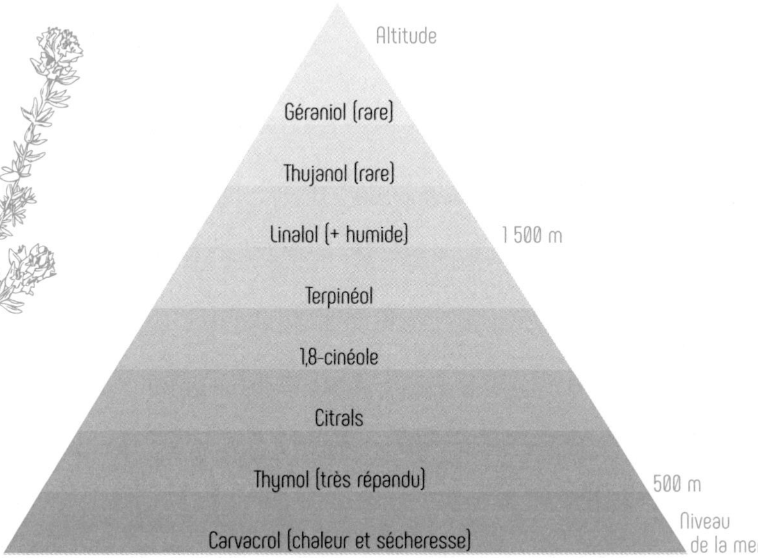

Arom'biochimie
Le chémotype engendrera les propriétés thérapeutiques. Les plus utilisés sont CT thymol, thym de l'adulte, CT thujanol, possible chez adulte et enfant, et CT linalol, thym de l'enfant.

Voies d'administration
Pour toutes les voies, dilution à 10 % : voie cutanée, orale, aérienne (diffusion).

Contre-indications
Liées au chémotype, voir tableau ci-dessous.

Arom'propriétés
Liées au chémotype, voir tableau ci-dessous.

Arom'actions
Liées au chémotype, voir tableau ci-dessous.

Chémotypes des thyms vulgaires

Famille chimique	Chémotype	Indications principales	Indications autres	Précautions Contre-indications
Phénols	Thymol	Infections bactériennes, virales, mycosiques +++ large spectre : ORL, pulmonaires, intestinales, urinaires	Antalgique, tonique eubiotique, immunostimulante, expectorante	Réservé à l'adulte, fortement dilué et associé aux HE hépato-protectrices ; grossesse, allaitement
	Carvacrol			
Mono-terpénols	Thujanol	Infections bactériennes, mycosiques, virales : ORL (gorge, bouche ++), immunostimulante, antalgique, anti-inflammatoire, tonique hépatocytaire	Circulatoire (Raynaud), neurotonique (fatigue), insuffisance hépatique, cirrhose, douleurs dans sport	Grossesse, allaitement, bébés ; à diluer
	Linalol	Infections, parasites, immunostimulante	Neurotonique, dermatose infectieuse, verrue, acné, timidité, non-communication	1er trimestre de grossesse, bébés

Huiles essentielles possibles en synergie
Thym CT thymol ou carvacrol
Grippe, tourista, infections sévères : cannelle, citron, giroflier, romarin à verbénone
Thym CT thymol
Parasitose cutanée, gale, teigne : arbre à thé, camomille matricaire, giroflier, menthe poivrée, ylang-ylang
Zona : arbre à thé, camomille noble, eucalyptus citronné, lavande aspic, lavande vraie, menthe poivrée, niaouli

Thym CT thujanol
Maux de gorge : arbre à thé, eucalyptus citronné

Arom'histoires
Thym vient du grec *thumon*, « offrande que l'on brûle » ou « parfum ». Ses feuilles étant rouges, le thym espèce *zygis* est appelé « thym rouge ». Cette plante est emblématique du pourtour méditerranéen, elle est citée dans les textes anciens des Sumériens, des Égyptiens, des Grecs, des Romains et des Provençaux. Elle a accompagné les conquistadors dans leurs soutes jusqu'en Amérique du Sud. Et connaissez-vous la « farigoulette », soupe au thym et à l'ail des bords de Méditerranée qui vous revigore et vous nettoie de l'intérieur ? La plante, comme beaucoup de Lamiacées, fabrique l'HE la nuit et l'utilise les journées de forte chaleur, créant ainsi un micro-refroidissement de la plante qui la protège.

Vanille de Bourbon

Vanilla planifolia Jacks. Ex Andrews, synonyme *Vanilla fragrans* (Salis.) Ames
Famille des *Orchidaceae*

Organe producteur : gousses
Procédé d'obtention : extraction à l'alcool de l'oléorésine contenue dans les gousses de vanille
Origine : Madagascar

Arom'biochimie

- **Aldéhydes aromatiques** (± 9 %) : **vanilline ou aldéhyde vanillique**
- Acides phénoliques : acide vanillique

Voies d'administration

Orale, sublinguale, cutanée, aérienne.

Contre-indications

Aucune aux doses physiologiques. Bébé : seule la voie aérienne sera utilisée. Précautions d'emploi : à diluer, attention tache le linge !

Arom'propriétés

Cholérétique, stimulante digestive, tonique intestinale et gastrique, apéritive, carminative, stimulante dans les dépressions légères, régénératrice de la peau et des cheveux (à diluer dans HV), aphrodisiaque ; en olfactothérapie : rééquilibrante nerveuse, apaisante, baisse l'anxiété dans les séparations (voir expérimentation au CHU de Strasbourg, une compresse avec 3 gtt de vanille glissée dans la couveuse des grands prématurés évite apnées du sommeil, risque de mort subite du nouveau-né), excellent parfum et arôme.

Arom'actions

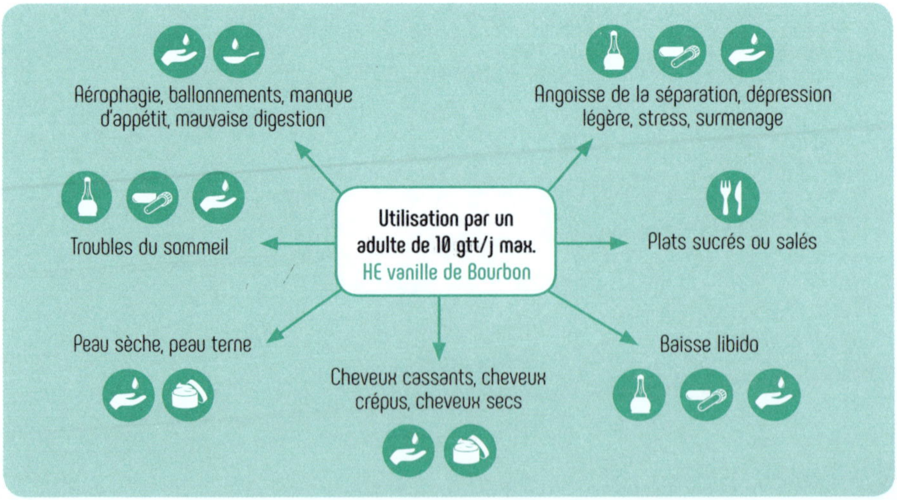

Huiles essentielles possibles en synergie

Baisse libido : cannelle, ylang-ylang
Dépression : bergamote, litsée citronnée, néroli
Rentrée en crèche, à l'école : néroli (sur doudou par exemple), PGB
Ballonnements : aneth, basilic exotique, cardamome, coriandre, cumin, estragon
Troubles du sommeil : camomille romaine, lavande fine, mandarine, orange douce

Arom'histoires

Tlilxotchitl, « gousse noire » en aztèque, puis *vainilla*, « petite gousse » des conquistadors, c'est la vanille qui adoucit la xocoatl des Mayas et des Aztèques puis le chocolat des Espagnols et leur exclusive clientèle. La fleur de la vanille orchidée liane mexicaine nécessite pour sa fructification l'intervention de l'abeille mélipone, qui perce la membrane « rostellum » entre les parties florales mâle et femelle et permet la pollinisation. Devant l'échec de sa culture à la Réunion, la mélipone ne s'y adaptant pas, l'esclave Edmond Albius perce avec son stylet cette paroi et obtient une gousse neuf mois plus tard ! Technique dorénavant appliquée. Une chercheuse japonaise observe que la bouse de yack utilisée comme combustible ménager en Himalaya dégage une odeur de vanille en se consumant lentement : la dégradation de la lignine non digérée par l'animal produit la vanilline ! Une nouvelle source d'actifs !

Verveine odorante (citronnée)

Aloysia citriodora Palau, synonymes *Aloysia triphylla* (L'Hér.) Britton
et *Lippia citriodora* (Palau) Kunth
Famille des *Verbenaceae*

Organe producteur : feuilles
Procédé d'obtention : distillation par entraînement à la vapeur d'eau
Origine : Espagne

Arom'biochimie

- **Aldéhydes (± 40 %) : citrals (néral, géranial)**
- **Sesquiterpènes (± 18 %) : β-caryophyllène, α-curcumène**
- **Monoterpénols (± 15 %) : nérol, géraniol**
- Sesquiterpénols : nérolidol
- Oxydes : 1,8-cinéole
- Furocoumarines en traces = photosensibles

Voies d'administration

Cutanée, orale, aérienne.

Contre-indications

Photosensibilisant. Grossesse, problèmes hormonaux féminins (mastose, fibrome, cancer œstrogénodépendant).

Arom'propriétés

Sédative, antidépressive, anti-inflammatoire, antispasmodique, stomachique, digestive, antihistaminique, neurotonique, tonique glandulaire (ovaires, pancréas, thyroïde), calmante surrénales, inspiration.

Arom'actions

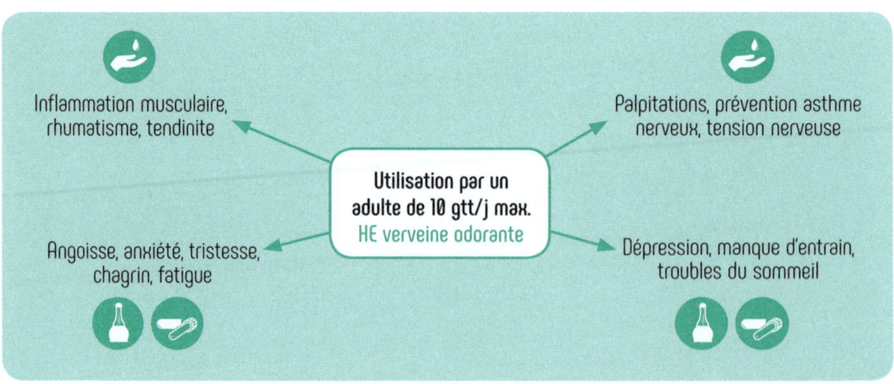

Huiles essentielles possibles en synergie

Angoisse, stress : mandarine, PGB

Épisode dépressif : bergamote, camomille romaine, encens, vétiver

Arom'histoires

Fin XVIIIe siècle, une équipe naturaliste franco-espagnole rapporte des Andes en Europe un petit arbuste aux feuilles persistantes délicatement parfumées, la verveine odorante. L'odeur citronnée de ses feuilles froissées rappelle la mélisse et lui vaut souvent le nom de citronnelle ou verveine citronnée. Poussant originellement entre 2 000 et 3 000 mètres d'altitude, elle est acclimatée aux régions méditerranéennes, mais, perdant son aptitude à fructifier, ne se reproduit plus que par bouturage et devient sensible au gel !

Le coût élevé de son HE du fait de son faible rendement lui vaut d'être souvent remplacée par l'HE citronnelle, bon marché !

Vétiver

Chrysopogon zizanioides (L.) Roberty, synonyme *Vetiveria zizanioides* (L.) Nash
Famille des *Poaceae*

Organe producteur : racines
Procédé d'obtention : distillation par entraînement à la vapeur d'eau
Origine : Haïti, Java, Madagascar

Arom'biochimie

- **Sesquiterpènes (± 30 %) : β-vetivène**, vétivazulène
- **Sesquiterpénols (± 20 %) : khusimol, isovalencénol**, vetivénol
- Esters sesquiterpéniques : acétate de vétivénil
- Sesquiterpénones : α- et β-vétivone
- Acides : acide zizanoique

Voies d'administration

Cutanée, aérienne.

Contre-indications

Femmes enceintes, enfants moins de 7 ans.

Arom'propriétés

Tonique de la circulation veineuse et artérielle, tonique lymphatique immunostimulante, stimulante endocrinienne générale, antifongique, insectifuge, anxiolytique, emménagogue.

Arom'actions

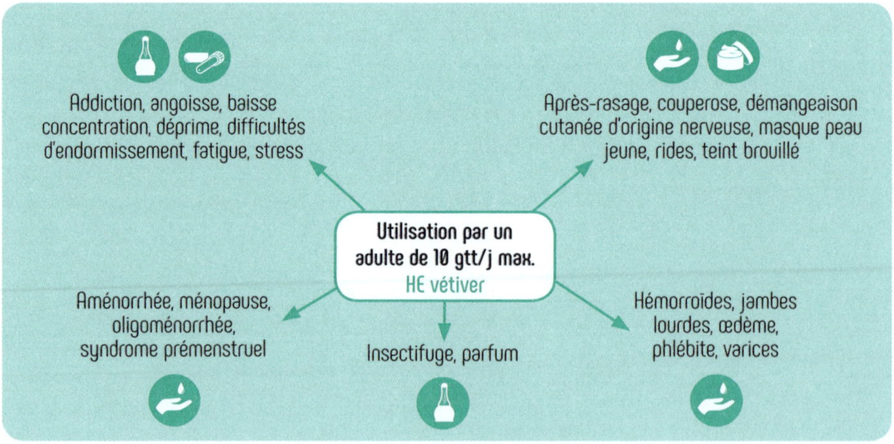

Huiles essentielles possibles en synergie

Varices : cyprès, cèdre de l'Atlas, lentisque pistachier
Mycose cutanée, unguéale : arbre à thé, géranium rosat, laurier noble, palmarosa
Diffusion relaxante : orange douce, PGB
Démangeaison cutanée : camomille matricaire, lavande aspic, lavande vraie, menthe poivrée
Règles douloureuses : basilic exotique, géranium rosat, menthe poivrée, sauge sclarée

Arom'histoires

Vétiver signifie « haché » en tamoul, ce qui évoque la réduction des ses très longues racines en petits fagots. Les Javanais le nomment « racine parfumée ». On tresse traditionnellement les feuilles pour les toitures et les racines pour réaliser des rideaux de fenêtre, que l'on humidifie pour rafraîchir la maison, sorte de climatisation naturelle éloignant de plus les insectes ! D'anciens textes sanscrits mentionnent ses vertus médicinales et son utilisation dans de nombreuses préparations ayurvédiques. Cette HE a une haute densité, est très visqueuse et s'écoule donc lentement du flacon.

Ylang-ylang

Cananga odorata (Lam.) Hook. & Thom.
Famille des *Annonaceae*

Organe producteur : fleurs
Procédé d'obtention : distillation par entraînement à la vapeur d'eau
Origine : Madagascar, Comores

Arom'biochimie

- **Esters (± 20 %) : acétate de géranyle** et de linalyle, **salicylate de benzyle**
- **Sesquiterpènes (± 60 %) : germacrène D, β-caryophyllène, α-farnésène**
- **Monoterpénols (± 10 %) : linalol**, géraniol
- Phénols : eugénol

Voies d'administration

Cutanée, orale, aérienne.

Contre-indications

Grossesse, allaitement, enfants moins de 7 ans, irritante pour la peau, à diluer.

Arom'propriétés

Parasympatholytique, aphrodisiaque, euphorisante, antidépressive, sédative, relaxante du système nerveux central, antalgique, anti-inflammatoire, antimicrobienne, antispasmodique, hypotensive, antiarythmique, antisoupirs, tonique peau et cheveux.

Arom'actions

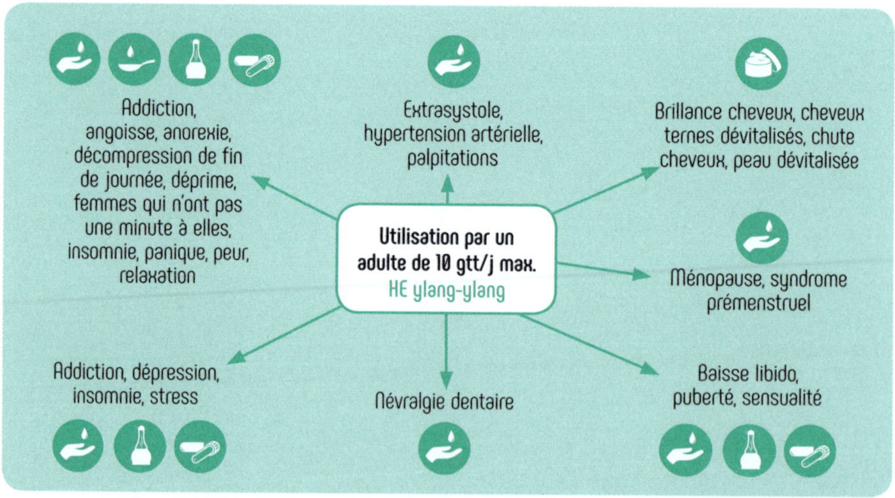

Huiles essentielles possibles en synergie

Aphrodisiaque : cannelle (écorce), gingembre, rose
Fatigue sexuelle : gingembre, vanille
Agitation : camomille romaine, lavande vraie, marjolaine, néroli, PGB
Massage ou bain détente : camomille romaine, géranium, lavande vraie, PGB
Ménopause : menthe poivrée, sauge sclarée

Arom'histoires

L'ylang-ylang, grand arbre d'Asie du Sud-Est, fleurit entre 3 et 25 ans. On tire l'HE de ses somptueuses fleurs jaunes et blanches cueillies avant le lever du soleil, fleurs dont on recouvrait les lits de noce des Indonésiens. L'ylang-ylang, « fleur des fleurs » en javanais, orne les armoiries de Mayotte. On compte plusieurs qualités d'HE dépendant du temps de distillation ; parmi elles :
1 à 2 heures, tête de distillation, c'est l'ylang-ylang extra, utilisée en parfumerie pour sa fragrance exceptionnelle ;
3 à 10 heures : ylang-ylang première, utilisée en parfumerie et cosmétiques ;
10 à 20 heures : ylang-ylang complète, réservée à l'aromathérapie.
Toutes ces HE ont à divers degrés des activités anti-infectieuses, anti-inflammatoires, régénératrices cutanées et relaxantes.

Partie IV
Tableaux, schémas pratiques, aroma-box, glossaire

Les 12 huiles essentielles indispensables

HE	Brûlure, soleil, piqûre, peau	Mauvaise digestion	Douleurs	Nausées, mal des transports	Infections	Fatigue, stress, sommeil	Spasmes
Arbre à thé	×				××	×	
Basilic tropical	×	×	×	×		×	××
Camomille	××	×	×	×		××	×
Citron		××		××	×	×	
Gaulthérie couchée			××			×	
Hélichryse italienne	×		×				×
Lavande officinale	××	×	×		×	××	×
Lemongrass	×	× (foie)	××		×	×	
Menthe poivrée	×	××	××	××	×	×	×
Pin sylvestre			×		××	×	
Ravintsara					××	×	
Thym CT thymol					×××	×	

1 à 3 croix en fonction de l'efficacité des HE recommandées.

HE possibles dans la limite de 10 gtt/j au total (1 ou plusieurs HE choisies), attention aux précautions d'emploi de chaque HE.

Les hydrolats dans les fiches conseils

Hydrolats	Acné	Allergie	Aphte	Beauté	Couperose	Crevasse seins	Eczéma	Escarres	Hypercholestérol	Ménopause	Mycose vulvaire	Psoriasis	Soins des dents	Urticaire
Achillée							×							
Arbre à thé								×			×			
Camomille	×	×					×				×			×
Carotte				×					×					
Ciste								×				×		
Géranium								×						
Hamamélis	×													
Hélichryse				×								×		
Laurier noble			×					×						
Lavande						×	×	×			×		×	×
Menthe poivrée		×	×						×	×			×	
Oranger (fleurs)				×						×				
Rose	×			×	×					×		×		
Santal							×							
Sarriette			×											
Sauge sclarée				×						×				
Vétiver				×										

Les bourgeons macérats glycérinés dans les fiches conseils

Bourgeons	Airelle	Aubépine	Aulne	Bouleau	Cassis	Châtaignier	Chêne	Figuier	Framboisier	Frêne	Genévrier	Marronnier	Noyer	Olivier	Orme	Pommier	Romarin	Rosier sauvage	Sorbier	Tilleul	Vigne
Acné					×				×				×		×						
Acouphènes																			×		
Allergie					×																
Angoisse		×						×												×	
Anxiété		×						×												×	
Aphonie					×																
Aphte			×					×													
Arthrose				×	×													×			×
Asthénie					×		×										×	×			
Ballonnements			×					×													
Bouffées de chaleur	×	×							×							×	×				
Brûlures d'estomac			×		×			×													
Cellulite						×	×			×	×										
Colite	×		×					×									×			×	
Concentration			×											×			×				
Constipation	×											×									
Contracture, crampe					×																×
Convalescence					×		×											×			
Couperose												×									
Courbatures					×																
Crise de goutte				×	×						×										
Diarrhée													×								
Dyspepsie								×									×			×	
Foie engorgé								×									×				
Grippe			×		×													×			
Hémorroïdes												×							×		×
Herpès virus							×											×			
Hoquet								×													

Bourgeons	Airelle	Aubépine	Aulne	Bouleau	Cassis	Châtaignier	Chêne	Figuier	Framboisier	Frêne	Genévrier	Marronnier	Noyer	Olivier	Orme	Pommier	Romarin	Rosier sauvage	Sorbier	Tilleul	Vigne
Hypercholestérol				×							×						×			×	
Hypertension		×												×							
Immunité													×					×			
Jambes lourdes					×	×						×									
Maux de gorge			×		×													×			
Maux d'estomac			×					×												×	
Ménopause	×	×		×		×			×							×					
Nausées								×									×				
Névralgie					×			×						×							
Œdème				×							×										
Otite					×													×			
Palpitations		×																		×	
Peau	×												×								
Piqûre					×																
Psoriasis					×								×								
Règles douloureuses									×												×
Rhumatisme					×					×										×	×
Rhume					×													×			
Sinusite			×		×																
Sommeil		×						×												×	
Syndrome carpien					×					×											
Tendinite					×																
Torticolis					×																
Toux grasse, mixte			×															×			
Toux sèche																		×			

Les schémas pratiques

Schémas pratiques, simples et pédagogiques classés par symptômes.

DOULEURS

Schéma résumé d'HE possibles contre le trouble douloureux décrit, pour le détail voir chaque fiche conseil.

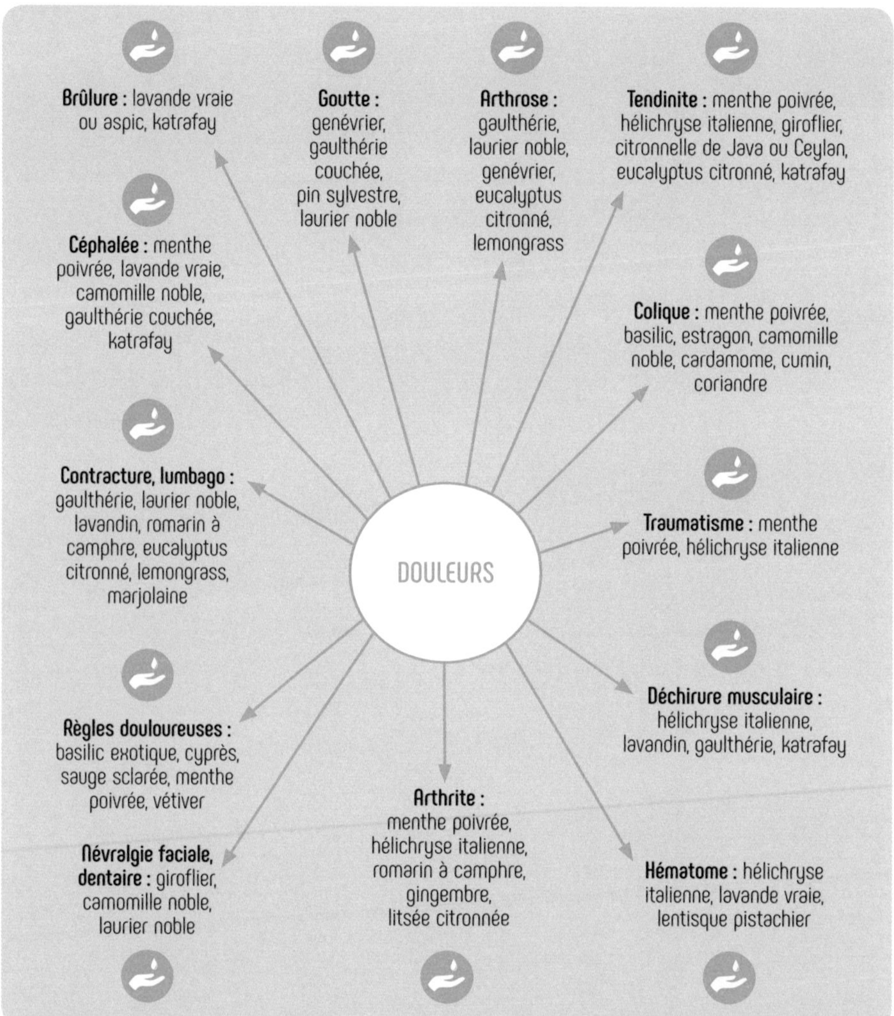

HE possibles dans la limite de 10 gtt/j au total (1 ou plusieurs HE choisies), attention aux précautions d'emploi de chaque HE.

Dans ce tableau, les HE sont classées grâce à leur principe actif aux vertus contre **la douleur :** antalgique, décontractante, anti-inflammatoire, antispasmodique, anesthésiante.
Dans la création d'un mélange d'HE luttant contre la douleur, il sera recommandé d'utiliser des HE de colonnes d'actions complémentaires tout en respectant les précautions d'emploi de chaque HE et les doses journalières.

Famille biochimique	Cétones	Terpènes	Esters	Phénols alcool	Aldéhydes Monoterpènes	Méthyléthers
Chémotype sur flacon	Camphre	Pinène Paracymène Caryophyllène	Acétate Angélate Benzoate Salicylate	Eugénol Menthol	Citronellal Citrals	Méthylchavicol Méthyleugénol Myristicine
Action	Décontracte Anti-inflammatoire	Antalgique percutané	Antalgique Anti-inflammatoire Antispasmes	Anesthésiant Antalgique	Anti-inflammatoire Antalgique	Antispasmes Antalgique
Nom vernaculaire	Romarin CT Camphre Lavandin	Pin Sarriette Thym Katrafay Poivre noir Myrrhe	Lavande Lavandin PGB Hélichryse italienne Camomille Ylang-ylang Gaulthérie	Giroflier Laurier noble Menthes	Lemongrass Eucalyptus citronné Verveine des Indes Litsée Verveine citronnée Citron vert	Basilic Estragon Laurier noble Giroflier Muscade

INFECTIONS RESPIRATOIRES : ORL PULMONAIRES

Schéma résumé d'HE possibles contre le trouble décrit, pour le détail voir chaque fiche conseil.

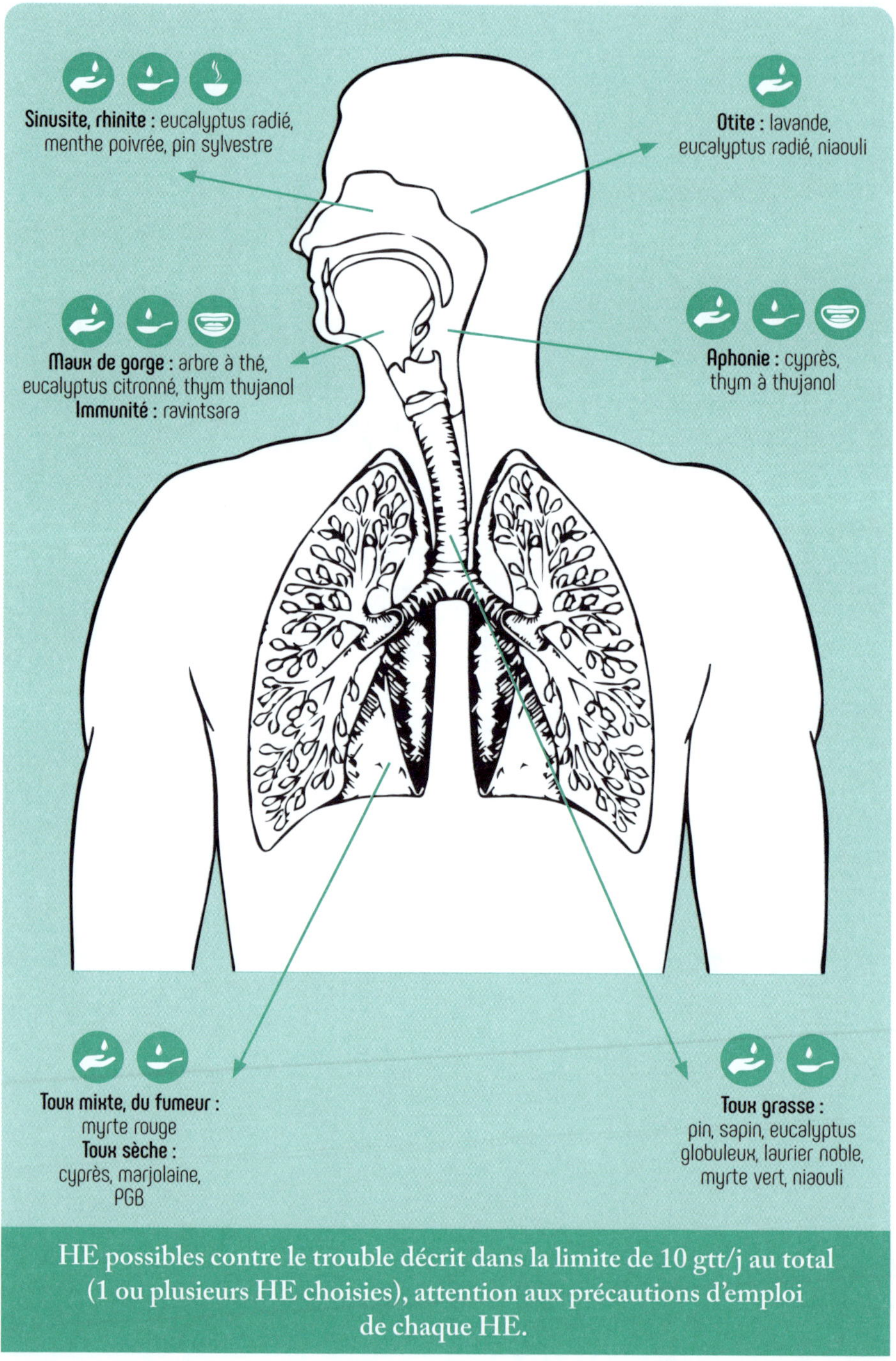

HE possibles contre le trouble décrit dans la limite de 10 gtt/j au total (1 ou plusieurs HE choisies), attention aux précautions d'emploi de chaque HE.

Tableau classant les HE en fonction de leur principe actif agissant contre **l'infection**. Mis à part la colonne « Phénols et apparentés », il sera conseillé d'associer des HE de familles biochimiques différentes, donc ici de colonnes différentes, de façon à « ouvrir » le spectre d'activité du mélange d'HE sur les germes, tout en respectant les précautions d'emploi de chaque HE et les doses journalières.
Les phénols et apparentés sont les fameux « bazookas » antiseptiques majeurs (voir fiches « Cystite » ou « Grippe ») et ont une posologie adaptée.

Classement des HE en fonction des principes actifs anti-infections

Famille biochimique	Phénols et apparentés	Terpènes	Oxydes	Alcools : monoterpénols et sesquiterpénols	Aldéhydes non aromatiques
Chémotype sur flacon	Carvacrol Thymol Eugénol Aldéhyde cinnamique	Pinène Camphène Limonène Carène	1,8-cinéole Linaloloxyde	Terpinéol Thujanol Linalol Géraniol Menthol	Citrals (néral, géranial) Citronellal
Nom vernaculaire	Origan Sarriette Thym à thymol Giroflier Cannelle	Pin sylvestre Sapin baumier Térébenthine Citron Cyprès Genévrier	Ravintsara Niaouli Laurier noble Myrte Eucalyptus radié Eucalyptus globuleux Saro	Arbre à thé Marjolaine Thym à thujanol Lavande Bois de rose Géranium Menthe poivrée	Verveine Mélisse Eucalyptus citronné

TROUBLES DERMATOLOGIQUES

Schéma résumé d'HE possibles contre le trouble décrit, pour le détail voir chaque fiche conseil.

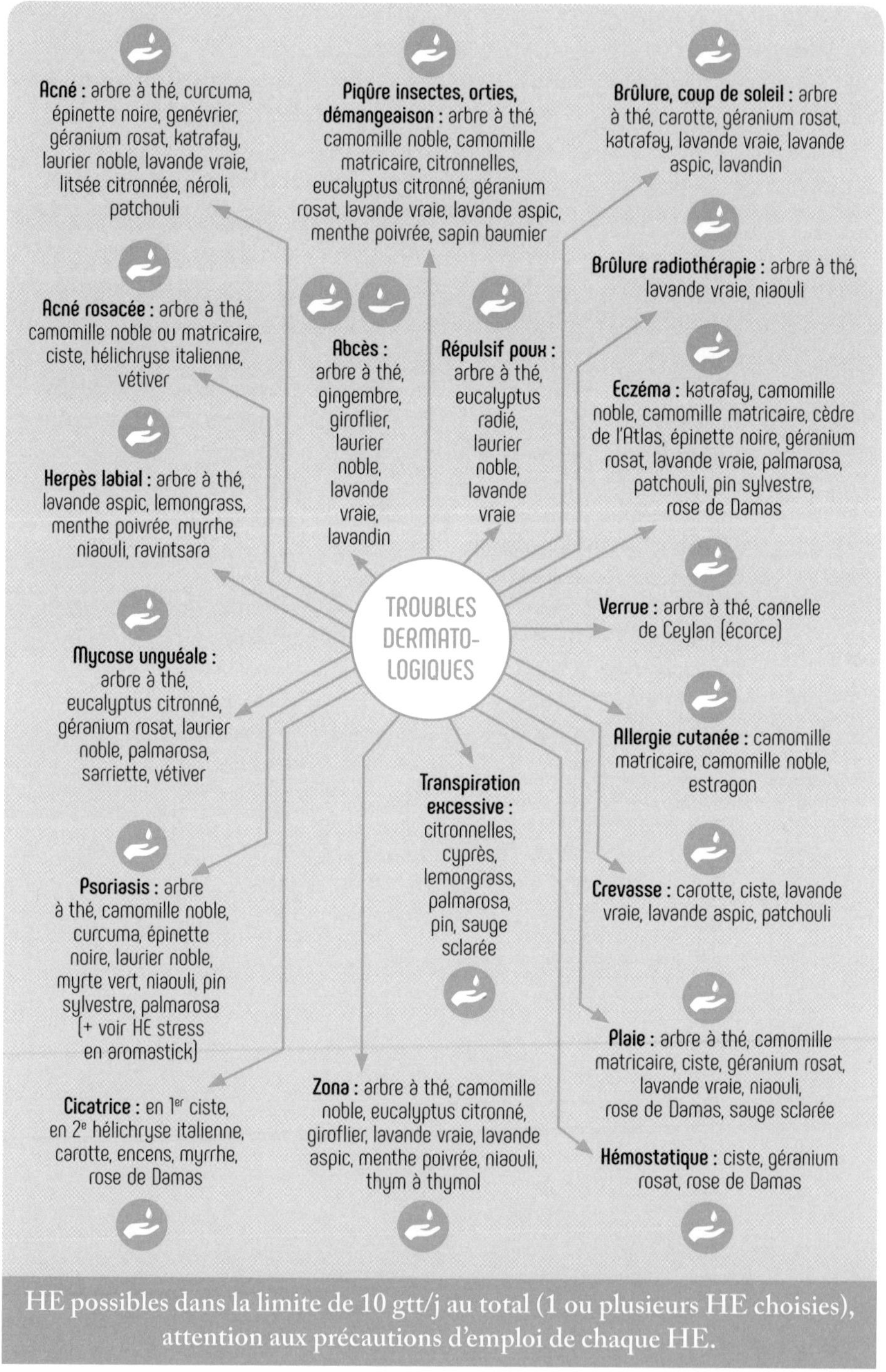

HE possibles dans la limite de 10 gtt/j au total (1 ou plusieurs HE choisies), attention aux précautions d'emploi de chaque HE.

TROUBLES GYNÉCOLOGIQUES ET AUTRES TROUBLES FÉMININS

Schéma résumé d'HE possibles contre le trouble décrit, pour le détail voir chaque fiche conseil.

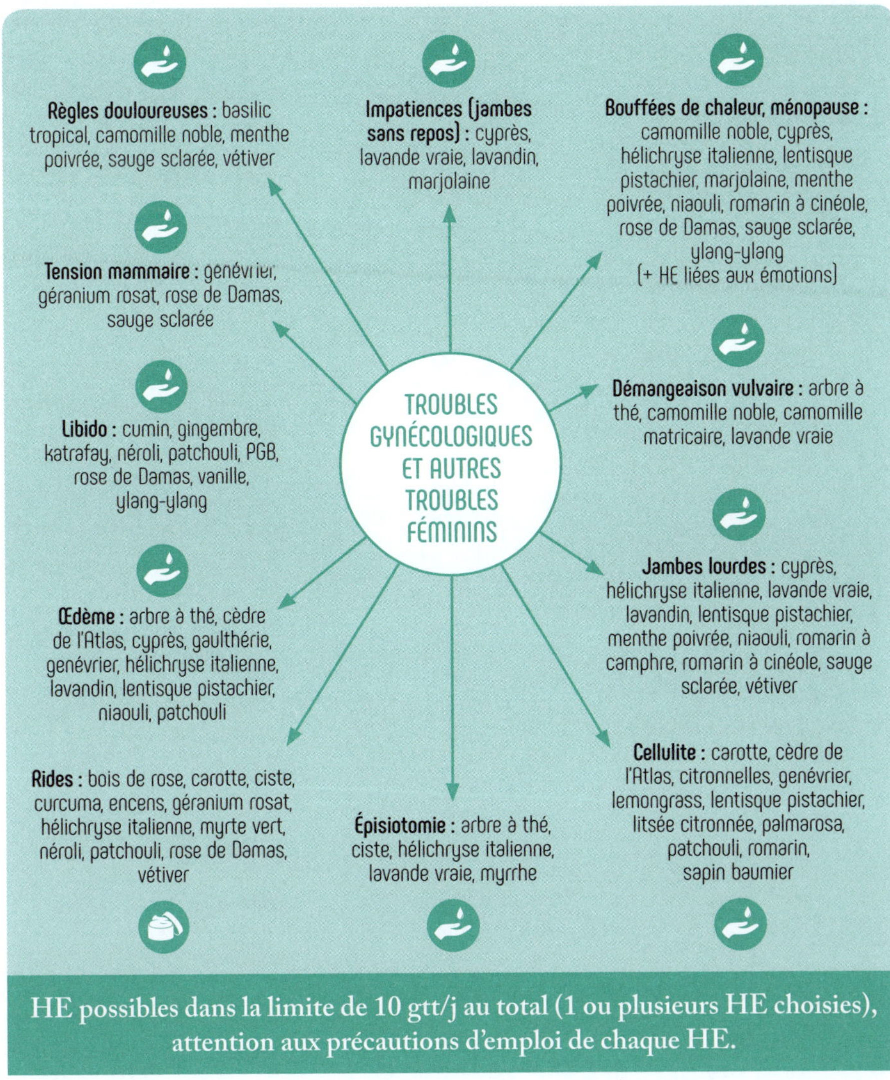

HE possibles dans la limite de 10 gtt/j au total (1 ou plusieurs HE choisies), attention aux précautions d'emploi de chaque HE.

TROUBLES LIÉS AUX ÉMOTIONS

Schéma résumé d'HE possibles contre le trouble décrit, pour le détail voir chaque fiche conseil.

ÉMOTIONS

Dépression, idées noires : basilic exotique, bergamote, bois de rose, encens, lemongrass, litsée citronnée, mandarine, néroli, patchouli, PGB, pruche, rose de Damas, santal, sapin baumier, sauge sclarée, verveine odorante, vétiver, ylang-ylang

Décalage horaire : bergamote, lemongrass, palmarosa, pin sylvestre

Stress : basilic exotique, bergamote, bois de rose, camomille noble, encens, estragon, lavande, mandarine, néroli, orange douce, patchouli, PGB, rose de Damas, santal, vanille, vétiver, ylang-ylang

Anxiété : basilic exotique, bergamote, camomille, cèdre de l'Atlas, encens, géranium, lavande, litsée citronnée, mandarine, myrrhe, néroli, palmarosa, PGB, rose de Damas, vanille, verveine odorante

Insomnie : basilic, bergamote, bois de rose, camomille, lavande, litsée citronnée, lemongrass, mandarine, marjolaine, néroli, orange douce, PGB, ylang-ylang

Addiction : bergamote, myrte rouge, pamplemousse, pin sylvestre, poivre noir, pruche, sapin baumier, vétiver, ylang-ylang

Baby blues : épinette noire, néroli, pin sylvestre, rose de Damas

Peurs : camomille noble, katrafay, patchouli, pruche, sapin baumier, ylang-ylang

Lâcher-prise : basilic exotique, camomille noble, PGB, pin sylvestre, pruche, sapin baumier, rose de Damas

Libido : cumin, gingembre, katrafay, néroli, patchouli, PGB, rose de Damas, santal, vanille, ylang-ylang

Séparation, deuil, divorce : néroli, PGB, rose, vanille, cyprès

Fatigue : coriandre, épinette noire, géranium rosat, gingembre, katrafay, menthe poivrée, pin sylvestre, pruche, ravintsara, romarins, sapin baumier

HE possibles dans la limite de 10 gtt/j au total (1 ou plusieurs HE choisies), attention aux précautions d'emploi de chaque HE.

Tableau classant les HE en fonction de leur principe actif agissant contre les troubles liés aux **émotions**. En aromathérapie, les mélanges utilisent des HE complémentaires en chimie, en olfactothérapie : les mélanges subtils seront faits en fonction de l'odorat du malade et de l'action énergétique de la molécule sur le système limbique.

Famille biochimique	Monoterpènes	Monoterpénols	Sesquiterpènes	Sesquiterpénols	Esters	Aldéhydes	Méthyléthers	Oxyde
Chémotype sur flacon	Limonène α- et β-pinène Sabinène Camphène	Géraniol Linalol Terpinéol Thujanol	α-bisabolène Cédrène Curcumène Viridiflorène Chamazulène	Carotol Cédrol Globulol Patchoulol Viridiflorol	Acétate Angélate Butyrate Benzoate	Néral Géranial Citronellal	Chavicol Méthyléther	1,8-cinéole
Action	Tonique	Calmant Neurotonique Sédatif Équilibrant	Calmant Désangoissant	Stabilisant Équilibrant	Antispasmodique Calmant Sédatif Désangoissant Équilibrant	Calmant Sédatif Antidéprime	Antispasmodique Harmonisant	Neurotonique Concentration
HE	Zestes d'agrumes Conifères Cyprès Encens Angélique	Géranium Palmarosa Bois de rose Lavandes Arbre à thé Marjolaine	Cèdre Encens Gingembre Myrrhe Nard Patchouli Vétiver Ylang-ylang Camomilles	Carotte Cèdre Encens Patchouli Vétiver	Lavandes PGB Hélichryse Épinette Camomille Ylang-ylang Angélique Laurier noble	Eucalyptus citronné Lemongrass Litsée Mélisse Verveine citronnée	Basilic tropical Estragon Laurier noble	Ravintsara Laurier noble Eucalyptus radié

TROUBLES DIGESTIFS

Schéma résumé d'HE possibles contre le trouble décrit, pour le détail voir chaque fiche conseil.

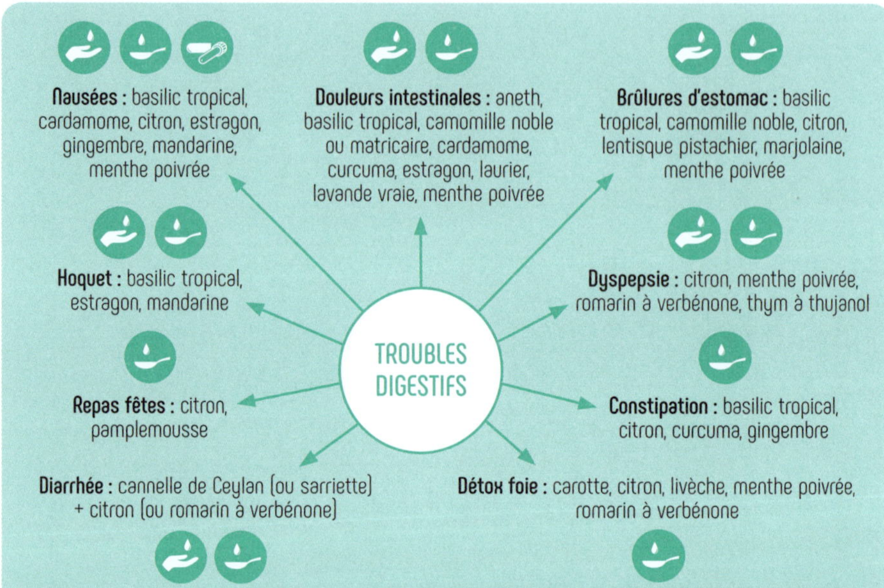

HE possibles dans la limite de 10 gtt/j au total (1 ou plusieurs HE choisies), attention aux précautions d'emploi de chaque HE.

Tableau classant les HE en fonction de leur principe actif agissant tout au long de **la digestion**. Dans un mélange, on associe des HE complémentaires en respectant les précautions d'emploi de chacune ainsi que la dose journalière.

Chémotype sur flacon	Méthylchavicol Menthone Carotol Limonène	Méthylchavicol Acétate de linalyle Angélate d'isobutyle Acétate de menthyle	Zingibérène Menthol Limonène Méthylchavicol	Menthone, Limonène, Carotol, Thujanol-4, Menthol Méthylchavicol
Action	Cholagogue cholérétique	Antispasmodique	Améliore la digestion Stimule les sécrétions digestives et la motilité de l'intestin	Protecteur hépatique Régénérant hépatocellulaire Hépatostimulant Décongestionnant voies biliaires
Nom vernaculaire	Basilic tropical Menthe poivrée Carotte Citron	Basilic tropical Estragon PGB Camomille romaine Menthe poivrée	Gingembre Menthe poivrée Orange douce Citron vert Estragon Basilic tropical	Menthe poivrée Citron Carotte Thym CT thujanol Menthe poivrée Estragon Basilic tropical

HYGIÈNE BUCCO-DENTAIRE

Schéma résumé d'HE possibles contre le trouble décrit, pour le détail voir chaque fiche conseil.

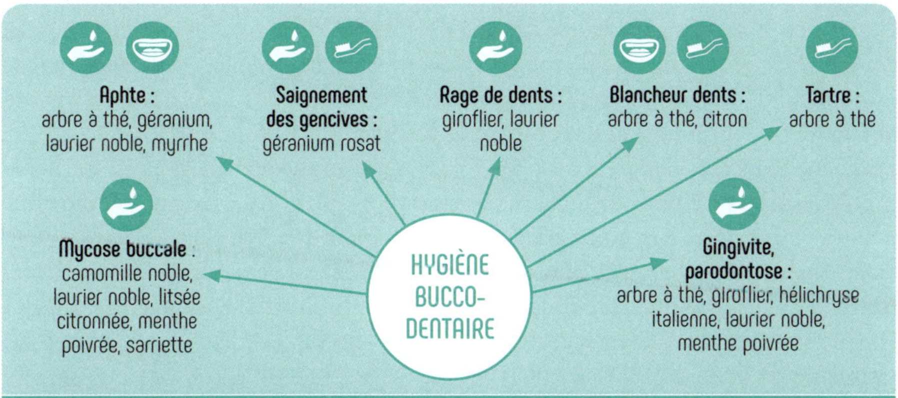

HE possibles dans la limite de 10 gtt/j au total (1 ou plusieurs HE choisies), attention aux précautions d'emploi de chaque HE.

JARDIN

Aleurodes : géranium rosat
Anti-mauvaises herbes, antigerminatives : basilic exotique, giroflier
Cafards : eucalyptus citronné, patchouli
Chenilles défoliatrices : lavande aspic, menthe poivrée
Cicadelles : origan compact
Cloque du pêcher : sarriette ; propolis
Cochenilles : citron, giroflier, géranium rosat
Doryphores : pamplemousse
Fourmis, moustiques, chenilles : basilic exotique, citronnelle de Java, lavande fine, menthe poivrée
Fumagine : giroflier, origan compact, sarriette
Mildiou : arbre à thé, citron, giroflier, orange douce, origan compact, sarriette
Moniliose : origan, sarriette ; propolis
Mouches (diffusion, pulvérisation fentes) **:** genévrier commun
Moustiques : citronnelles, eucalyptus globuleux, géranium rosat, lavandin
Papillons du carpocapse : aneth, carvi, genévrier commun
Puces : pin sylvestre, sapin baumier
Pucerons : citronnelle de Java, géranium rosat, lavande aspic, menthe des champs, menthe poivrée
Pyrales du buis : carvi, citronnelle de Java, origan compact
Tavelure : origan

(Source É. Petiot, *Soigner les plantes par les huiles essentielles et les huiles végétales*, Terran, 2011, rééd. 2019)

Les aroma-box

Les aroma-box sont à choisir selon son style de vie : les huiles essentielles qui les composent agissent en complémentarité, voire en synergie, l'une pouvant être par exemple anti-inflammatoire, l'autre relaxante musculaire et une troisième encore antalgique, les trois ensemble inhibant la douleur.
Pour chacune des aroma-box, il faut vous reporter à la fiche conseil de votre problème de santé pour avoir le mode d'emploi précis des HE ; de même vous pouvez vous référer à la monographie de l'HE pour des précisions.
Avec l'habitude, vous maîtriserez les posologies (en géneral 10 gtt HE au total par jour pour 1 adulte), les voies d'administration à privilégier, sachant que, si vous hésitez, la voie cutanée est simple et universelle à utiliser dans la zone du problème ressenti.
En maîtrisant un jour les composants biochimiques des HE, vous éviterez d'avoir pléthore d'HE, vous saurez vous simplifier la vie et le rangement des flacons en sera facilité !

Aroma-box « Infections »

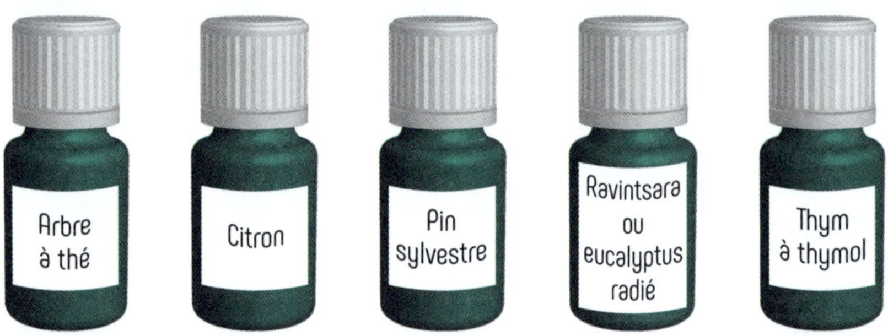

Maux de gorge, mycose, otite, rhume	Diffusion antigrippe, stimulant de l'immunité ; accompagne HE « bazooka »	Sinusite, toux, fatigue, stimulant de l'immunité ; complémentaire de l'HE ravinstara ou eucalytus radié	Grippe (prévention et traitement), otite, rhume, sinusite, toux, stimulant de l'immunité, fatigue, concentration	HE « bazooka » pour adultes (antiseptique très puissant à large spectre) à prendre avec HE citron

Aroma-box « Douleurs »

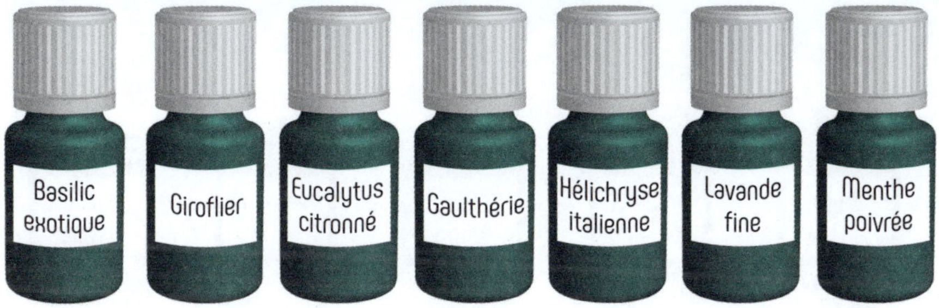

Crampe, maux de ventre, règles douloureuses	Forte douleur, maux de dents, névralgie	Toutes inflammations	Arthrite, arthrose, épicondylite, lumbago, maux de tête, sport	Anti-« bleu », choc, crampe, entorse, tendinite	Crampe, douleurs musculaires, maux de tête, piqûre insecte	Choc, maux de tête, maux de ventre, piqûre insecte, règles douloureuses, sport, tendinites

Aroma-box « Blues »

À choisir selon votre « nez », une fleur, un agrume, un bois…

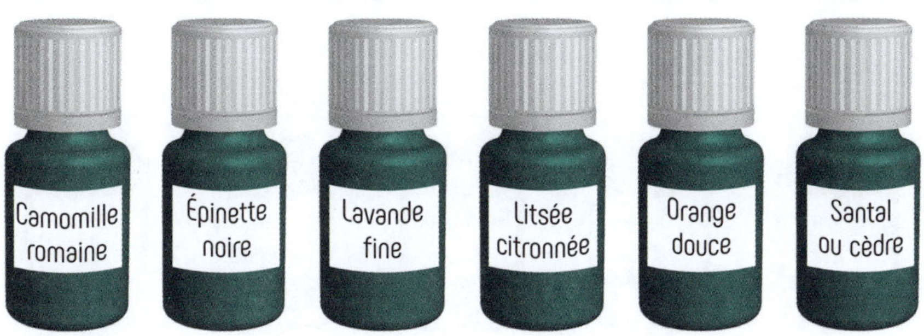

Lâcher-prise, réconfortante, sédative	Fatigue	Anxiolytique, maternelle, relaxante, sédative	Antidéprime, joie de vivre	Anxiolytique, calmante, poids à digérer	Ancrage, anxiété, stress

Aroma-box « Dermato »

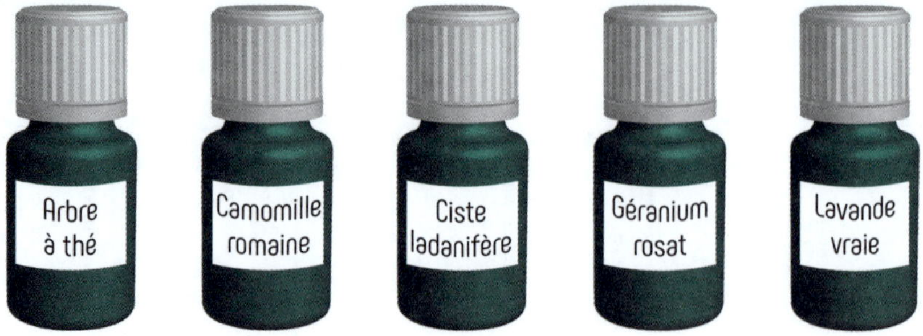

Arbre à thé	Camomille romaine	Ciste ladanifère	Géranium rosat	Lavande vraie
Acné, bouton, irritation cutanée et vulvaire, herpès, mycose cutanée, unguéale et vulvaire, plaie, piqûre insecte	Allergie cutanée, eczéma, irritation cutanée, piqûre insecte, psoriasis	Le plus puissant des hémostatiques et cicatrisants	Acné, brûlure, cicatrice, mycose cutanée et unguéale, saignement (peau, gencives, nez)	Acné, brûlure, cicatrice, coup de soleil, eczéma, irritation cutanée et vulvaire, piqûre insecte ou ortie, plaie, varicelle

Aroma-box « Beauté »

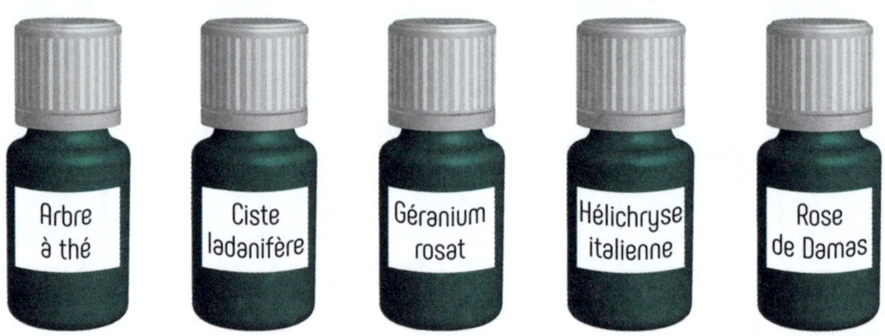

Arbre à thé	Ciste ladanifère	Géranium rosat	Hélichryse italienne	Rose de Damas
Acné, bouton, peau grasse	Cheveux gras, couperose, relâchement, rides, poches sous les yeux, vergetures	Cheveux secs, irritation, peau grasse et mixte, rides	Cellulite, cernes et poches sous les yeux, cicatrice, couperose, peau sèche et sensible, rides, vergetures, antifatigue, antivirale, expectorante, fluidifiante, immuno-stimulante	Peau sèche et sensible, relâchement, rides

Aroma-box « Digestion »

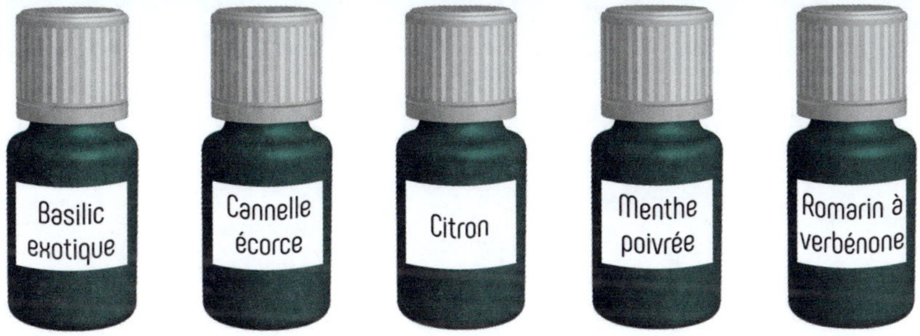

Basilic exotique	Cannelle écorce	Citron	Menthe poivrée	Romarin à verbénone
Colopathie, constipation, nausées, gastrite, gastro-entérite, gaz, mauvaise digestion, mauvaise haleine , maux de ventre	HE « bazooka » antiseptique puissante des infections intestinales (gastro-entérite, tourista), diarrhée avec HE citron	Accompagne HE « bazooka », cholestérol, constipation, détox, foie paresseux, gastrite, mauvaise digestion, nausées	Colopathie, détox, dyspepsie, foie paresseux, gastrite, gastro-entérite, gaz, mauvaise digestion, maux de ventre, nausées	Cholestérol, détox, drainage du foie, dyspepsie, protectrice du foie, avec HE « bazooka » comme HE citron

Aroma-box « Cuisine »

Selon vos habitudes culinaires et votre goût !

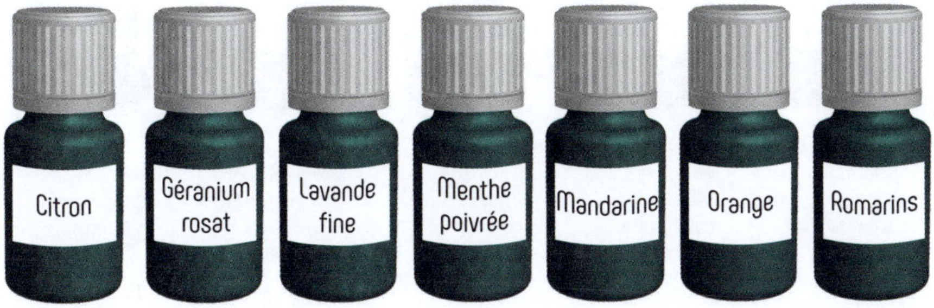

Les gouttes d'HE seront à disperser dans 1 c. c. de corps gras (beurre fondu, huile de table, lait, crème) avant d'être mélangées à la pâte à gâteau, au plat. Le nombre de gouttes dépendra de votre goût, il est d'usage de mettre jusqu'à 10 gtt HE citron, orange, mandarine dans 500 g de pâte à gâteau ; alors que 3 gtt HE géranium, ou 2 gtt HE menthe poivrée ou encore 1 gtt HE romarin suffisent…
À vos casseroles !

Aroma-box « Travail »

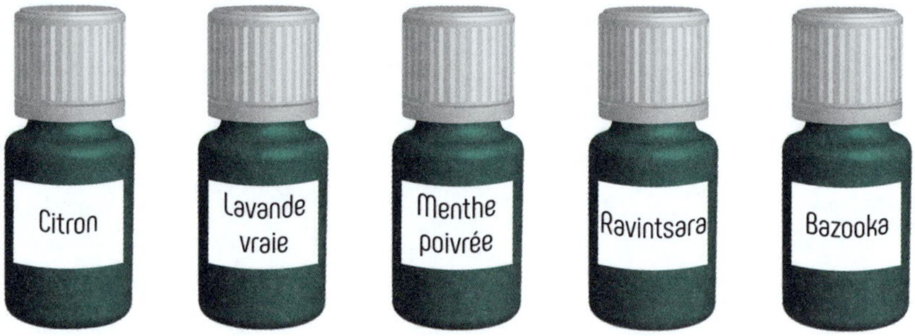

Antiseptique aérien, bonne humeur, digestion ; accompagne HE « bazooka »	Anxiété, dépression, douleurs, stress	Clarté d'esprit, céphalée, douleurs, problème digestif	Antiseptique aérien, concentration, fatigue, immunité	5 HE « bazookas » au choix : Infections +++ (tourista, grippe, cysite…) avec HE citron

Aroma-box « Animaux domestiques » (chien)

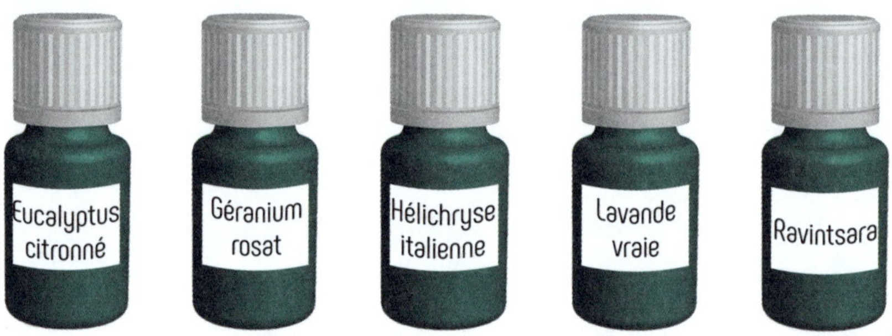

Anti-inflammatoire, douleurs articulaires et musculaires, prurit, répulsive insectes	Antalgique, antibactérienne, anti-inflammatoire, antimycosique, antipuce	Aide à la cicatrisation, hématome, othématome	Antalgique, antiseptique, anti-irritations et brûlure, apaisante, calmante, cicatrisante, répulsive insectes	Antifatigue, antivirale, expectorante, fluidifiante, immuno-stimulante

Aroma-box « Maison saine »

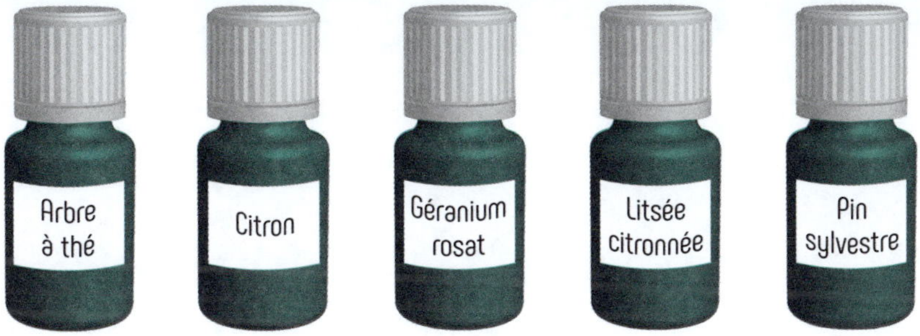

HE antiseptiques, antimycosiques, à odeur différentes ; à vous de choisir pour parfumer vos produits ménagers faits maison, votre aspirateur, préparer vos diffusions antiodeurs de cuisine, de tabac, anti-insectes ou tout simplement pour le plaisir.

Aroma-box « Jardin »

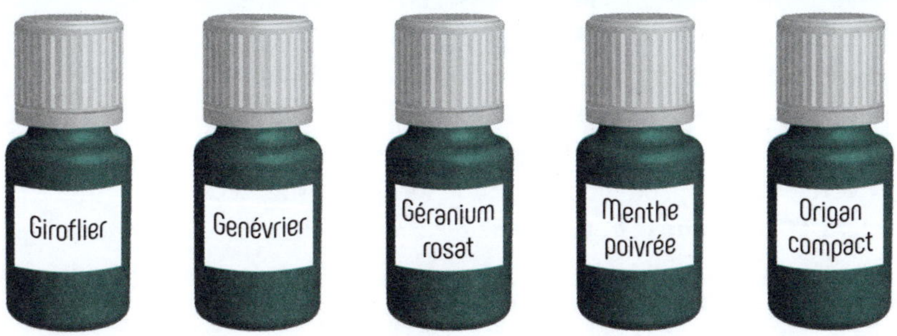

Giroflier	Genévrier	Géranium rosat	Menthe poivrée	Origan compact
Antigerminatif, cochenille, fumagine, mildiou	Mouches, papillons du carpocapse	Aleurodes, cochenille, moustiques, pucerons	Chenilles, fourmis, moustiques, pucerons	Cicadelles, fumagine, mildiou, moniliose, pyrales du buis, tavelure

(Source É. Petiot, *Soigner les plantes par les huiles essentielles et les huiles végétales*, Terran, 2011, rééd. 2019)

Glossaire

des médicaments allopathiques, compléments alimentaires et autres

A

Abufène® : β-alanine (acide aminé).
Acétylcystéine® : Médicament générique (fluidifiant bronchique).
Actifed® : Paracétamol, pseudoéphédrine chlorhydrate, triprolidine chlorhydrate (vasoconstricteur, décongestionnant, antihistaminique, antalgique).
Aciclovir® : Aciclovir (antiherpétique local).
Advil® : Ibuprofène (anti-inflammatoire non stéroïdien).
Alairgix® : Cétirizine dichlorhydrate (antiallergique).
Allergyl® : Eau de mer naturelle, HE eucalyptus, menthe et camomille, propolis, citrate de sodium, Kolliphor® (décongestionnant nasal).
ApaisylGel® : Isothipendyl chlorhydrate (antiprurigineux).
Arkodigest® No Reflux : Poudre d'écorce d'orme rouge (*Ulmus rubra*), protection des muqueuses gastriques.
Arnican® gel, Arnican® huile de massage : *Arnica montana.*
Arthrodont® : Énoxolone (dentifrice antalgique).

B

Bariéderm® : Dispositifs médicaux protecteurs et réparateurs.
Baume des Pyrénées® : Cire d'abeille, propolis, HE lavande aspic.
Baume Saint-Bernard® : Menthol, camphre, salicylate d'amyle, capsicum oléorésine (antalgique local).
BepanthenCica® : Dexpanthénol (protecteur cutané).
Berocca® : Vitamines B1, B2, B3, B5, B6, B8, B9, B12, C, calcium, magnésium et zinc.
Biocarde® : Agripaume, valériane et passiflore TM, mélisse, avoine et aubépine extraits fluides.
Bion 3® : Compléments alimentaires à base de probiotiques, minéraux et vitamines (contribuent au bon fonctionnement du système immunitaire).

Biopause fort® : Complément alimentaire à base de poudre de germe de soja (*Glycine max*), extrait de racine d'igname (*Dioscorea oppositifolia*), *Lactobacillus acidophilus*, *Lactobacillus casei*.
Bioptimum Magnésium 300+® : Magnésium (tonique général, antistress).
Bloxang® : Gélatine porcine (hémostatique local).
Bloxaphte® : Hyaluronique acide, aloe vera, rose de Damas.
Bronchokod® : Carbocystéine (fluidifiant bronchique).

C

Carbodig® : Charbon activé.
Cardiocalm® : Aubépine extrait sec.
Charbon de Belloc® : Charbon activé.
Cicabiafine® : Cosmétiques protecteurs et réparateurs.
Cicaleïne® : Cosmétiques protecteurs et réparateurs.
Cicatryl® : Alpha-tocophérol acétate, gaïazulène, allantoïne, p-chlorométacrésol (protecteur cutané).
Cinq sur Cinq® antipoux : Diméticone (antiparasitaire externe).
Citrate de bétaïne® : Bétaïne citrate (hépatotrope).
Clarityne® : Loratadine (antiallergique).
CodéDrill® : Codéine phosphate (antitussif).
Cortapaisyl® : Hydrocortisone (dermocorticoïde).
CortiSédermyl® : Hydrocortisone (dermocorticoïde).
Cromorhinol® : Acide cromoglicique sel de sodium (antiallergique nasal).
CryoPharma® : Acide trichloroacétique (cryothérapie).
Curaspot® : Peroxyde de benzoyle (antiacnéique local).
Cutacnyl® : Peroxyde de benzoyle (antiacnéique local).

D

Dafalgan® : Paracétamol (antalgique).
Daflon® : Diosmine, fraction flavonoïque purifiée micronisée, hespéridine (vasculoprotecteur, veinotonique).
DéCramp® : Oligoéléments (cuivre, magnésium, potassium) (complément alimentaire).
Décontractyl® : Méphénésine, nicotinate de méthyle (relaxant musculaire).
Déodorants à base d'extraits végétaux : Sans sels d'aluminium.
Déodorants antitranspirants : Hydroxychlorure d'aluminium.
Dermo-sulfuryl® : Cuivre sulfate, soufre précipité, zinc sulfate (antiacnéique local).
Détox bio® : Artichaut, pissenlit, romarin (complément alimentaire).
Dexatopia® : Glycérol, paraffine liquide, vaseline (protecteur cutané).
Diosmectite® : Diosmectite (pansement gastrique).
Diovenor® : Diosmine (vasculoprotecteur).
Doliprane® : Paracétamol (antalgique).

Donormyl® : Doxylamine succinate (hypnotique).
Dormicalm® : Valériane, mélisse, passiflore extraits (sédatif).
Drill® : Chlorhexidine gluconate, chlorhexidine gluconate solution, tétracaïne chlorhydrate (antiseptique et anesthésique local).
Drill Alfa-Amylase® : Alpha-amylase (enzyme anti-inflammatoire).
D-Stress® : Magnésium, taurine, arginine, vit. B (tonique général, antistress).
Dulcolax® : Bisacodyl (laxatif stimulant).

E

Eau précieuse® : Acide borique, acide salicylique (antiacnéique local).
EcoPrioderm® antipoux : Diméticone (antiparasitaire externe).
Efferalgan® : Paracétamol (antalgique).
Eludril® : Chlorhexidine gluconate solution, chlorobutanol hémihydrate (antiseptique).
Erazaban® : Docosanol (antiherpétique local).
Ercéfuryl® : Nifuroxazide (antidiarrhéique).
Euphon® : Erysimum extrait sec ou aqueux (adoucissant et antalgique).
Euphytose® : Aubépine, passiflore, valériane et ballote extraits.
Excilor® : Vernis ou solution antifongique.

F

Femannose® : D-mannose (dispositif médical).
Fervex® : Acide ascorbique, paracétamol, phéniramine maléate (antalgique).
Filmogel® : Apaisant et antiprurigineux.
Filmogel® Aphtes : Dispositif médical (protecteur).
Formag® : Magnésium marin vit. B6 (tonique général, antistress).

G

Gaviscon® : Alginate de sodium/bicarbonate de sodium (protecteur de la muqueuse).
Granions® Réducys : Probiotiques, bruyère, canneberge, sélénium, cuivre.
Guronsan® : Acide ascorbique, caféine, glucuronamide (antiasthénique).

H

Hémoclar® : Pentosane polysulfate (anti-œdémateux local).
Hextril® : Hexétidine (antiseptique).
Huile d'arnica, teinture d'arnica : *Arnica montana* TM ou extrait.
Humer® : Eau de mer hypertonique (spray nasal pour l'hygiène des fosses nasales).
Humex® : Chlorphénamine maléate, paracétamol, pseudoéphédrine chlorhydrate (vasoconstricteur, décongestionnant, antihistaminique, antalgique).
Humex rhume des foins® : Béclométasone dipropionate (corticoïde nasal).

I

Intralgis® : Ibuprofène (anti-inflammatoire non stéroïdien).
Imodium® : Lopéramide chlorhydrate (antidiarrhéique).

K

Kamol® crème : Salicylate de méthyle, menthol, camphre et capsicum oléorésine.
Ketum gel® : Ketoprofène (anti-inflammatoire non stéroïdien).

L

Lansoÿl® : Paraffine liquide (laxatif lubrifiant).
Léro DNV® : Magnésium, vit. B6, mélatonine et mélisse (stress et sommeil).
Léro Prémunil® : Compléments alimentaires à base de probiotiques, minéraux et vitamines (contribuent au bon fonctionnement du système immunitaire).
Léro RHU® : Compléments alimentaires à base d'huile de poissons, vitamines et minéraux.
Lotion antipoux Mességué® : Huile de neem.
Lysopaïne® : Ambroxol chlorhydrate (anesthésique local).

M

Maalox® : Aluminium hydroxyde, magnésium hydroxyde (antiacide).
Manhaé® sans hormones : Complément alimentaire à base de vitamines, fer, zinc, phospholipides spécifiques à longues chaînes polyinsaturées.
Marga® : Antiacides à base de sels d'aluminium ou magnésium.
Marimer® : Eau de mer hypertonique (spray nasal pour l'hygiène des fosses nasales).
Maxilase® : Alpha-amylase (enzyme anti-inflammatoire).
Medica 315® : Bande de contention.
Mepilex® Border Protect Sacrum et Talon : (Pansements).
MeteoSpasmyl® : Alvérine citrate (antispamodique digestif).
Microlax® : Sodium citrate, sodium laurylsulfoacétate, sorbitol (laxatif par voie rectale).
Mirvaso® : Brimonidine (vasoconstricteur cutané).
Mopralpro® : Oméprazole magnésium (inhibiteur pompe à proton, antisécrétoire gastrique).
Mycoapaisyl® : Éconazole nitrate (antifongique local).
MyleuGyne®, Pevaryl®, Mycoapaisyl® : Éconazole nitrate (antifongique local).

N

Naloc® : Produit kératolytique.
Natudor® : Aubépine et passiflore extraits.
NausiCalm®, Mercalm® : Diménhydrinate (antiémétique).

Nautamine® : Diphénhydramine di-acéfylline (antiémétique).
Nexcare® ColdHot, Actipoche® : Coussins thermiques (dispositif médical).
Nicopatch®, Nicotinell®, NiQuitin® : Patchs ou pastilles à la nicotine.
Nifuroxazide® : Nifuroxazide (antidiarrhéique).
Novanuit® : Complément alimentaire à base de mélatonine, de plantes et de vit. B6.
Nurofen® : Ibuprofène (anti-inflammatoire non stéroïdien).
NurofenFem® : Ibuprofène (anti-inflammatoire non stéroïdien).
NurofenFlash® : Ibuprofène (anti-inflammatoire non stéroïdien).

O

Oméprazole® : Oméprazole magnésium (inhibiteur pompe à proton, antisécrétoire gastrique).
Omezelis® : Magnésium thiosulfate, calcium lactate, aubépine et mélisse extraits secs.
Osmo Soft® : Hydrogel (effet hyperosmotique).
Otipax® : Lidocaïne chlorhydrate, phénazone (anesthésique et anti-inflammatoire).
Oxyboldine® : Phosphate monosodique, sodium sulfate, boldine (cholérétique).

P

Padéryl® : Codéine phosphate (antitussif).
Pansamiel® : Miel (antiseptique local).
Pansoral® gel : Cétalkonium chlorure, choline salicylate (antalgique).
Parasidose® : Phénothrine (antiparasitaire externe).
Percutaféine® gel, Lipoféine® gel : Caféine (lipolytique local).
Pevaryl® : Éconazole nitrate (antifongique local).
Phloroglucinol® : Phloroglucinol (antispamodique).
Phosphore, Magnésium : Oligoéléments.
Phytalgic® : Compléments alimentaires à base d'huile de poissons, vitamines et minéraux.
Phytotux® : Ipécacuanha extrait concentré, baume de tolu extrait concentré.
Pierre d'alun : Sulfate double d'aluminium et de potassium.
Pommade Cochon® : Salicylique acide (coricide, verrucide).
Pouxit® : Diméticone.
Prospan® : Lierre grimpant extrait.

R

Rennie® : Antiacides à base de sels d'aluminium ou magnésium.
Revitalose® : Médicament à base d'acides aminés et de vit. C (antiasthénique).
Rhinotrophyl® : Acide ténoïque, sel d'éthanolamine (antiseptique et décongestionnant).

S

Sanyrène® : Acides gras essentiels.
Sargenor® : Arginine aspartate (antiasthénique).
Sédorrhoïde® : Dodéclonium bromure, énoxolone, benzocaïne, esculoside sesquihydrate (vasculoprotecteur et anesthésique).
Sérélys® : Complément alimentaire à base d'extraits cytoplasmiques de pollen (diminue bouffées de chaleur et fatigue).
Smecta® : Diosmectite (pansement gastrique).
Spasfon®, Spasfon-Lyoc® : Phloroglucinol (antispamodique).
Spasmocalm® : Phloroglucinol (antispamodique).
Synthol® : Acide salicylique, lévomenthol, résorcine, vératrol (antalgique local).
Syntholkiné® : Patchs chauffants (dispositif médical).

T

ThermaCare® : Patchs chauffants (dispositif médical).
Titanoréïne® : Zinc oxyde, carraghénates, titane dioxyde (vasculoprotecteur).
Toplexil®, Humex® sirop toux : Oxomémazine (antitussif).
Tranquital® : Aubépine et valériane extraits.

U

Ultra Levure® : *Saccharomyces boulardii* (antidiarrhéique).
Urgo Crevasses® : Dispositifs médicaux protecteurs et réparateurs.

V

Verrufilm® : Salicylique acide, lactique acide (verrucide).
Verruxit® : Diméthyléther, propane et isobutane (cryothérapie).
Vicks Inhaler® : Camphre racémique, lévomenthol (décongestionnant).
Vogalène® : Métopimazine (antiémétique).
Voltaren® : Diclofénac sodique (anti-inflammatoire non stéroïdien).
VoltarenPlast® : Diclofénac sodique sous forme d'emplâtre médicamenteux (anti-inflammatoire non stéroïdien).

W

WaterPill® : Frêne, thé vert, orthosiphon, cerise, pissenlit, reine-des-prés et caféine (complément alimentaire).

Z

Zovirax® : Aciclovir (antiherpétique local).
Zyrtec® : Cétirizine dichlorhydrate (antiallergique).

Noms latins

des plantes citées

Les noms en **caractères gras** font l'objet d'une fiche (voir p. 215 à 339).

A

Abricot : *Prunus armeniaca*
Acérola : *Malpighia emarginata* ou *glabra*
Achillée : *Achillea millefolium*
Ail des ours : *Allium ursinum*
Ail : *Allium sativum*
Airelle : *Vaccinium vitis-idaea*
Alchémille : *Alchemilla vulgaris*
Aneth : *Anethum graveolens*
Angélique : *Angelica archangelica*
Anis vert : *Pimpinella anisum*
Arbre à thé : *Melaleuca alternifolia* (voir tea tree)
Arbre de Judée : *Cercis siliquastrum*
Argan : *Argania spinosa*
Arnica : *Arnica montana*
Artichaut : *Cynara scolymus*
Ashwagandha : *Withania somnifera*
Aubépine : *Crataegus monogyna*
Aulne : *Alnus incana*
Avocat : *Persea americana*
Avoine : *Avena sativa*

B

Bacopa : *Bacopa monnieri* (voir hysope d'eau)
Bardane : *Arctium lappa*
Basilic tropical ou exotique : *Ocimum basilicum*
Bergamote : *Citrus bergamia*
Bois de camphre : *Cinnamomum camphora* CT camphre
Bois de Hô : *Cinnamomum camphora* CT linalol

Bois de rose : *Aniba rosaeodora*
Boswellie : *Boswellia serrata*
Bouleau : *Betula pendula* ou *pubescens*
Bourdaine : *Frangula alnus*
Bourrache : *Borago officinalis*
Busserole : *Arctostaphylos uva-ursi*

C

Calendula : *Calendula officinalis*
Calophylle : *Calophyllum inophyllum*
Camomille d'or : *Chrysantellum indicum* (voir chrysanthellum)
Camomille noble ou romaine : *Chamaemelum nobile*
Camomille matricaire ou allemande : *Matricaria recutia*
Cannelle de Ceylan : *Cinnamomum zeylanicum*
Carotte : *Daucus carota*
Carvi : *Carum carvi*
Cascara : *Frangua purshiana*
Cassis : *Ribes nigrum*
Cèdre de l'Atlas : *Cedrus atlantica*
Cèdre du Liban : *Cedrus libani*
Cerisier (queue de cerises) : *Prunus cerasus*
Chardon-marie : *Silybum marianum*
Charme : *Carpinus betulus*
Châtaignier : *Castanea sativa*
Chêne : *Quercus robur*
Chiendent : *Elymus repens*
Chrysanthellum : *Chrysantellum indicum* (voir camomille d'or)
Ciste ladanifère : *Cistus ladaniferus*
Citron : *Citrus limon*
Citronnelle de Ceylan : *Cymbopogon nardus*
Citronnelle de Java : *Cymbopogon winterianus*
Citronnelle de Madagascar : *Cymbopogon giganteus*
Clou de Girofle : *Syzygium aromaticum* (voir giroflier)
Coriandre : *Coriandrum sativum*
Cornouiller sanguin : *Cornus sanguinea*
Cumin : *Cuminum cyminum*
Curcuma : *Curcuma longa*
Cyprès toujours vert : *Cupressus sempervirens*

E

Échinacée pourpre : *Echinacea purpurea*
Éleuthérocoque : *Eleutherococcus senticosus*
Encens : *Boswellia carterii*

Épinette noire : *Picea mariana*
Erysimum : *Sisymbrium officinale* (voir herbe aux chantres)
Eschscholtzia : *Eschscholzia californica* (voir pavot de Californie)
Estragon : *Artemisia dracunculus*
Eucalyptus citronné : *Corymbia citriodora*
Eucalyptus globuleux : *Eucalyptus globulus*
Eucalyptus radié : *Eucalyptus radiata*

F

Fenouil : *Foeniculum vulgare*
Figuier : *Ficus carica*
Fragon : *Ruscus aculeatus*
Framboisier : *Rubus idaeus*
Frêne : *Fraxinus excelsior*
Fumeterre : *Fumaria officinalis*

G

Gattilier : *Vitex agnus-castus*
Gaulthérie couchée : *Gaultheria procumbens*
Gaulthérie odorante : *Gaultheria fragrantissima*
Genévrier : *Juniperus communis*
Géranium rosat cv Bourbon : *Pelargonium graveolens*, *Pelargonium* × *asperum*
Germe de blé : *Triticum aestivum*
Gingembre : *Zingiber officinale*
Ginkgo biloba : *Ginkgo biloba*
Ginseng : *Panax ginseng*
Giroflier : *Syzygium aromaticum* (voir clou de girofle)
Grande camomille : *Tanacetum parthenium* (voir partenelle)
Guarana : *Paullinia cupana*

H

Hamamélis : *Hamamelis virginiana*
Harpagophytum : *Harpagophytum procubens*
Hélichryse italienne : *Helichrysum italicum*
Herbe aux chantres : *Sisymbrium officinale* (voir erysimum)
Houblon : *Humulus lupulus*
Hysope d'eau : *Bacopa monnieri* (voir bacopa)

J

Jojoba : *Simmondsia chinensis*

K

Karité : *Vitellaria paradoxa*
Katrafay : *Cedrelopsis grevei*
Kudzu : *Pueraria montana*

L

Lapacho : *Handroanthus impetiginosus*
Laurier noble : *Laurus nobilis*
Lavande aspic : *Lavandula latifolia*
Lavande vraie ou fine : *Lavandula angustifolia*
Lavandin : *Lavandula × intermedia*
Lemongrass : *Cymbopogon flexuosus*
Lentisque pistachier : *Pistacia lentiscus*
Lespédèze : *Lespedeza capitata*
Lin : *Linum usitatissimum*
Litsée citronnée : *Litsea cubeba*

M

Macadamia : *Macadamia integrifolia*
Maïs : *Zea mays*
Mandarine : *Citrus reticulata*
Margousier : *Azadirachta indica* (voir neem)
Marjolaine à coquilles : *Origanum majorana*
Marronnier d'Inde : *Aesculus hippocastanum*
Mauve : *Malva sylvestris*
Mélilot : *Melilotus officinalis*
Mélisse : *Melissa officinalis*
Menthe poivrée : *Mentha × piperita*
Millepertuis : *Hypericum perforatum*
Myrrhe : *Commiphora myrrha*
Myrte : *Myrtus communis*
Myrtille : *Vaccinium myrtillus*

N

Neem : *Azadirachta indica* (voir margousier)
Néroli : *Citrus × aurantium*
Niaouli : *Melaleuca quinquenervia*
Nigelle : *Nigella sativa*
Noisetier, noisette : *Corylus avellana*
Noyer : *Juglans regia*

O

Olivier : *Olea europaea*
Onagre : *Oenothera biennis*
Oranger amer : *Citrus aurantium*
Orange douce : *Citrus sinensis*
Origan vert de Grèce : *Origanum heracleoticum*
Origan d'Espagne : *Thymbra capitata*
Origan compact : *Origanum compactum*
Orme : *Ulmus minor*
Orthosiphon : *Orthosiphon aristatus*
Ortie : *Urtica dioica*

P

Palmarosa : *Cymbopogon martinii*
Pamplemousse : *Citrus paradisi*
Panicaut caucasien : *Eryngium caeruleum*
Partenelle : *Tanacetum parthenium* (voir grande camomille)
Passiflore : *Passiflora incarnata*
Patchouli : *Pogostemon cablin*
Pavot de Californie : *Eschscholzia californica* (voir eschscholtzia)
Pensée sauvage : *Viola tricolor*
Petit grain bigaradier : *Citrus* × *aurantium*
Petit houx : *Ruscus aculeatus*
Piloselle : *Pilosella officinarum*
Pin des montagnes : *Pinus mugo*
Pin sylvestre : *Pinus sylvestris*
Pissenlit : *Taraxacum officinale*
Plantain : *Plantago major*
Poivre noir : *Piper nigrum*
Pommier : *Malus domestica*
Prêle : *Equisetum arvense*
Pruche : *Tsuga canadensis*
Psyllium : *Plantago ovata*

R

Radis noir : *Raphanus sativus* var. *niger*
Ravintsara : *Cinnamomum camphora*
Réglisse : *Glycyrrhiza glabra*
Reine-des-prés : *Filipendula ulmaria*
Romarins (les) : *Rosmarinus officinalis*
Ronce : *Rubus fruticosus*
Rose de Damas : *Rosa* × *damascena*

Rose musquée : *Rosa rubiginosa*
Rosier sauvage : *Rosa canina*

S

Sapin baumier : *Abies balsamea*
Sapin pectiné : *Abies alba*
Sarriette des montagnes : *Satureja montana*
Sassafras : *Sassafras albidum*
Sauge officinale : *Salvia officinalis*
Sauge sclarée : *Salvia sclarea*
Scrofulaire noueuse : *Scrophularia nodosa*
Séné : *Senna alexandrina*
Séquoia : *Sequoia gigantea*
Sésame : *Sesamum indicum*
Sorbier : *Sorbus domestica*
Sureau : *Sambucus nigra*

T

Tea tree : *Melaleuca alternifolia* (voir arbre à thé)
Thé vert : *Camellia sinensis*
Thyms (les) : *Thymus vulgaris* et *zygis*
Tilleul : *Tilia* sp.
Tournesol : *Helianthus annuus*
Trèfle rouge : *Trifolium pratense*
Troène du Japon : *Ligustrum japonicum*

V

Valériane : *Valeriana officinalis*
Vanille de Bourbon : *Vanilla planifolia*
Verge d'or : *Solidago virgaurea* et *Solidago canadensis*
Verveine odorante (citronnée) : *Aloysia citriodora*
Vétiver : *Chrysopogon zizanioides*
Vigne, vigne rouge : *Vitis vinifera*

Y

Ylang-ylang : *Cananga odorata*

Index
des pathologies des fiches conseils

Un clin d'œil gourmand

Brownie chocolat aux huiles essentielles

Pour 8 à 10 personnes

Préchauffer le four à 180 °C.
Fondre au bain-marie **250 g de chocolat à dessert**. Une fois le chocolat fondu, ajouter **150 g de beurre doux** en lamelles. Quand le beurre est fondu dans le chocolat, prélever 1 c. c. de ce mélange, ajouter **3 gtt HE menthe poivrée** ou **10 gtt HE orange ou mandarine**, et la remélanger à la masse chocolatée.
Dans un saladier, battre **3 œufs** avec **150 g de sucre**, **1 pincée de sel** et **60 g de farine**.
Ajouter le beurre chocolaté aromatisé et mélanger puis glisser dans un plat. Cuire à 180 °C 15 minutes, c'est tout, de façon à garder le cœur moelleux !
Bonne dégustation !

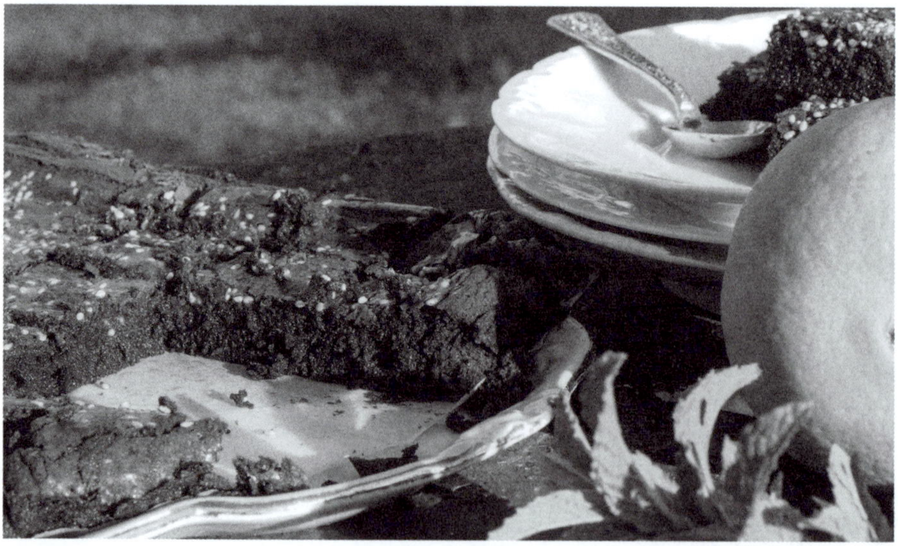

Conclusion

Avec ce livre, vous êtes devenu·e un·e acteur·trice éclairé·e de votre santé au naturel ! Regardez la vénérable institution qu'est l'OMS, l'Organisation mondiale de la santé, elle-même pousse toutes les nations partenaires à instaurer des programmes d'utilisation des plantes locales pour la santé des individus à travers les médecines traditionnelles (MT) et médecines complémentaires (MC). Elle n'a pu que constater l'augmentation de ces pratiques efficaces, économiques et parfois de ce fait seules possibles.

Prenez soin de vous et de la planète !

Bibliographie

ADRIAENSSEN Diane, *Le Latin de mon jardin,* Larousse, 2011.

ANDRIANNE Philippe, *La Gemmothérapie. Médecine des bourgeons*, Atlantica, 2000.

ANTON Robert, WICHTL Max, *Plantes thérapeutiques 2e éd.*, Tec & Doc Lavoisier, 2003.

ARNAL Bérengère, *Cancer du sein. Prévention et accompagnement par les médecines complémentaires*, Eyrolles, 2010.

BALLOT-FLURIN Catherine, *Les Bienfaits de l'apithérapie*, Eyrolles, 2014.

BAUDOUX Dominique, *L'Aromathérapie. Se soigner par les huiles essentielles*, Atlantica, 2001.

BITSAS André, *Aromathérapie corps et âme*, Amyris, 2009.

BLANCHARD Jean-Michel, BAUDOUX Dominique, MALOTAUX Anne-Françoise, *Les Cahiers pratiques d'aromathérapie selon l'école française : soins palliatifs*, Inspir, 2006.

BOISTARD Stéphane, *Gemmothérapie. Les bourgeons au service de la santé. Guide pratique et familial*, Terran, 2016.

BONNAFOUS Catherine, *Huiles essentielles. Le sens des essences*, la Source vive, 2016.

BONNAFOUS Catherine, *Traité scientifique. Aromathérapie, aromatologie & aromachologie*, Dangles, 2013.

BONNEVAL Patrice de, DUBUS Franck, *Manuel pratique d'aromathérapie au quotidien*, Adverbum, 2014.

BOSSON Lydia, DIETZ Guénolée, *L'Aromathérapie énergétique, guérir avec l'âme des plantes*, Amyris, 2004.

BOSSON Lydia, *L'Hydrolathérapie*, Amyris, 2015.

CHEVALLIER Alain, *L'Essentiel des huiles essentielles*, Alain Chevallier, 2016.

CLERGEAUD Chantal et Lionel, *Les Huiles végétales huiles de santé et de beauté*, Amyris, 2003.

COLLECTIF, *Phytothérapie. La santé par les plantes*, Selection Reader's Digest, 2007.

FAUCON Michel, *Traité d'aromathérapie scientifique et médicale. Les huiles essentielles. Fondements et aide à la prescription*, Sang de la Terre, 2017.

FLEURENTIN Jacques, *Du bon usage de l'aromathérapie. Les huiles essentielles qui soignent*, Ouest-France, 2018.

FRANCHOMME Pierre, PÉNOËL Daniel, JOLLOIS Roger, *L'Aromathérapie exactement,* R. Jollois, 2001.

HAMPILIAN Sylvie, *Créez vos cosmétiques bio*, Terre vivante, 2007.

KALOUSTIAN Jacques, HADJ-MINAGLOU Francis, *La Connaissance des huiles essentielles, qualitologie et aromathérapie*, Springer, 2012.

LIEUTHAGUI Pierre, *Le Livre des bonnes herbes*, Actes Sud, 1999.

Mary Ronald, Gérault Guillaume, *Le Guide de l'aromathérapie*, Albin Michel, 2009.
Millet Fabienne, *Le Grand Guide des huiles essentielles*, Marabout, 2015.
Morel Jean-Michel, *Traité pratique de phytothérapie*, Grancher, 2008.
Nicolaÿ Jean, *Le Grand Livre de l'apithérapie*, Leduc S. pratique, 2019.
Pelt Jean-Marie, *La Cannelle et le Panda*, Fayard, 1991.
Pelt Jean-Marie, *La Vie sociale des plantes*, Fayard, 1986.
Pelt Jean-Marie, *Après nous le déluge*, Flammarion/Fayard, 2006.
Pelt Jean-Marie, *La Terre en héritage*, Fayard, 2012.
Pelt Jean-Marie, *C'est vert et ça marche*, Fayard, 2007.
Petiot Éric, *Soigner les plantes par les huiles essentielles et les huiles végétales*, Terran, 2019.
Stratégie de l'OMS pour la médecine traditionnelle pour 2014-2023, OMS, 2013.
Valnet Jean, *Aromathérapie*, Vigot, 2001.
Vidal, *Le Guide des plantes qui soignent*, Vidal, 2010.
Zalhaka Jean-Philippe, *Dictionnaire complet d'aromathérapie*, Dauphin, 2017.

Sites Internet

FEH, Fédération européenne d'herboristerie : www.feh.be
WikiPhyto : www.wikiphyto.org
Alternative santé : www.alternativesante.fr
Revue *Plantes & Santé* : www.plantes-et-sante.fr
SNPA, Syndicat national de la phyto-aromathérapie : syndicat-phytoaroma.org
Site de référence des professionnels de santé Vidal : www.vidal.fr

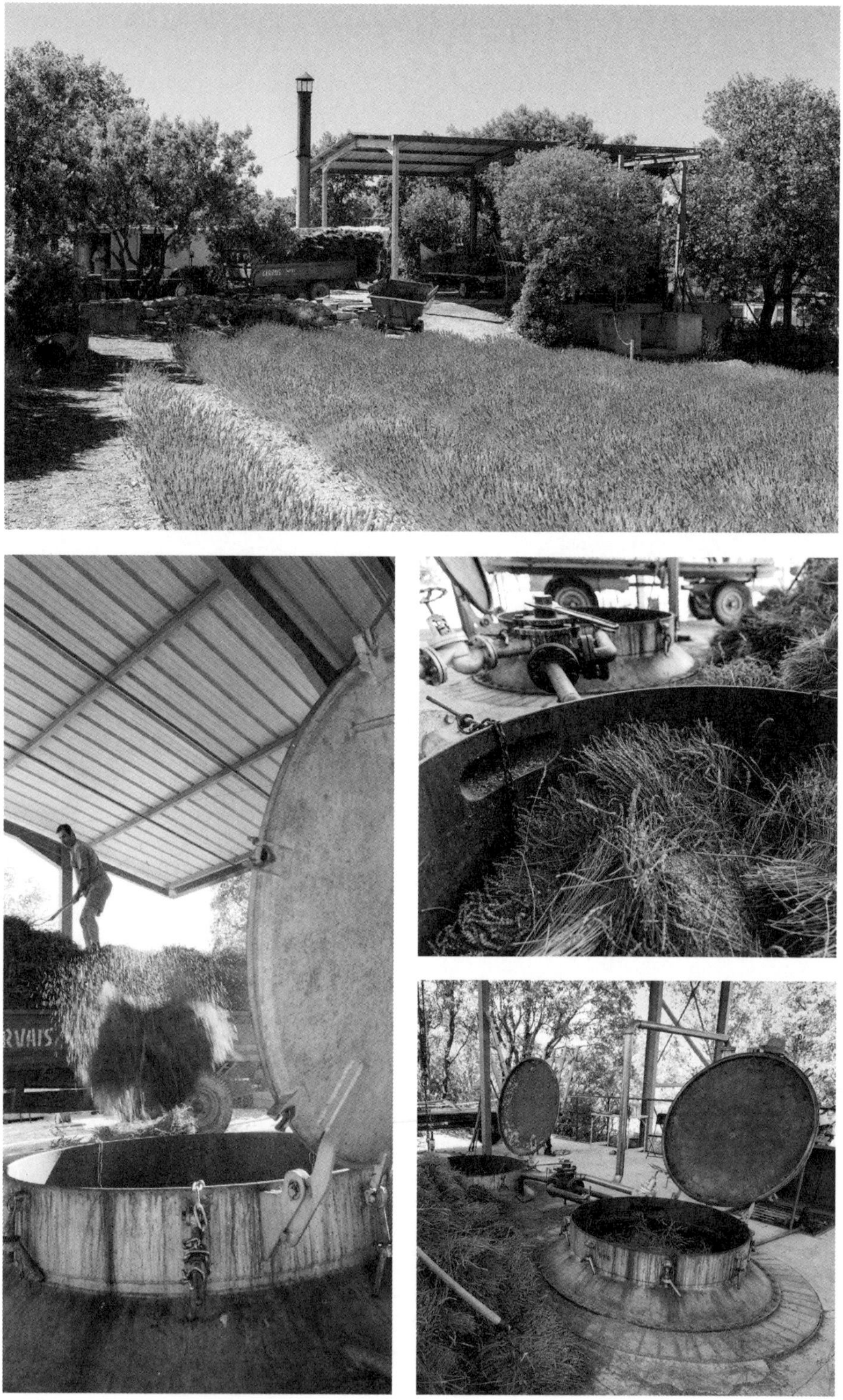

Distillation de la lavande à la distillerie Bel Air.

Nos adresses « coup de cœur »

Laboratoires d'aromathérapie, phytothérapie, gemmothérapie et apithérapie en France

- Ballot-Flurin (gelée royale, miel, propolis) : www.ballot-flurin.com
- Herbiolys (gemmo) : www.herbiolys.fr
- Ladrôme (aroma, gemmo, propolis, phyto) : www.ladrome.bio
- Le Gatillier (aroma et gemmo) : www.legattilier.com
- Mességué (aroma, phyto) : www.messegue.fr

Petits producteurs et distilleries d'HE et hydrolats en France

- Cevenat : www.cevenat.fr
- Distillerie Bel Air : www.belair.bio
- Essenciagua : www.essenciagua.fr
- La Ferme de Saussac : www.fermedesaussac.fr
- La Rivière des arômes : www.riviere-des-aromes.fr
- Les Senteurs du Claut : www.lessenteursduclaut.fr
- Mandriolu (HE et hydrolats corses) : www.mandriolu.com
- Solaure : www.solaure.fr
- Vitalba (HE et hydrolats corses) : www.vitalba.fr

Petits producteurs d'HE, plantes médicinales et bourgeons macérats glycérinés dans le monde

- Aliksir (Québec) : www.aliksir.com
- Alphagem (Luxembourg, gemmo) : www.alphagem.eu
- Clef des Champs (Québec) : www.clefdeschamps.net
- Maderosa (Pérou) : www.aromamaderosa.com
- Suro (Québec) : www.suro.ca
- Zayat Aroma (Québec) : www.zayataroma.com

Remerciements

Merci à la vie

Merci à la vie et ses belles rencontres déterminantes : Domi Gomez, qui m'a embarquée dans les études de pharmacie, Jean-Paul Sécheresse, qui d'emblée a cru en moi, Jean-Michel Morel, ma référence, Claude Philibert, son œil de lynx et ses encouragements, merci à Olivia et sa participation initiale !
Merci à la vie et ses dons d'amour, Karl, ses tisanes, ses dessins et sa légendaire patience…, Elsa, Flora, Oscar, Eliott, Soren et Ysée, mes bisounours petits pour leur tendre et vigoureuse présence !
Merci à la vie et aux ami.e.s et élèves devenu.e.s ami.e.s, mes fidèles fans et conseillers correcteurs pinailleurs de fiches, avec qui je partage tant et qui me poussent à « grandir » !
Merci à la vie et à Laurence Lebrun, mon alter ego décisif dans l'élaboration de cet ouvrage !

Claudie

Immense gratitude

Je tiens d'abord à remercier Claudie Bourry de m'avoir invitée à la suivre dans cette merveilleuse aventure phytoaromatique. Elle a été une formidable partenaire d'écriture.
Immense gratitude à Diane Bergeron, qui n'a pas cessé de me motiver. Elle m'a guidée et accompagnée patiemment dans cette aventure intellectuelle tout en nous apportant une précieuse collaboration technique.
Un grand merci à Geneviève Bourdy et Malorie Gely, mes deux amies pharmaciennes, pour leurs conseils et lecture attentionnée.
Mes plus sincères remerciements également à Catherine Baille, à Hélène Cottavoz et à Paul Mathieu qui m'ont consacré de leur temps, et pris la peine de répondre à mes questions sur les fiches.
Je tiens à remercier ma famille, mes amis qui m'ont encouragée et soutenue bien que j'aie certainement été moins présente pour eux.

Laurence

Merci aux éditions de Terran pour leur confiance et si précieuse assistance, qui ont fait en sorte que notre **rêve devienne réalité.**
Merci à l'humanité pour ce virage au naturel.

Claudie et Laurence

Déjà parus aux éditions de Terran

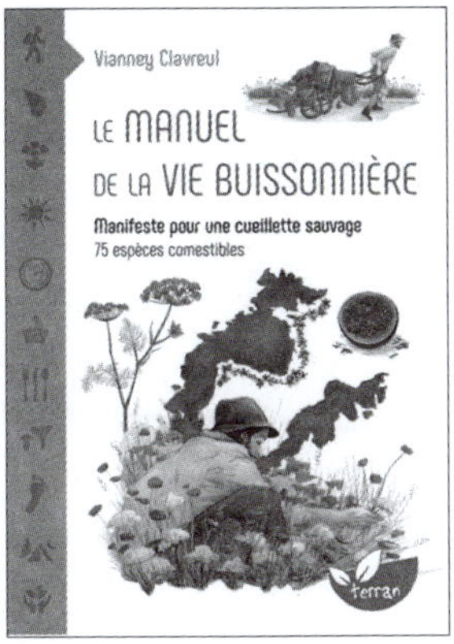

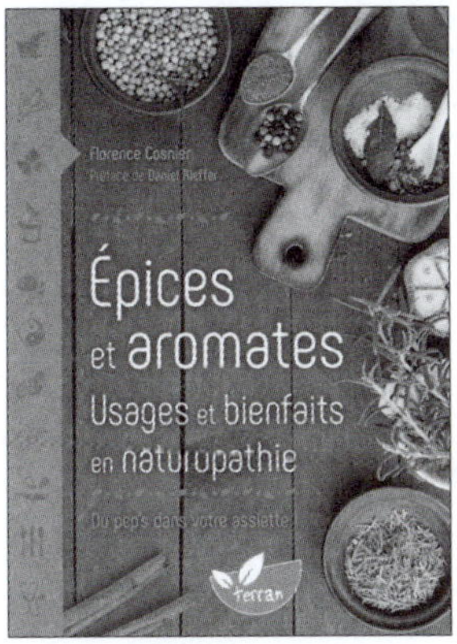

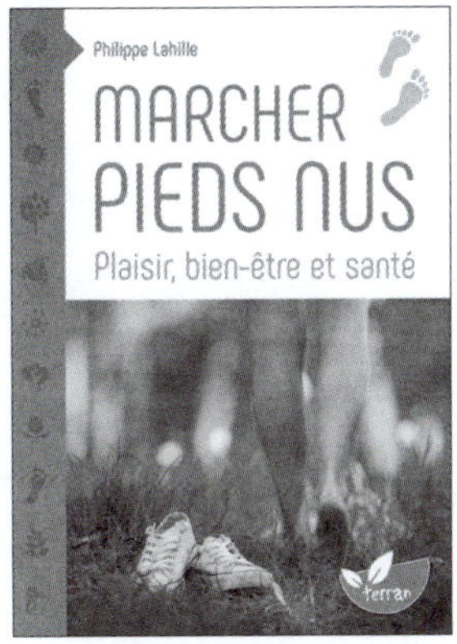

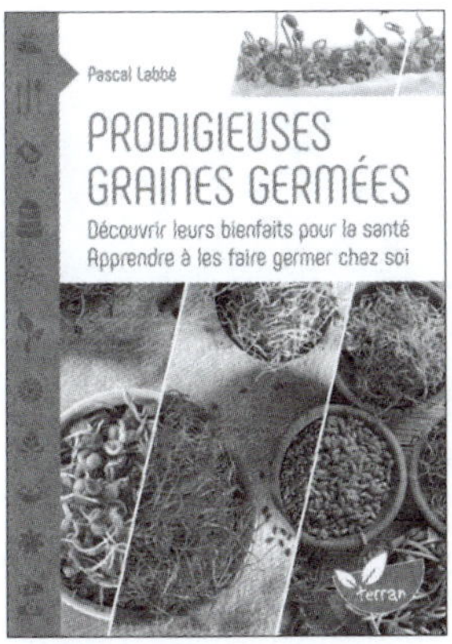

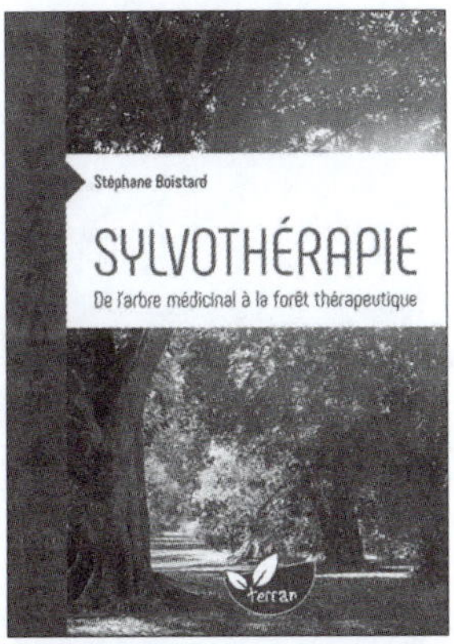

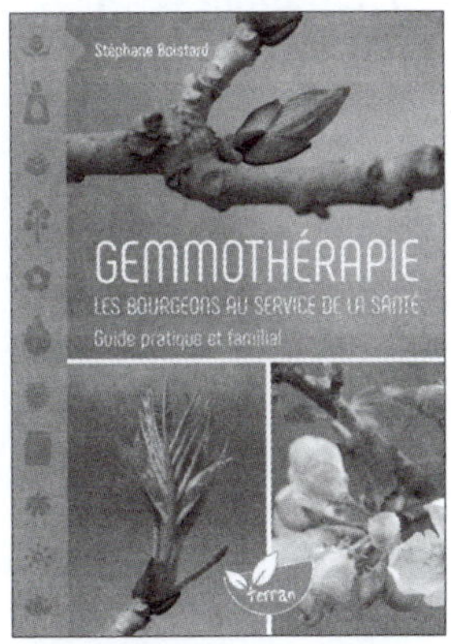

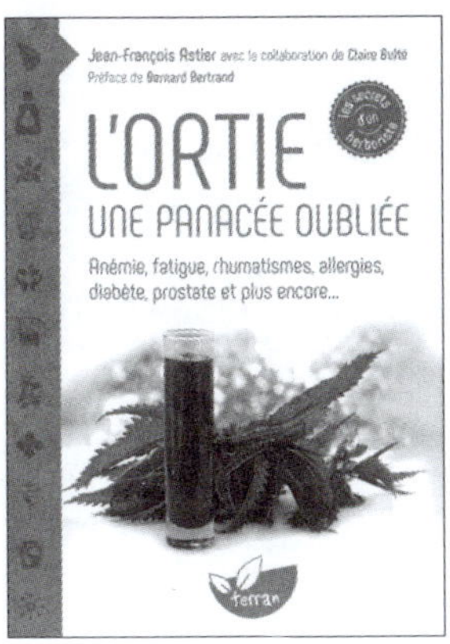

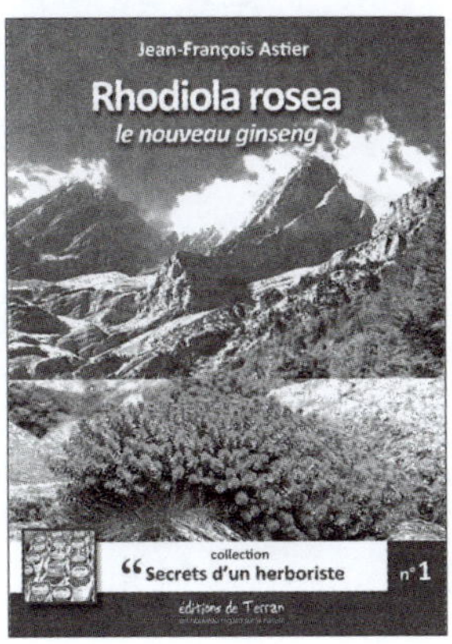

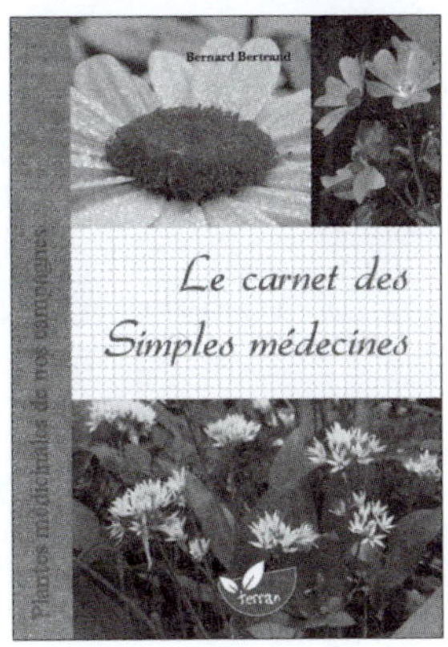

Retrouvez toutes nos parutions sur **www.terran.fr**

Crédits iconographiques

Photographies :
- p. 10 : Adobe Stock / Davizro Photography
- p. 14, 18, 20, 24, 26 et 41 : Laurence Lebrun
- p. 28 : Pixabay / Hans
- p. 376 : Claudie Bourry
- p. 380 : Distillerie Bel Air

Pictogrammes et dessins : François Le Moël
(p. 280, 329, 348 : d'après les dessins de Karl Bourry).

Suivi éditorial : Coline Pons, Camille Guibbaud
Correction : Anne Desmier
Maquette : François Le Moël / idee.graphic@free.fr

Diffusion

France, Benelux : DG DIFFUSION – info@dgdiffusion.com
Suisse : TRANSAT SA / Distribution SERVIDIS SA – transat@transatdiffusion.ch

Cet ouvrage a été achevé d'imprimer par la SEPEC en octobre 2020.
Imprimé en France. Numéro d'impression : 15535200702

PEFC™ 10-31-1470 / Certifié PEFC / Ce produit est issu de forêts gérées durablement et de sources contrôlées. / pefc-france.org